CT造影理論

編集
市川智章
山梨大学放射線科・准教授

医学書院

執筆者一覧 (執筆順)

市川智章	山梨大学放射線科・准教授
間石成人	色川法律事務所・弁護士
八町　淳	長野赤十字病院中央放射線部・診療放射線技師
山口　功	福井大学放射線部・診療放射線技師
石田智一	福井大学放射線部・診療放射線技師
傳法昌幸	(株)根本杏林堂・企画課長
本杉宇太郎	山梨大学放射線科
塚本達明	社会保険山梨病院放射線科・部長
松木　充	大阪医科大学放射線医学教室・講師
可児弘行	可児放射線科・院長
吉川秀司	大阪医科大学放射線科・診療放射線技師

CT造影理論

発　行　2004年4月1日　第1版第1刷Ⓒ
　　　　2022年10月1日　第1版第9刷

編集者　市川智章
　　　　いちかわともあき
発行者　株式会社　医学書院
　　　　代表取締役　金原　俊
　　　　〒113-8719　東京都文京区本郷1-28-23
　　　　電話　03-3817-5600(社内案内)

印刷・製本　三美印刷

本書の複製権・翻訳権・上映権・譲渡権・貸与権・公衆送信権(送信可能化権を含む)は株式会社医学書院が保有します.

ISBN978-4-260-12717-2

本書を無断で複製する行為(複写，スキャン，デジタルデータ化など)は，「私的使用のための複製」など著作権法上の限られた例外を除き禁じられています．大学，病院，診療所，企業などにおいて，業務上使用する目的(診療，研究活動を含む)で上記の行為を行うことは，その使用範囲が内部的であっても，私的使用には該当せず，違法です．また私的使用に該当する場合であっても，代行業者等の第三者に依頼して上記の行為を行うことは違法となります．

JCOPY 〈出版者著作権管理機構　委託出版物〉
本書の無断複製は著作権法上での例外を除き禁じられています．複製される場合は，そのつど事前に，出版者著作権管理機構(電話 03-5244-5088, FAX 03-5244-5089, info@jcopy.or.jp)の許諾を得てください．

序

　一見，何の理論法則にも従わず独立して存在するような個々の現象に対し，ある時ちょっとしたきっかけでつかんだほんの些細な「糸口」を紐解いていくと，すべてのことが一つの明確な理論の下に体系化される…。発見の大小はあっても，我々研究者が最もわくわくさせられる瞬間であり，この科学のプロセスに出会うために日々研究に勤しんでいるといってもいい。だからといってこのような「出会い」は本当に偶然に訪れるものだし，さらにそこにいくつかの「幸運」が重ならないと「出会って」いてもそれに気がつかないまま通り過ぎてしまう。

　「CT造影理論」，今まで考えたこともなかったテーマとの「出会い」であった。それに重なった「幸運」はいくつかあるが，最も大きい「幸運」は，私たちが研究を進めていく過程において「八町淳氏に出会わなかった」ことである。まさか今自分が気づきはじめたばかりのCT理論が10年近く前に，しかもわが国で提唱されていたことなど当時は考えも及ばなかった。もし，もっと早く八町氏およびその著書に出会っていたなら，おそらく私は自分で研究することはなかったであろうし，たとえ研究していたとしても，八町氏の思考プロセスから逸脱した形での独自のアプローチはできなかったのではないかと思う。そんな訳でこの「幸運」は，皮肉にも海外文献ばかりに目が向いていた私の勉強不足の産物ともいえる。

　ある試みが脚光を浴び大衆に受け入れられるためには，「時代とのマッチング」が必要不可欠である。往々にして「先駆者」は時代を先取りしすぎているため，その業績はあまり評価されることがなく，その後時代とマッチした人が「立役者」となることはよくあることである。私自身，「先駆者」の経験も「立役者」の経験もある。そんな中で研究者の端くれとして私が常々気をつけていることは「研究のpriority」を明確にすることである。たとえそれがまったく独立した過程で行われたとしても，である。研究結果を応用する上で，それが行われてきた過程を明らかにし，全体像を理解することは極めて重要であり，その過程の中に現状の問題点や次の研究テーマが見つかることも多いからである。

　本書に解説されている「CT造影理論」の「priority」は八町淳診療放射線技師にある。「CT造影理論」はMDCTの導入という「時代」とマッチして，にわかに脚光を浴びるようになったが，通常のヘリカルCTもまだ十分に普及していたとは言えない時代にすでにその理論を完成させていた八町氏の力量にはただただ驚くばかりである。私自身の研究は「八町氏に出会わなかった」から行うことができたが，本書の企画は「八町氏に出会った」から実現したとも言える。

　そんな訳で本書を企画するにあたり，大きく基礎編と臨床編に分け，基礎編は執筆分担も含め，「とにかく好きなように書いてください」と八町氏に丸投げさせていただいた。執筆にあたり，ただ一つ八町氏にお願いしたことは，「理論は体系化されて初めて応用可能

となるので，理論通りにいかない少数の例外症例にとらわれることなく，大胆に結論づけてください」ということであった．私は臨床編を担当させていただいたが，そのコンセプトも八町氏にお願いしたことと同じである．「CT造影理論」の本質は極めて客観的なものだが，それが適応される人体はかなり主観的なものなので，当然得られる現象すべてが理論に合致するなどということはあり得ない．しかし私はある特定の施設だけで施行可能な100点満点のCT検査法，すなわち職人芸を追求することには興味がない．それより，現段階では素人でも90点のCT造影検査が施行可能なマニュアル（理論の体系）を全国に普及させることに価値を見いだしている．したがって，本書ではまだ結論づけるのは実際のところ時期尚早と思われる部分でも，意図してかなり断定的に記述しているので，そういう点では気になる方もおられると思うが，これも本書の最大の目的が「90％の症例で通用するCT造影理論の体系化」であることからご容赦願いたい．

　もう一つ本書を通して試みたかったことがある．それは「放射線科医師と診療放射線技師の知識の融合」である．八町氏の業績については先に述べたが，私がそれに初めて気づいたのはすでに自分自身の研究が大方終了した時であった．本来同じ現場で働く放射線科医師と診療放射線技師はもっとも身近な存在で，関心事項も類似しているはずなのに，正直なところ相互の学術交流は極めて乏しい．それがすぐ隣の県で行われ，自分にとって極めて重要な研究であるにも関わらず，長い間その存在すら知らないという異例の事態を生み出したともいえる．正直，「CT」だけでなく「MRI」に関しても診療放射線技師の知識のほうがはるかに深く論理的である．極めて多様性を有する「病気」という側面からアプローチするために，現象論に終始してしまう我々放射線科医師とは対照的である．しかし医療に応用する以上，どのような技術理論も臨床的裏付けがなくては輝かないのも事実である．今回，基礎編と臨床編で執筆項目の重複を調整することはあえてしなかった．診療放射線技師の論理的アプローチ法と放射線科医師の臨床的アプローチ法の違いを示したかったからである．同じ現象，同じ結果を見ているにも関わらず，両者で結論の落としどころが微妙に違っていることに気づくであろう．これは悪いことではない．あらゆる側面からアプローチしてこそ，真実により近づくからである．問題は異なった視点から得られたお互いの結果が何の融合もせず，それぞれが半人前のまま一人歩きしている現状である．これではせっかく得られた成果が効率よく臨床に応用されることは期待できない．診療放射線技師と放射線科医師の知識の融合は今後極めて重要な課題であるが，本書が相互交流のきっかけになることを切に願う次第である．

　改訂や追加執筆はされても（絶版にならなければ），本書は10年，20年経っても色あせない輝きを放ち続けると私は信じている．なぜなら本書に一貫して流れている「CT造影理論」はたとえCT装置や検査施行者が変わろうとも，決して変わることのないものだからである．最後に「企画」とはほど遠い「企画」を引き受け，奇跡とも言える発刊にまでこぎ着けてくださった（株）医学書院青戸竜也氏，菊川春生氏，出版社依頼をはじめ本書の実現に多大な尽力をいただいた第一製薬（株）医薬学術部プロダクトマネージャー　市川卓氏，（株）根本杏林堂企画課長　傳法昌幸氏，同営業部　林春代子女史，八町氏をはじめ「好きに書いてください」の一言だけで（それも正味2か月で）快く引き受けてくださった各執筆

担当各位，一個人の興味のみで始まった本研究に最初から賛同していただき膨大な資料と貴重な助言をいただいたサノフィー・サンテラボ㈱大日方宏氏，第一製薬㈱西島貴志氏，多忙な日常業務の中でともに研究していただいた山梨大学医学部付属病院中央放射線部　相川良人，大島信二，池長聡氏をはじめとする診療放射線技師および山梨大学医学部放射線科医師各位に深く感謝申し上げます。

2004年3月

山梨大学放射線科
市川　智章

目次

Ⅰ．ヨード造影剤のすべて ……………………………………（市川智章）…1

1. X線造影剤 …………………………………………………………………1
   a. X線造影剤とは／1　　b. X線造影剤に求められる条件／1
2. ヨード造影剤の歴史 ………………………………………………………1
3. 水溶性ヨード造影剤の基本構造と分類 …………………………………3
   a. イオン性造影剤／3　　b. 非イオン性造影剤／4
4. X線造影剤の物理化学的性状 ……………………………………………6
   a. イオン性/非イオン性／6　　b. ヨード含有量／6
   c. 浸透圧／7　　d. 粘稠度／10
   e. 水溶性（親水性・疎水性）／10
5. 造影剤の生体への影響 ……………………………………………………11
   a. 血液・凝固系／12　　b. 血管拡張作用／12
   c. 血管内皮細胞の傷害／12　　d. 中枢神経への影響／13
   e. 心・循環器系への影響／13　　f. 肺への影響／13
   g. 腎臓への影響／13
6. X線造影剤の投与方法 ……………………………………………………14
7. 血管内投与時の造影剤の体内動態 ………………………………………14
8. X線造影剤の排泄 …………………………………………………………16
   a. 造影剤と蛋白結合率／16
   b. 尿路血管造影剤の異所性排泄について／16
   c. 血液透析による造影剤の除去／16
9. X線造影剤の副作用 ………………………………………………………17
   a. 副作用の種類と発現頻度／17
   b. 即時性副作用と遅発性副作用／19
   c. 造影剤の副作用発生メカニズム／22
   d. 副作用対策／23
10. 造影剤副作用に関する裁判事例とポイント ………………（間石成人）……25
    a. 民事医療訴訟の現状／25
    b. 医療をめぐる医療従事者の責任／26
    c. インフォームド・コンセントをめぐる裁判所の考え方／28
    d. 造影剤をめぐる裁判例／30
    e. 死亡の危険性についての説明義務をめぐる最近の裁判例／33

Ⅱ．CT造影理論のすべて─基礎編 … 35

1．time-density curve(TDC)─総論─ （八町　淳）…… 35
  a．使用機器／35
  b．TDCファントム／36
  c．TDCと被検者側因子との関係／37
  d．TDCと造影剤因子との関係／44
  e．TDCの見方・考え方／49

2．造影剤注入法─総論─ … 51
  a．造影検査ポイント／51
  b．単相性注入と多相性注入／53
  c．可変注入法／58

3．造影剤使用量の適正化 … 65
  a．造影剤使用量を決定する被検者側因子 （山口　功）…… 65
  b．造影剤使用量を決定する撮影側因子 （石田智一）…… 71
  c．ウインドウ幅・ウインドウ値機能 （八町　淳）…… 83

4．撮影タイミングの適正化 … 90
  a．TDC同一化の意義およびポイント … 90
  b．撮影タイミングの予測 （山口　功）…… 96

5．造影剤自動注入器 （傳法昌幸）… 106
  a．CT用インジェクターの変遷／106
  b．今後のインジェクター／107
  c．CT同期システム／107
  d．新発想のインジェクターの開発／108

おわりに （八町　淳）… 113

Ⅲ．CT造影理論のすべて─臨床編─ … 117

A．肝 （市川智章，本杉宇太郎）… 117

1．肝多時相造影CT─総論─ … 117
  a．造影CT検査の常識／117
  b．一相性造影剤注入における時間−濃度曲線(TDC)の成り立ち／119
  c．肝動脈優位相(HAP)の持続時間／120
  d．HAP撮像を成功させるポイント／121
  e．至適撮像時間の視覚的確認法／122
  f．造影剤注入法が注入ヨード量に及ぼす影響／122
  g．各造影因子がTDCに与える影響／126

2．肝多時相造影CT検査における各造影因子の至適化 … 129

　　　　a. 至適造影剤容量／129
　　　　b. 至適造影剤濃度／131
　　　　c. 至適造影剤注入速度／133
　　3. 固定造影剤注入時間を用いた肝多時相造影プロトコール ……………………137
　　　　a. 造影剤注入時間の重要性／137
　　　　b. 固定造影剤注入時間を用いたプロトコールの検証／142
　　　　c. 至適造影剤注入時間の決定／154
　　　　d. 固定造影剤注入時間を用いたプロトコールにおける
　　　　　 造影剤濃度の選択／158
　　4. 肝動脈優位相撮像タイミング決定における補助的撮像技術 ………………162
　　　　a. 造影剤注入時間以外に撮像タイミングに影響を与える
　　　　　 被検者・腫瘍側因子／162
　　　　b. 肝動脈優位相の至適撮像タイミング決定における補助的撮像技術／166
　　5. 造影剤注入後の生理食塩水(生食)後押し(flash)効果 ……………………174
　　　　a. "dead space"の造影剤／174
　　　　b. 肝多時相造影 CT 検査における生食後押しによる実際の効果／175
　　6. 肝多時相造影 CT 検査における遅延相の撮像タイミング ………………178
　　おわりに─今後の課題─ ……………………………………………………182
B. 膵 ………………………………………………………………(塚本達明)…185
　　1. 膵多時相造影 CT ─総論─ …………………………………………………185
　　　　a. 膵実質の血流支配／185
　　　　b. 膵多時相造影 CT における各時相の臨床的意義／186
　　2. 膵多時相造影 CT 検査における撮像プロトコール ………………………187
　　　　a. 至適造影法の考え方／187
　　　　b. プロトコールの実際／188
　　　　c. プロトコールの検証／189
　　3. MDCT 画像による膵癌の存在・進展度診断 ………………………………191
　　　　a. 存在診断／191
　　　　b. 進展度診断／193
C. 腎 ………………………………………………………(松木　充，可児弘行)…194
　　1. 腎 CT ……………………………………………………………………………194
　　　　a. 単純 CT／194
　　　　b. 造影 CT／194
　　2. 代表的な腎腫瘍の診断 ………………………………………………………204
　　　　a. 腎嚢胞／204
　　　　b. 腎細胞癌／204
　　　　c. 腎血管筋脂肪腫／208
　　　　d. オンコサイトーマ／209

　　　　e. 腎盂腫瘍／209

　　　　f. 腎悪性リンパ腫／213

　　おわりに ……………………………………………………………………………………213

　D. 腹部領域の 3D-CT angiography ……………………（松木　充，吉川秀司）…216

　　1. 腹部領域の 3D-CTA を作成するための造影条件 ……………………………………216

　　　　a. 動脈系の 3D-CTA を作成するための造影条件／216

　　　　b. 門脈の 3D-CTA を作成するための造影条件／219

　　　　c. 腸間膜静脈系の 3D-CTA の造影条件／220

　　2. 3D-CTA 撮影におけるオプションとしての最新造影技術 ……………………………221

　　　　a. 生理食塩水による後押し（生食後押し法，生食フラッシュ法）／221

　　　　b. 2 段注入法，可変注入法／223

　　3. 撮影パラメータ，再構成間隔 …………………………………………………………225

　　4. 画像表示方法 ……………………………………………………………………………225

　　　　a. 最大値輝度投影（MIP）法／225

　　　　b. ボリュムレンダリング（VR）法／226

　　5. 臨床での活用方法 ………………………………………………………………………227

　　　　a. 肝臓／227

　　　　b. 膵臓／230

　　　　c. 胃／232

　　　　d. 小腸，大腸／234

　　おわりに ……………………………………………………………………………………237

付録Ⅰ　非イオン性造影剤比較一覧（尿路・血管用）…………………（市川智章）…239

付録Ⅱ　X 線造影剤効能・効果一覧 …………………………………………………………240

索引 ……………………………………………………………………………………………241

I ヨード造影剤のすべて

1. X線造影剤

a. X線造影剤とは

X線造影剤とはX線で身体を撮影する際，標的となる臓器のX線透過性を意図的に変化させて画像診断を容易にすることを目的とした有機化合物である。

基本的には陽性造影剤（positive contrast medium）と陰性造影剤（negative contrast medium）に大別できる。ここでは，X線造影剤自体がX線を吸収するようなヨード造影剤を紹介する。

b. X線造影剤に求められる条件

X線造影剤は治療薬剤と異なり，人体に非活性な化合物であることが求められる。具体的には以下①～⑤に示す条件が求められる。
① X線の吸収率に優れること。
② 化学的に安定な化合物であること。
③ 人体に無害であること。
④ 適応に合った性状を有すること（低粘性，低浸透圧性など）。
⑤ 検査後速やかに排泄，除去されること。

2. ヨード造影剤の歴史 (図I-1)

現在のヨード造影剤の始まりであるヨウ化ナトリウムは，1918年より使用されたとされる。1927年にBinzらは尿路・血管造影剤としてセレクタンの水溶性を増したウロセレクタンを合成した。また，1924年にSwickが静脈性尿路造影に成功し，モルヨード造影剤（第一世代）時代とされる。

1930年には，Dohrnらがウロセレクタンにヨードを追加したウロセレクタンB（2ヨードピリドン誘導体）を合成して，造影能に優れた尿路・血管造影としてトリヨード造影剤（第二世代）を開発した。

次いで1950年，Hoppeらが安全性と造影能に優れたベンゼン環を基本骨格としたトリヨード化合物の合成に成功した。これは，イオン性トリヨード造影剤の原型となり，イオタラメート，アミドトリゾエートなど現在でも使用されている。

I. ヨード造影剤のすべて

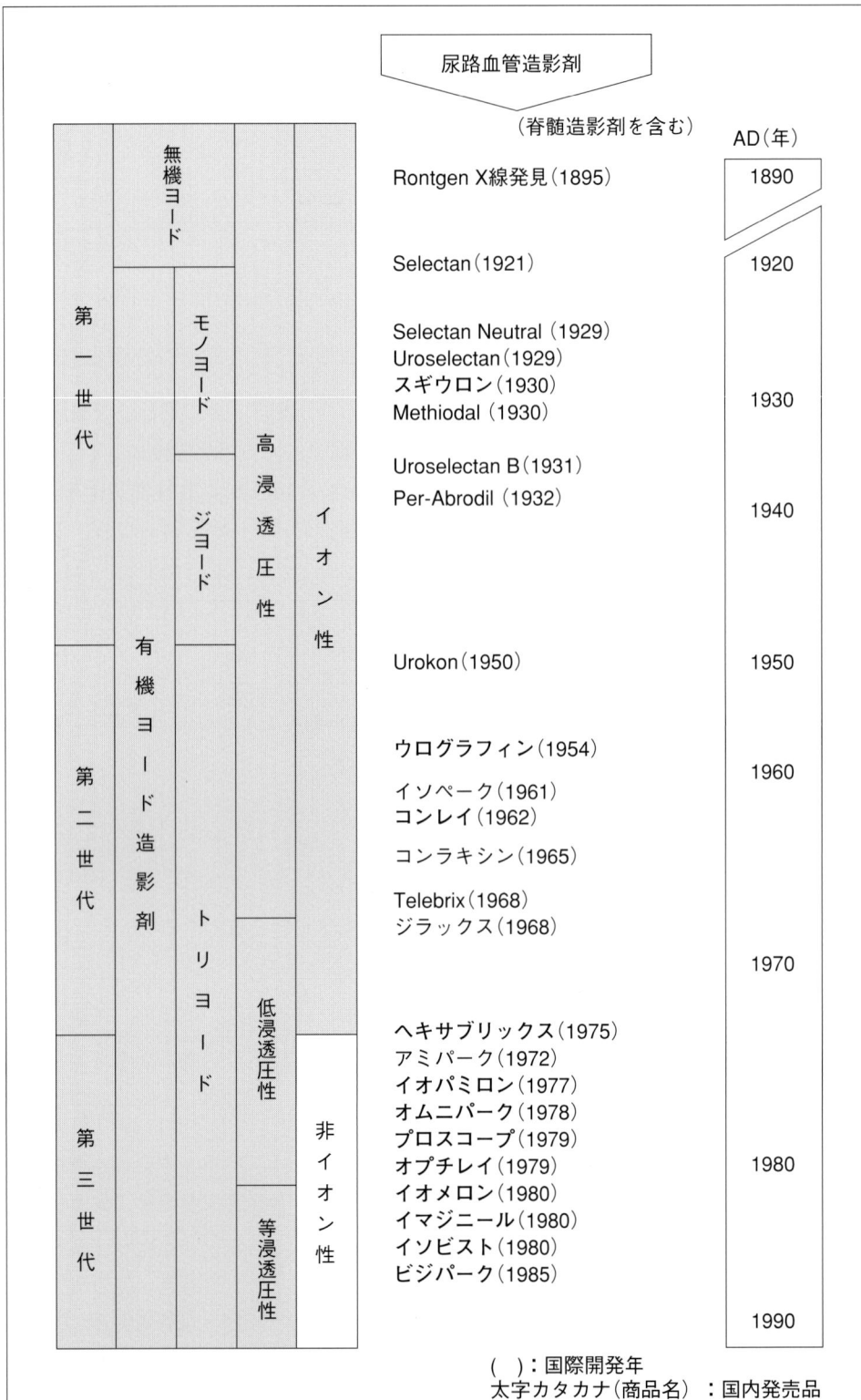

図I-1 造影剤の歴史

その後，Almen理論を基にしたメトリザミドの開発にはじまった非イオン性造影剤イオヘキソールやイオパミドールの登場により，飛躍的に安全性と造影能を向上させた（第三世代）これら開発・改良の歴史は，高造影能と副作用の低減の追求である。

3. 水溶性ヨード造影剤の基本構造と分類

水溶性ヨード造影剤は，その性質からイオン性，非イオン性に分類され，また化学構造からモノマー型（単量体），ダイマー型（二量体）に分類される（図Ⅰ-2）。

a．イオン性造影剤

イオン性造影剤の基本構造は，ベンゼン環に酸性のカルボキシル基（−COOH）が結合した安息香酸の誘導体であり，イオン化により水溶性である。

(1) イオン性モノマー（ionic monomer）

イオン性モノマーは，1950年代から60年代にかけて開発され，非イオン性造影剤が登場するまでは，尿路や血管撮影，CTと広く用いられてきた。しかし，非イオン性モノマー型造影剤と比べ副作用の発現頻度が高いことから，ドイツで血管系の効能・効果が削除されたことを受けて2001年1月，日本においても血管系の効能・効果が削除された（図Ⅰ-3）。

(2) イオン性ダイマー（ionic dimer）

イオン性ダイマー型造影剤には，1個のベンゼン環のみにカルボキシル基を持つものと

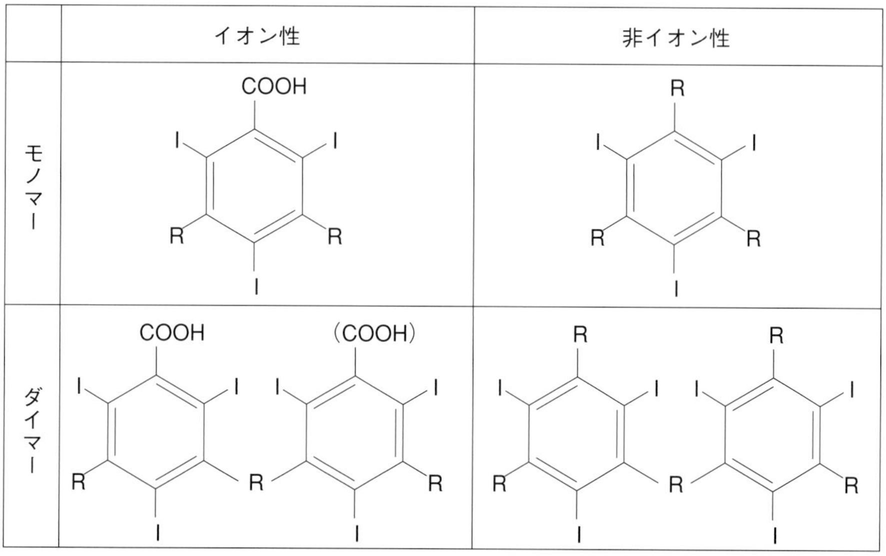

図Ⅰ-2 水溶性ヨード造影剤構造式

4　I．ヨード造影剤のすべて

コンレイ（一般名：イオタラム酸）
第一製薬

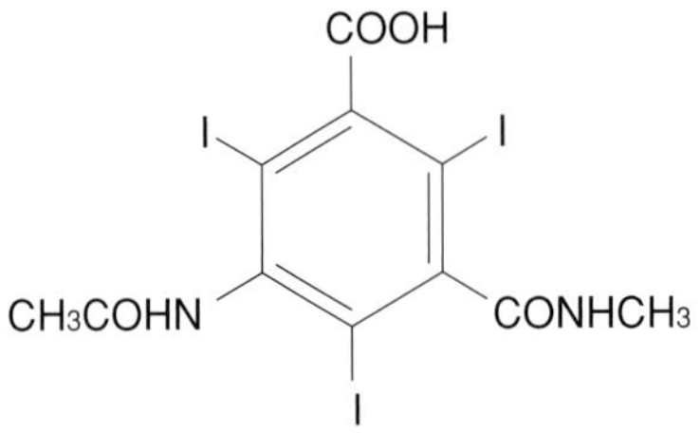

$C_{11}H_9I_3N_2O_4 : 613.92$

ウログラフィン（一般名：アミドトリン酸）
日本シエーリング

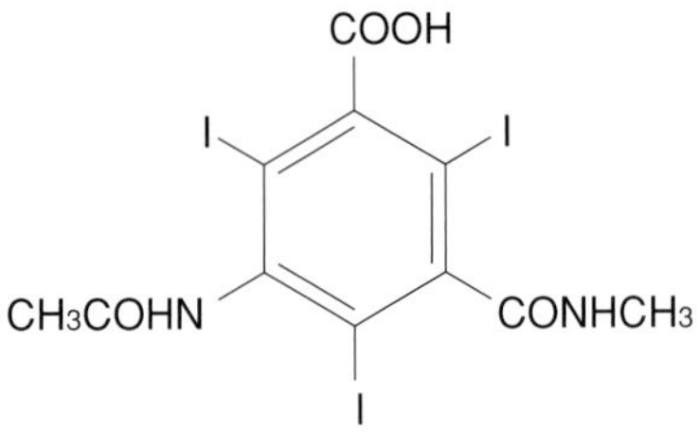

$C_{11}H_9I_3N_2O_4 : 613.92$

図 I-3　イオン性モノマー

ヘキサブリックス（一般名：イオキサグル酸）
田辺製薬・栄研化学

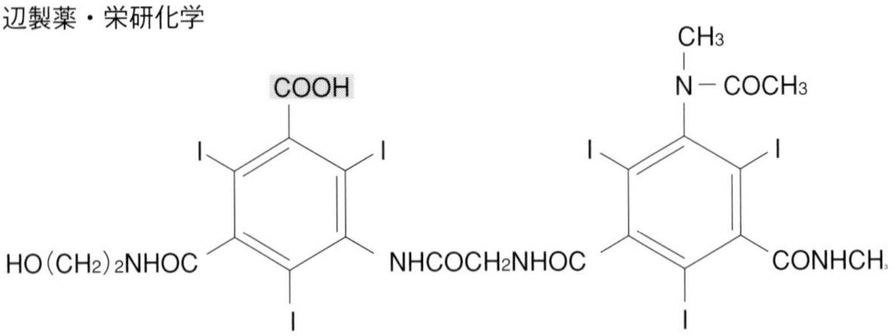

$C_{24}H_{21}I_6N_5O_8 : 1268.89$

図 I-4　イオン性ダイマー；1酸2量体（半イオン）

ビリスコピン（一般名：イオトロクス酸）
日本シエーリング

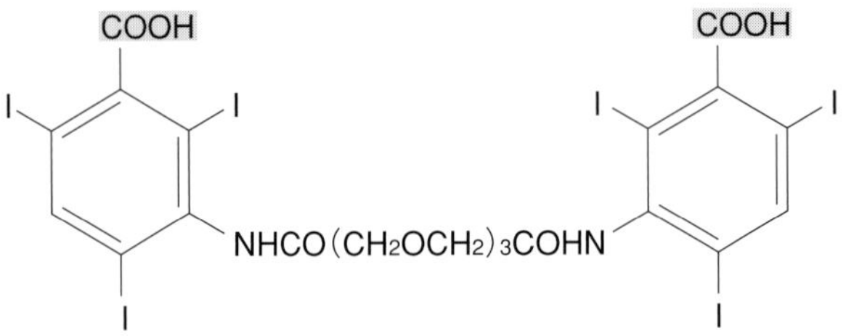

$C_{22}H_{18}I_6N_2O_9 : 1268.89$

図 I-5　イオン性ダイマー；2酸2量体

両方のベンゼン環にカルボキシル基を持つものがあり，前者は1酸2量体(monoacid dimer)，後者を2酸2量体(diacid dimer)である。

(a)1酸2量体(半イオン)：ヘキサブリックス320

尿路・血管撮影，CTに用いられる(**図Ⅰ-4**)。

(b)2酸2量体：ビリスコピン，コレグラフィン

静脈性胆道造影剤として用いられる。これらは静注後速やかに血清蛋白と結合する。蛋白質と結合した造影剤は腎からは排泄されず，肝細胞内に取り込まれた後，胆道に排泄される。したがって，この経路に添ってX線造影がみられる(**図Ⅰ-5**)。

b. 非イオン性造影剤

非イオン性造影剤の基本構造は，ベンゼン環に水酸基(−OH)を多く含んだ側鎖(R)，アミノアルコール類を結合させ，水素結合により水溶性とした化合物である。側鎖部分(R)が大きく，隣のヨードを覆い隠すような立体構造を有し，ヨードによる化学毒性を軽減している。

(1)非イオン性モノマー(nonionic monomer)

非イオン性モノマーは，1960年代後半から開発され，その安全性と造影能から，現在，尿路，血管撮影やCTなどのX線画像診断で最も汎用されている(**図Ⅰ-6**)。

(2)非イオン性ダイマー(nonionic dimer)

非イオン性ダイマーは非イオン性モノマー型造影剤を2個連結した構造を有し，開発時は等浸透圧造影剤として，浸透圧による副作用や熱感，疼痛の更なる軽減に大きな期待が寄せられたが，遅発性副作用問題の懸念があることから，その使用は限られている(**図Ⅰ-7**)。

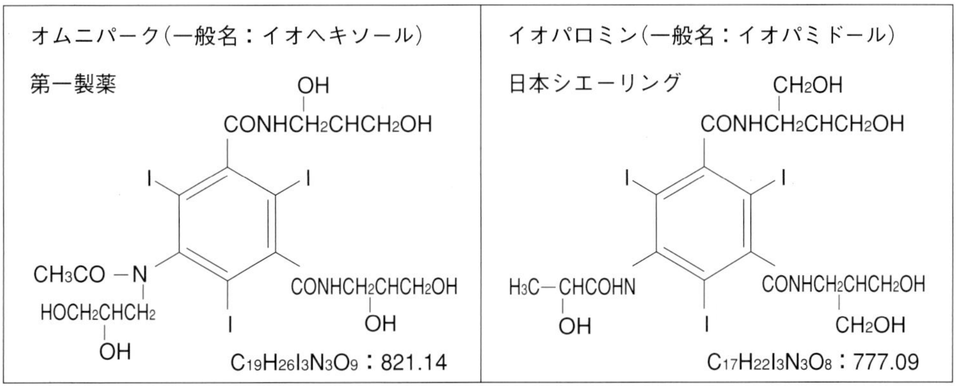
オムニパーク(一般名：イオヘキソール)
第一製薬
OH
CONHCH2CHCH2OH
I
I
CH3CO − N
HOCH2CHCH2
OH
CONHCH2CHCH2OH
I
OH
C19H26I3N3O9：821.14
イオパロミン(一般名：イオパミドール)
日本シエーリング
CH2OH
CONHCH2CHCH2OH
I
I
H3C − CHCOHN
OH
CONHCH2CHCH2OH
I
CH2OH
C17H22I3N3O8：777.09

図Ⅰ-6　非イオン性モノマー

ビジパーク（一般名：イオジキサノール）	イソビスト（一般名：イオトロラン）
第一製薬	日本シエーリング
$C_{35}H_{44}I_6N_6O_{15}$：1550.19	$C_{37}H_{48}I_6N_6O_{18}$：1626.24

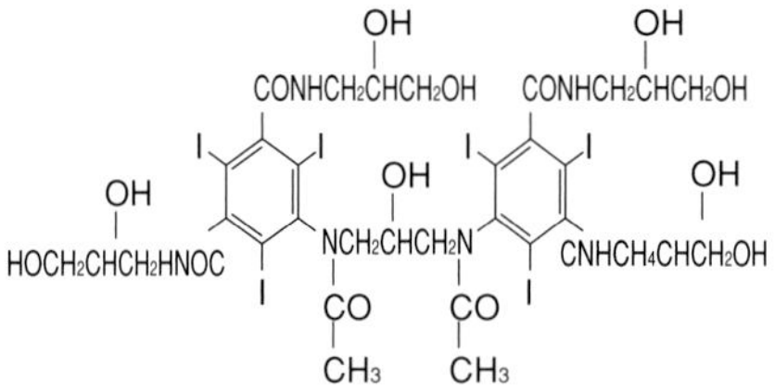

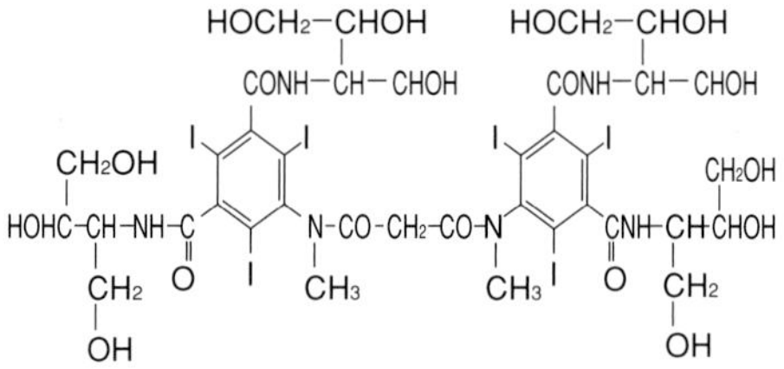

図Ⅰ-7　非イオン性ダイマー

4. X線造影剤の物理化学的性状

造影剤は生体にとっては異物であることから，造影剤はできる限り生体に対する作用が少なく，安全であることが望まれる。現在使用されている非イオン性X線造影剤の基本構造はほぼ同じであるが，浸透圧比や粘稠度といった物理化学的性状はそれぞれ異なる。造影剤の物理化学的性状が，臨床において，どのような意義を持っているか理解しておくことが重要である（**表Ⅰ-1**）。

表Ⅰ-1　X線造影剤の物理化学的性状項目

・イオン性／非イオン性
・ヨード含有量
・浸透圧
・粘稠度（粘度）
・水溶性
　ほか

a. イオン性／非イオン性

イオン性と非イオン性の主な違いを示す（**表Ⅰ-2**）。

b. ヨード含有量

造影検査で，血管や組織の良好な画像が得られ，診断目的が達成されるためには，十分な造影能が必要である。造影能はヨード濃度で決まるが，ヨード含有量が高いものは浸透圧，粘稠度が高くなる。造影剤の効能・効果は，ヨード濃度により異なり，撮影方法に応じて，最適なヨード濃度の造影剤を選ぶ必要がある（**表Ⅰ-3**）。

c. 浸透圧

半透膜〔溶質は通さないが，溶媒（水）は通す膜〕を隔てて濃度の異なる溶液が接した場合，低濃度溶液の溶媒が高濃度溶液のほうに拡散しようとする現象を浸透現象といい，その圧

表Ⅰ-2 イオン性と非イオン性造影剤の主な違い

	イオン性	非イオン性
構造式	−COOH 基を持っている。	側鎖に−OH 基を多く持っている。
物理化学	水溶液に溶けると−COOH が−COO⁻と H⁺の 2分子に分かれる。浸透圧が2倍になる。	−OH 基に水分子が水素結合し、水に溶ける。
浸透圧比（対生理食塩水）	6〜9	1〜4
生体への影響	浸透圧が高いため体内に注入するとき熱感・疼痛があり、また生体内の浸透圧のバランスを崩す。生体内のイオンバランスに影響を与え、循環器系に影響を与える（イオン毒性、化学毒性）	イオン毒性がない。イオン性と比較し、低浸透圧であり、浸透圧に起因する副作用（熱感・疼痛や循環器系への影響）がイオン性に比べてはるかに少ない。

表Ⅰ-3 オムニパーク［尿路・血管用］の濃度別効能・効果

撮影	ヨード濃度（mgI/mL）			
	140	240	300	350
脳血管撮影			○	
血管心臓撮影（肺動脈撮影を含む）				○
大動脈撮影				○
選択的血管撮影			○	○
四肢血管撮影		○	○	○
デジタルＸ線撮影法による動脈性血管撮影	○		○	
デジタルＸ線撮影法による静脈性血管撮影				○
コンピュータ断層撮影における造影	○	○	○	
静脈性尿路撮影		○	○	○
小児血管心臓撮影（肺動脈撮影を含む）				○

力を浸透圧という。浸透圧は単位体積あたりの溶液に含まれる分子（種類を問わない）の総数に比例する。Van't Hoff の式で表され，単位は $mOsm/kgH_2O$（ミリオスモル）である。浸透圧比とは，血液と同じ浸透圧を持つ生理食塩液に対する試料の浸透圧比をいう（図Ⅰ-8）。

水溶性造影剤の浸透圧について，以下にまとめる。

(1) イオン性／非イオン性

浸透圧は，溶液中に含まれる分子の数に比例する。分子の大きさは関係ない。非イオン性造影剤は，水溶液中で解離しないため，1分子が水溶液に溶けても，水溶液中には1分子のみである。一方，イオン性造影剤は，1分子を水溶液中に溶解すると，2分子に解離

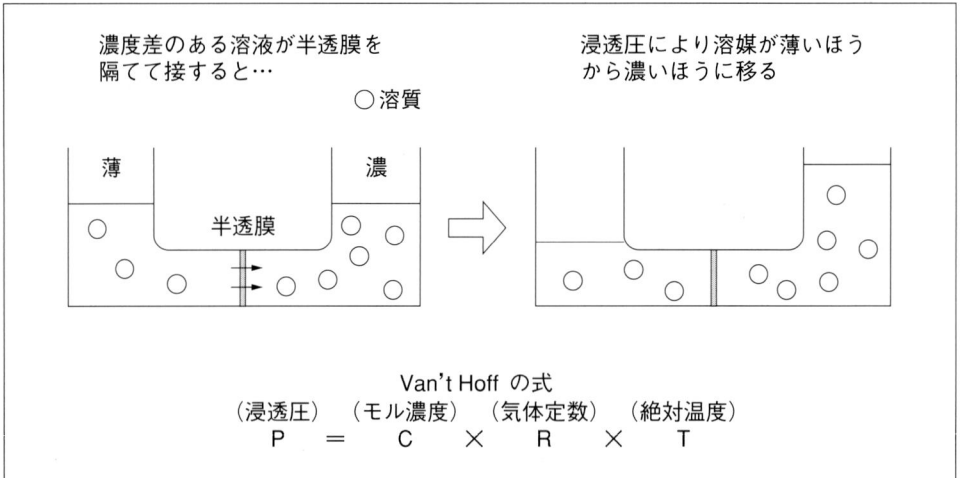

図Ⅰ-8 浸透圧

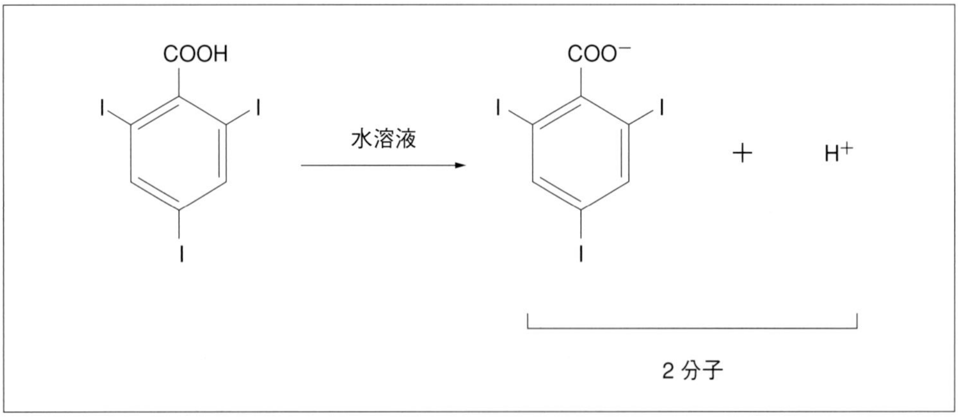

図Ⅰ-9 イオン性造影剤の解離

する。したがって，浸透圧は非イオン性造影剤の2倍になる（図Ⅰ-9）。

(2) モノマー／ダイマー

モノマーが1分子あたり3個のヨードを有しているのに対し，ダイマーは6個と，1分子あたりのヨード数が2倍になる。半分の分子数で，モノマーと同じヨード濃度が得られるため，同じヨード濃度であれば浸透圧も半分になる（図Ⅰ-10，表Ⅰ-4）。

生体内における浸透圧は微妙に調整され，血管内と血管外の組織では，血管壁を通して浸透圧は同じに保たれている。しかし，血中に高浸透圧の注射剤が注入されると，血管内の浸透圧が上がるため，血管内の薬剤を薄め，同じ浸透圧になるよう，体の組織から血管内に水分が移動する。反対に注射剤の浸透圧が血液より低いと，血管内の浸透圧が下がるため，同じ浸透圧になるよう，血管内から体内組織に水分が移動する。

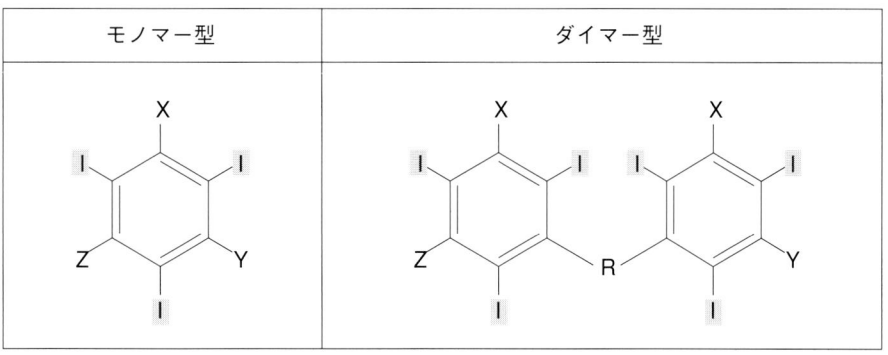

図Ⅰ-10 モノマー／ダイマー型造影剤におけるヨード数の違い

表Ⅰ-4 主なイオン性，非イオン性造影剤の浸透圧比

		製品名	浸透圧比
非イオン性	モノマー	オムニパーク 300	約 2
		オムニパーク 350	約 3
		イオパミロン 300	約 3
		イオパミロン 370	約 4
		オプチレイ 320	約 2
		イオメロン 300	約 2
		プロスコープ 300	約 2～3
	ダイマー	ビジパーク 270,320	約 1
		イソビスト 240	約 1
イオン性	モノマー	コンレイ	約 5
		ウログラフィン	約 6
	ダイマー	ヘキサブリックス 320	約 2

(各社添付文書より)

したがって，造影剤のように短時間に大量に投与した場合，高浸透圧は生体にさまざまな影響を与える（表Ⅰ-5）。

溶液の浸透圧は正確には浸透圧計で測定されるが，理論的にはファントホッフ（Van't Hoff）の式で表される。すなわち，溶液の浸透圧はその溶液中物質のモル濃度（分子の数）に比例する。そのため溶液中の物質濃度が高くなると浸透圧は濃度に比例して高くなり，また物質自体の濃度は同じでも，その物質がイオン性であるか非イオン性であるかによって浸透圧は大きく異なる。

表Ⅰ-5 高浸透圧造影剤による生体への主な影響

熱感・疼痛
血管内皮細胞の損傷
徐脈
血液量増加
血管拡張
利尿作用
血栓形成
赤血球変形

d．粘稠度

(1) 粘稠度(ねんちゅうど)とは

　粘稠度とは，液体の粘性を表している(粘稠度は一般に"ねんちょうど"と呼称されることが多いが，"ねんちゅうど"と読むのが正式である)。単位は mpas(ミリパスカルセコンド)が用いられ，値が大きいほど粘りが強く，蜂蜜のようにトロトロとし，値が小さいほどサラサラしている。粘稠度の単位として，以前は c.p.s.(センチポアズセコンド)が使用されていた。mpas ＝ c.p.s.で，数値に変化はない。

　粘稠度は，化合物の分子量や溶液中の濃度により決まり，分子量が大きく，また濃度が高いほど，値は大きくなる。また，同じ液体でも，温度により異なり，温度が高いほど，値は小さくなる(表Ⅰ-6)。

(2) 臨床における粘稠度の問題

　粘稠度が高いと，造影剤注入の際にシリンジを押すのに，より大きな力が必要となる。

表Ⅰ-6　粘稠度に影響を与える要素

粘稠度	低(サラサラ)	高(トロトロ)
分子量	小さい	大きい
濃度	薄い	濃い
温度	高い	低い

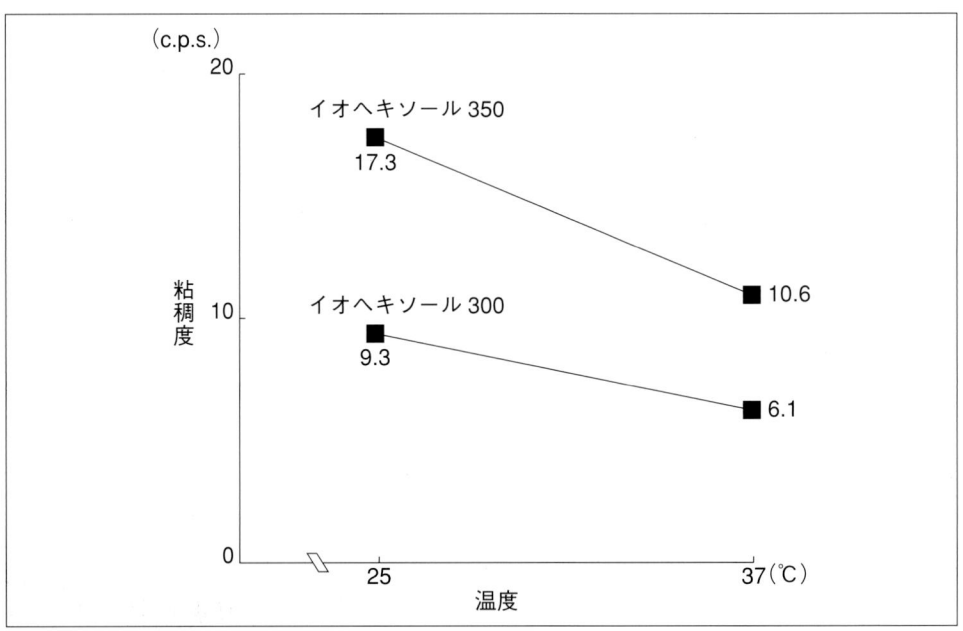

図Ⅰ-11　温度と粘稠度の関係

表Ⅰ-7 各種造影剤の分配係数*（オクタール中の濃度／水中の濃度）

造影剤	分配係数
イオベルソール	0.0004
イオヘキソール	0.0008
イオパミドール	0.0019

*分配係数とは，造影剤水溶液と有機溶媒（オクタノール・ブタノールなど）を混和した場合に，有機溶媒側にどれくらい造影剤が移行したか（オクタール中の濃度／水中の濃度）を示す割合である。

粘稠度は，手動により造影剤を注入する際に問題となるが，自動注入器による注入では，シリンジ連結チューブ，注射針の耐圧性を保てば問題はない。造影剤を体温まで温めることにより，よりスムーズな注入が可能になり，また注入時の生体への刺激も減少する（図Ⅰ-11）。

e．水溶性（親水性・疎水性）

造影剤は，水に溶けない（疎水性）トリヨードベンゼンを基本構造とし，カルボキシル基や水酸基などの水に溶けやすい親水性側鎖を持つことにより，全体としての水溶性を高めている。

生体膜は脂質からできているため，疎水性（親油性）が高い造影剤は，血液中の蛋白結合性や細胞膜への刺激性を高める作用がある。逆に親水性は蛋白結合性や細胞表面の刺激性を弱め，細胞内への侵入を阻止する方向に働く。

したがって，親水性の高い造影剤ほど安全と考えられる（表Ⅰ-7）（安全性は親水性のみならず，他の要素の影響を受ける）。

5．造影剤の生体への影響

造影剤は，生体にとって異物であり，程度の差はあるが，生体になんらかの影響を及ぼす。

a．血液・凝固系

造影剤の浸透圧や化学毒性により，赤血球変形を起こすことがある。これは造影剤の高浸透圧性のために生じるもので，赤血球内部の水分が血漿中に移行する結果，赤血球膜が変形してしまい，いわゆる鋸歯状赤血球（金平糖のような星型）を呈する。変形が著しいと変形能が低下し，微細な血管を通過しにくくなり，塞栓して肺動脈圧上昇の原因となる。

凝固系ではイオン性造影剤は強い抗凝固作用を持っているが，非イオン性造影剤には抗

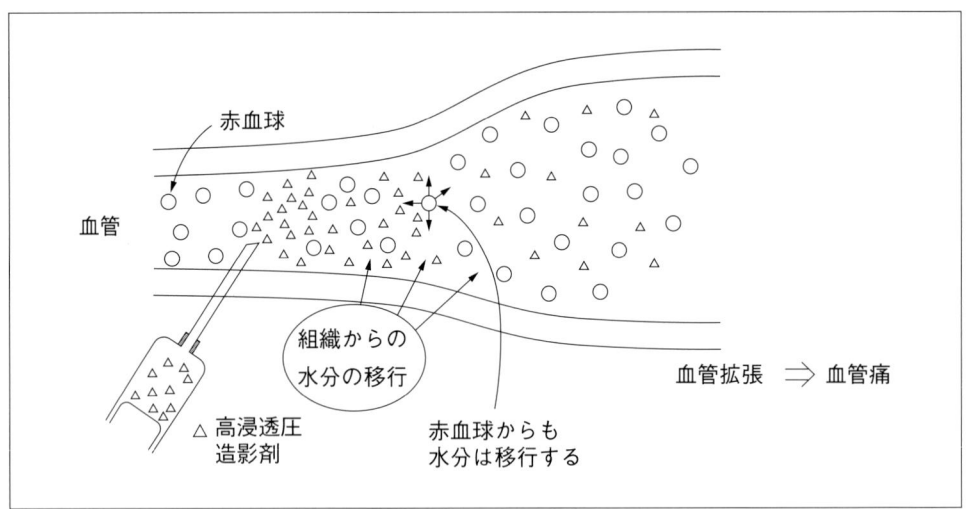

図 I-12 血管に対する造影剤の浸透圧作用

凝固作用はほとんどない。

b. 血管拡張作用

　造影剤を血管内投与した場合，造影剤濃度，注入部位，注入速度などによって程度の違いはあるが，熱感・血管痛が必発である。これは造影剤の高浸透圧性による血管刺激と血管拡張が原因である。

　血液より浸透圧の高い造影剤が血管内に一度に大量注入されると，血管外から血管内へ水分が移動し，血漿量が増加するために血管が拡張する。血管拡張により熱感・血管痛が起こるほか，一過性の血圧低下や体液のバランスが変動しやすくなるなどの影響が生じる（図 I-12）。

c. 血管内皮細胞の傷害

　血管内に注入された造影剤が直接血管内皮と接することにより，その高浸透圧性および化学毒性のため，血管内皮細胞の傷害が起きることがある。この結果，血栓形成や静脈炎が生じるとされている。

d. 中枢神経への影響

　イオン性造影剤などの高浸透圧の造影剤を脳血管撮影に用いると，脳血液関門（blood brain barrier；BBB）を損傷し，けいれんを誘発することが報告されている。しかし，非イオン性造影剤によるけいれんの報告は，正常例ではほとんどない。

e．心・循環器系への影響

造影剤の心臓に対する直接的な影響には，主に高浸透圧性が原因とされる心筋収縮力低下がある。また化学毒性によって心電図異常，不整脈の発生など刺激伝導系が影響され，末梢血管における血管拡張，循環血液量の増加，赤血球膜変形に起因するとされる肺動脈圧の上昇などが加わり，心・循環器系全体に対する影響が生じる。

f．肺への影響

肺動脈圧上昇や気管支けいれんなどがあるが，重篤な副作用は急性肺水腫である。アナフィラキシー様反応が原因とする考えがある一方，高浸透圧性や化学毒性に起因するとの報告もある。また，自律神経系を介して肺内の毛細管括約筋の収縮が生じた結果であるという説もある。

g．腎臓への影響

血管内投与された造影剤の99％が尿中に排泄されることから，造影剤は腎臓に何らかの負担をかける。一般に正常な腎機能を有していれば通常の造影検査による腎機能障害は起こしにくいとされているが，腎機能の低下している患者，高齢者では注意する必要がある（表Ⅰ-8, 9）。

表Ⅰ-8 造影剤による腎障害の発生原因

① 尿細管細胞の障害
② 尿細管細胞内への尿酸塩結晶や各種蛋白の沈殿による尿細管の閉塞
③ 腎虚血

表Ⅰ-9 腎不全をきたしやすい危険因子

糖尿病
腎不全の既往
造影剤の過剰投与
脱水症状
過尿酸血症
高齢

6. X線造影剤の投与方法

　　X線造影剤は血管内投与，経口投与もしくは造影部位に直接造影剤を注入する直接投与のいずれかで投与される。投与方法は検査方法，目的，部位，使用する造影剤により異なる。

7. 血管内投与時の造影剤の体内動態

　　造影剤を静脈内投与すると，造影剤は血流に乗って，全身に分布し，徐々に尿中に排泄される。体内動態は，造影剤の投与方法や患者側の因子によって影響を受ける（図Ⅰ-13，表Ⅰ-10）。

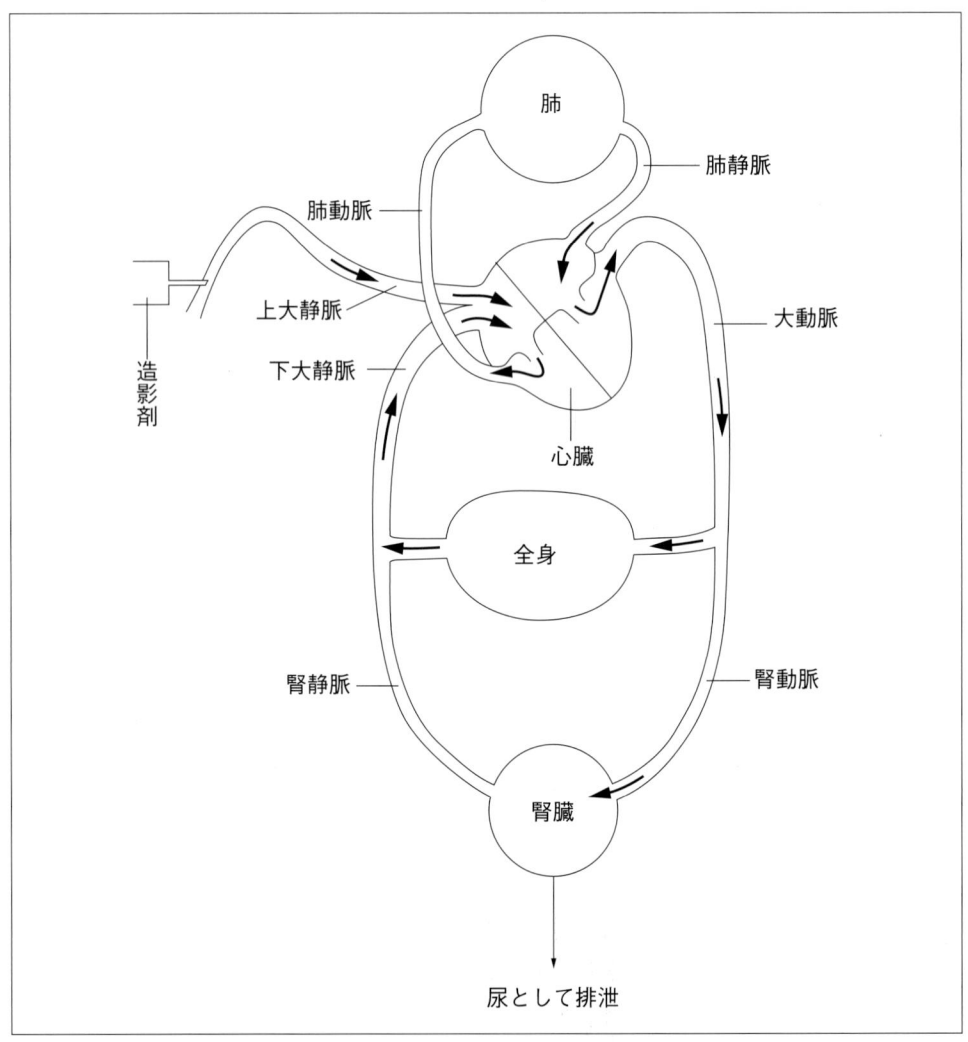

図Ⅰ-13　造影剤の体内動態

表 I-10 造影剤の体内動態に影響を与えるファクター

造影剤投与方法
　・投与経路
　・注入速度
　・注入方法
患者側因子
　・体重
　・心拍出量
　・腎機能
　・肝硬変（あるいは門脈圧亢進症）の有無

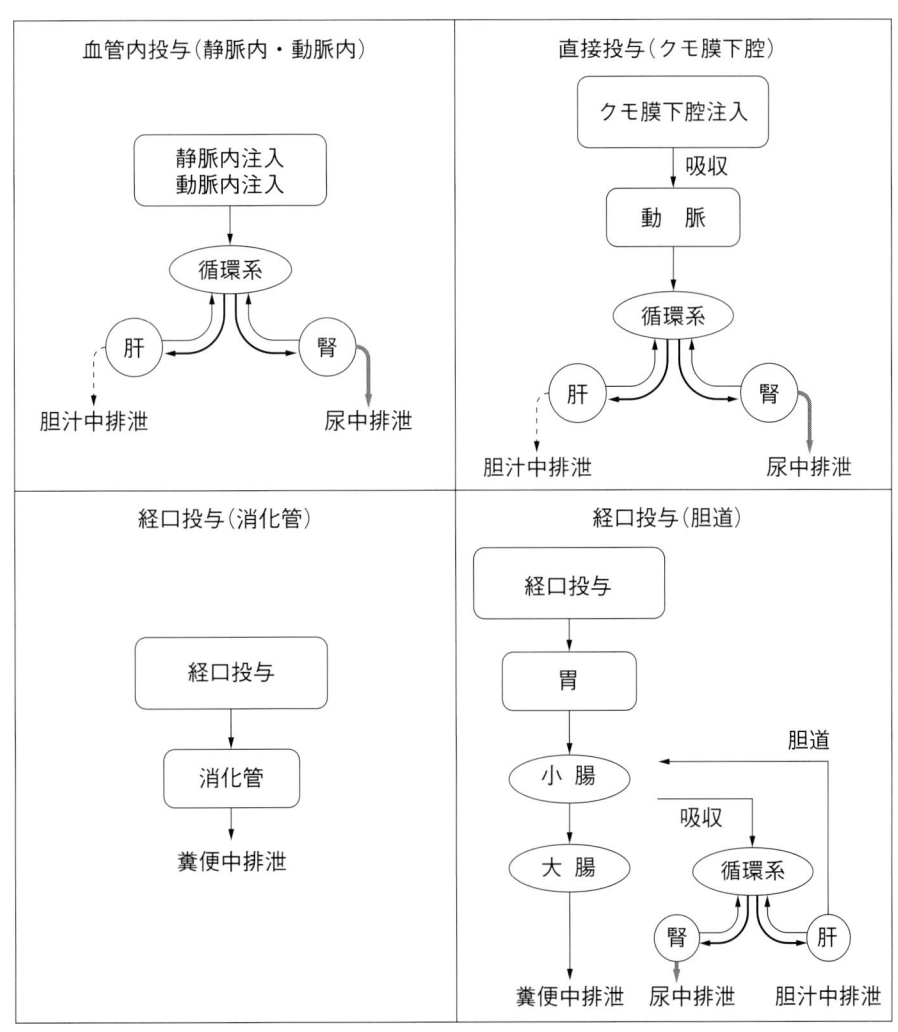

図 I-14　X線造影剤の排泄

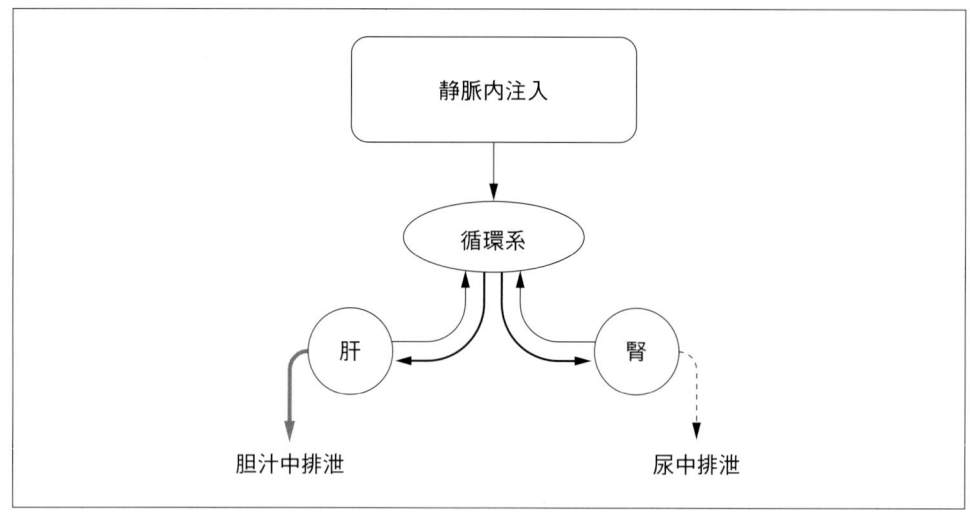

図Ⅰ-15　胆道系造影剤の排泄

8. X線造影剤の排泄

　血管内投与された造影剤は主に尿中に，経口投与されたものは糞便中に排泄される．直接投与の場合，投与された周辺組織に吸収され静脈に入り，その後，主に尿中に排泄される．
　イオヘキソールの血管内投与時の尿中排泄率は，1時間でおおよそ50％前後，24時間で93〜99％である（図Ⅰ-14）．

a. 造影剤と蛋白結合率

　血管内投与された薬物は，血中アルブミンという蛋白質と結合する．この割合を蛋白結合率という．
　血中蛋白質と結合した薬物は，分子サイズが大きくなることから腎臓からの排泄が低下する．したがって，代替排泄経路として，血中蛋白質と結合し，肝臓を経由して胆道から排泄される割合が大きくなる．

b. 尿路血管造影剤の異所性排泄について

　尿路血管造影剤の一部が胆道系に排泄されるのは腎機能の低下が考えられていたが，腎機能正常例にも胆道排泄が認められる．同日に，血管造影あるいは尿路造影検査した後，腹部CT検査をすると胆道系の造影が懸念されるので注意が必要である（図Ⅰ-15）．

c. 血液透析による造影剤の除去

　尿路血管造影剤は1回の血液透析で60〜80％が除去される．

9. X線造影剤の副作用

造影剤は診断薬でありながら体内に投与される薬剤である。特に、尿路・血管用造影剤は、血管内に直接、造影剤を投与する。造影検査によっては短時間で総量200mL以上の造影剤が注入される場合もあり、体内でなんら生理(薬理)作用を持たないことが求められる。

表Ⅰ-11 調査概要

Katayama H, et al : Radiology 175(3) : 621(1990)

調査施設	日本全国の大学病院の放射線科を中心とした198施設
調査症例数	352,817例
調査機関	1986年9月~1988年6月
造影検査法	静脈性尿路造影、静注CT、静注DSA
使用造影剤	非イオン性造影剤(イオヘキソール、イオパミドール)、イオン性造影剤

注)2001年1月より、イオン性造影剤の血管系効能・効果は削除

表Ⅰ-12 重症度別副作用発現率

副作用の種類	イオン性造影剤 (169,840例)		非イオン性造影剤 (168,363例)	
	発現件数	発現率(%)	発現件数	発現率(%)
総副作用	21,428	12.68	2,576	3.13
重篤	368	0.22	70	0.04
きわめて重篤	63	0.04	6	0.004
死亡	1	0.00	1	0.00

表Ⅰ-13 造影剤使用歴/副作用歴別副作用発現率

造影剤使用歴	造影剤副作用歴	非イオン性造影剤 発現率(%) (症例数)	イオン性造影剤 発現率(%) (症例数)
使用歴あり	副作用歴あり	11.24 (1,087/9,667)	44.04 (2,548/5,785)
	副作用歴なし	2.21 (1,588/71,921)	9.02 (6,492/71,946)
使用歴なし		3.03 (2,175/71,773)	13.71 (10,630/77,562)

表I-14 アレルギー歴別副作用発現率

アレルギー歴	非イオン造影剤 発現率（％）（症例数）	イオン造影剤 発現率（％）（症例数）
アレルギー歴あり	6.85 (1,031/15,058)	23.35 (3,015/12,913)
アレルギー歴なし	2.76 (3,887/140,986)	11.72 (17,038/145,350)

表I-15 アレルギー歴の種類別副作用発現率

アレルギー歴の種類	非イオン造影剤 発現率（％）（症例数）	イオン造影剤 発現率（％）（症例数）
アトピー	7.22 (63/873)	25.83 (211/817)
喘息	7.75 (101/1,304)	19.68 (220/1,118)
花粉症	7.51 (115/1,532)	25.90 (359/1,386)
薬物	7.40 (525/7,099)	23.92 (1,309/5,472)
食物	5.75 (180/3,130)	23.03 (670/2,909)
その他	6.92 (101/1,460)	24.41 (352/1,442)

表I-16 ロジスティック回帰分析による重篤副作用発現の危険因子検査結果

背景因子	比較群／標準群（＝1）	オッズ比（95％信頼区間）
造影剤の種類	イオン性／非イオン性	5.61（4.13〜7.63）
造影剤副作用歴	副作用歴あり／副作用歴なし	4.68（3.16〜6.82）
アレルギー歴	喘息あり／アレルギー歴なし	10.09（6.36〜16.02）
基礎疾患	心疾患あり／心疾患以外	3.02（1.94〜4.69）

オッズ比：相対危険度であり，ここではあるリスクファクターに曝露されなかった群と比べて，曝露群が何倍副作用が発現しやすいかを示す指標である。

9. X線造影剤の副作用　19

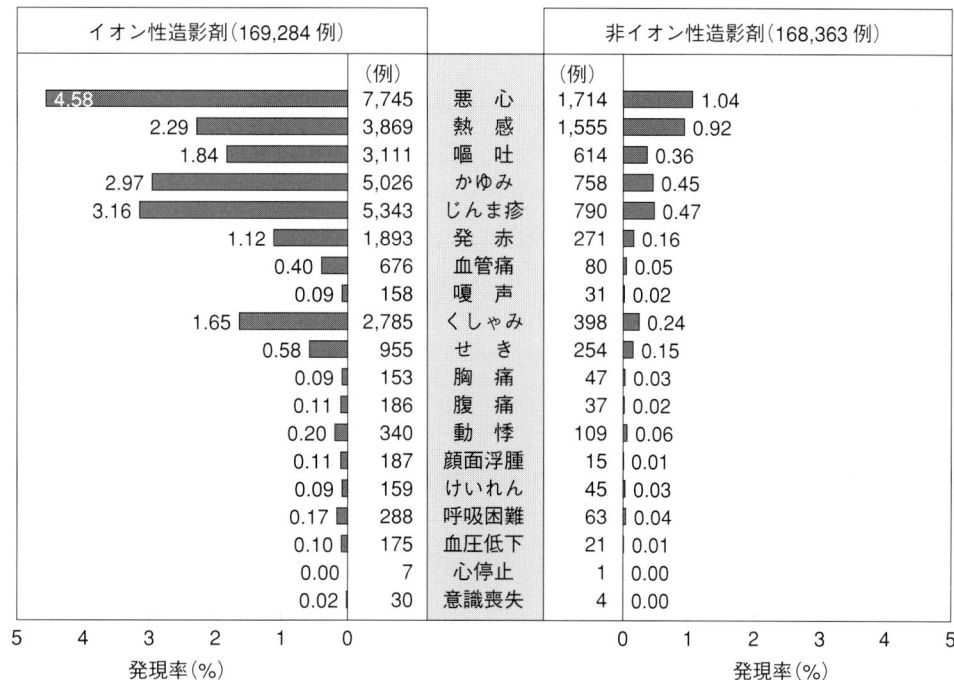

注1）　高浸透圧の造影剤注入時の熱感・疼痛は、ほぼ必発であり、一般的には、副作用として扱われていなかった。
注2）　血管外漏出は血管内に正しく注射針やカテーテルが位置されていないときに生じる、人為的なものであるため、造影剤の副作用とは位置付けられない。

図I-16　造影剤副作用の臨床症状

a. 副作用の種類と発現頻度

　造影剤による副作用は、軽症から重症そして死亡にいたるまで色々な報告がある。**表I-11〜16，図I-16**に日本で実施された35万人の大規模調査結果による、副作用の種類と発現頻度を紹介する。

b. 即時性副作用と遅発性副作用

(1) 即時性副作用

　造影剤を注入中あるいは注入直後に発生する副作用である。軽症では悪心，嘔吐，熱感，じんま疹，そう痒感などがあり，重症にはアナフィラキシーショック，けいれん，心停止などがある。

(2) 遅発性副作用

　造影剤注入開始から1時間以上経過してから現れる副作用である。造影検査後1週間以上経過してから現れることもある。

ほとんどが皮膚症状であり，ときには腹部症状，呼吸器症状，発熱，倦怠感などが発症することがある。一般的には治療を必要とするものは少ないが，遅発性ショックともいうべき，重篤な副作用も起こりうることを認識しておくことが重要である。

■参考：オムニパークの遅発性副作用大規模調査（尿路・CT 領域）

Hirotsugu Munechika, et al：European Radiology 13, 185-194, 2003.

イオヘキソールの静脈性尿路造影および CT 造影検査後の入院患者 6,764 例を対象に，有害事象および副作用の発現頻度とその要因について検討した。

有害事象（AE）と副作用（ADR）の区別は，医師の報告に基づき，遅発性の AE，ADR は造影検査後 1 時間以降から 7 日までに発現したものとした。

表 I-17　AE・ADR の発現頻度

解析対象 総例数 6,764 例	AE				ADR			
	発現件数 （件）	発現例数 （例）	発現症例率 （％）注1)	信頼区間注2)	発現件数 （件）	発現例数 （例）	発現症例率 （％）注1)	信頼区間注2)
即時性	173	146 注3)	2.2	1.8〜2.5	172	145 注4)	2.1	1.8〜2.5
遅発性	318	240 注3)	3.5	3.1〜4.0	256	192 注4)	2.8	2.5〜3.3
即時性＋遅発性		6				5		
不明	16	8			15	8		
合計	507	388	5.7	5.2〜6.3	443	340	5.0	4.5〜5.6

注1）解析対象総例数（6,764 例）に対する発現例数の割合
注2）95％信頼区間を 2 項分布に基づき算出
注3）即時性＋遅発性の 6 例を含む
注4）即時性＋遅発性の 5 例を含む

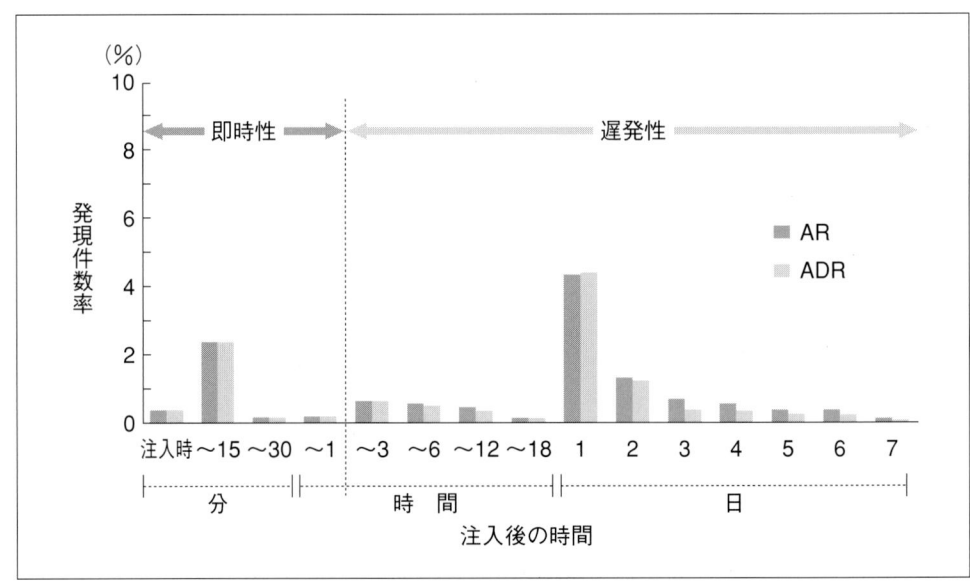

図 I-17　AE・ADR の発現時間

表 I-18 AE・ADR の症状

種類	症状	全AE(507件)[注1] 即時性 件数	全AE(507件)[注1] 遅発性 件数	全ADR(443件)[注2] 即時性 件数	全ADR(443件)[注2] 遅発性 件数	全ADR(443件)[注2] 発現率(%)[注3]	その他
	計	173	318	172	256		
皮膚・皮膚付属器障害	湿疹	0	3	0	3	0.04	
	じん麻疹	13	19	13	19	0.28	
	そう痒感	14	36	14	34	0.50	
	潮紅	1	10	1	10	0.15	
	発疹	12	39	12	39	0.58	
	その他	0	0	0	0	0.00	
	計	40	107	40	105	1.55	
中枢・末梢神経系障害	昏迷	1	2	1	1	0.00	知覚減退
	しびれ感	0	3	0	3	0.04	間代性けいれん
	頭痛	6	17	6	17	0.25	失神
	めまい	3	9	2	8	0.12	
	その他	2	1	2	0	0.00	
	計	12	32	11	29	0.43	
消化管障害	悪心	32	35	32	27	0.40	口唇炎
	嘔吐	12	18	12	13	0.19	しゃっくり
	下痢	0	8	0	6	0.09	唾液分泌過多
	食欲不振	2	3	2	3	0.04	便秘
	腹痛	2	7	2	5	0.07	
	その他	1	6	1	3	0.04	
	計	49	77	49	57	0.84	
肝臓・胆管系障害	肝機能障害	0	3	0	3	0.04	sGOT
	その他	0	2	0	1	0.00	sGPT
	計	0	5	0	4	0.06	
心・血管障害	高血圧	1	3	1	2	0.03	低血圧
	その他	1	4	1	1	0.00	
	計	2	7	2	3	0.04	
呼吸器系障害	呼吸困難	1	1	1	2	0.03	音声障害(発声障害)
	咳	5	3	5	4	0.06	
	鼻炎	6	4	6	1	0.00	
	鼻出血	0	3	0	1	0.00	
	咽喉頭症状	4	1	4	1	0.00	
	その他	0	1	0	1	0.00	
	計	16	13	16	10	0.15	
血液・血球障害	白血球増多	0	10	0	2	0.03	
	血小板減少	0	3	0	0	0.00	
	その他	0	3	0	0	0.00	
	計	0	16	0	2	0.03	
泌尿器系障害	血尿	0	2	0	0	0.00	乏尿
	腎機能異常	0	2	0	2	0.03	
	その他	0	1	0	1	0.00	
	計	0	5	0	3	0.04	
一般的全身障害	胸痛	2	3	2	2	0.03	悪感
	疼痛	0	4	0	3	0.04	
	発汗	0	2	0	1	0.00	
	発熱	1	28	1	22	0.33	
	倦怠感	2	0	2	0	0.00	
	不快感	3	8	3	8	0.12	
	浮腫	1	2	1	2	0.03	
	潮紅(顔のほてり)	4	1	4	1	0.00	
	温感異常	35	2	35	2	0.03	
	その他	3	3	2	1	0.00	
	計	51	53	50	42	0.62	
その他		3	3	4	1	0.00	

注1)AEを特定できない16例を含む　注2)ADRを特定できない15例を含む
注3)解析対象総例数(6,764例)に対する発現件数の割合

表I-19　ADRの発現要因―多変量解析(ロジスティック回帰分析)―

発現要因	ADR					
	全ADR		即時性ADR		遅発性ADR	
	調整オッズ比	P値[注1]	調整オッズ比	P値[注1]	調整オッズ比	P値[注1]
季　節	1.23	0.1002	1.52	0.0290	0.55	0.0003
アレルギー歴	1.89	0.0008	1.31	0.4049	2.14	0.0009
アトピー	(3.80)[注2]	(0.013)[注2]	(3.38)[注2]	(0.088)[注2]	(2.77)[注2]	(0.118)[注2]
花粉症	(2.40)[注2]	(0.005)[注2]	(3.04)[注2]	(0.015)[注2]	(1.90)[注2]	(0.105)[注2]
造影検査歴	1.34	0.0250	1.36	0.1203	1.31	0.1174
撮影方法（尿路 vs CT）	2.48	0.0001	0.38	0.0031	0.40	0.0012
年　齢	0.98	0.0001	0.97	0.0001	0.99	0.0046
手術・その他の医学的検査	1.66	0.0001	1.54	0.0367	1.72	0.0013
併用薬	2.60	0.0001	1.15	0.5647	3.87	0.0001

注1）ロジスティック回帰分析による調整オッズ比のP値
注2）アレルギーの種類に対するロジスティック回帰分析値

表I-20　造影剤の副作用発生メカニズム

分　類		主な症状（Felderの分類による）
物理的特性	薬物固有の反応で，造影剤の高浸透圧性と非親水性ならびにイオン負荷などが関係する。用量依存性の反応	血圧低下 血漿量増加 血管内皮損傷 赤血球変形 脱水症 （熱感・疼痛）
化学毒性		腎機能障害 神経症状 不整脈 血液凝固障害 汎血球損傷
アナフィラキシー様反応	化学伝達物質の遊離，抗原抗体反応，補体系，などの活性化作用といった非用量依存性のアレルギー反応 （I型，IV型）	くしゃみ かゆみ じんま疹 浮腫 気管支けいれん
心理的因子	患者さんの不安やストレスなど	昏睡

- AE・ADRの発現頻度（表Ⅰ-17）。
- AE・ADRの症状（表Ⅰ-18）。
- AE・ADRの発現時間（図Ⅰ-17）。
- ADRの発現要因［多変量解析（ロジスティック回帰分析）による］（表Ⅰ-19）。

以上の結果，即時性および遅発性の有害事象（AE）または副作用（ADR）の発現頻度は，即時性ではAE：2.2％，ADR：2.1％，遅発性ではAE：3.5％，ADR：2.8％であった。また，遅発性副作用は花粉症発生期（2～4月）に多い傾向がみられた。遅発性副作用には高度なものもなく，頻繁には起こらないことが明らかになった。

表Ⅰ-21 造影検査における危険因子

造影剤による副作用の既往歴
アレルギー既往歴
脱水や腎不全
糖尿病
心疾患の既往歴
高齢者・若年者

c. 造影剤の副作用発生メカニズム

造影剤の副作用発生メカニズムは，**表Ⅰ-20**に示す4つに大別されている．臨床においては，これらの要素が複合して発症していると考えられ，原因の特定は困難である．

d. 副作用対策

非イオン性造影剤の登場により，造影検査における副作用発現率は，著しく減少したが，皆無となったわけではない．造影検査に携わる医療従事者は，副作用は常に起きるものと考えて，副作用発生時に的確な対応ができるように体制を整え，普段から心がけておくことが必要である．

(1) 造影剤検査前の確認事項
救急措置に必要な医薬品，医療機器がそろっているか，スタッフへの緊急連絡体制は整っているか確認する．

(2) 検査前
(a) 問診による危険因子の把握
造影検査における危険因子は**表Ⅰ-21**の通りである．問診などにより確実に把握する．
(b) 患者さんに対する十分な説明と同意
造影検査および副作用が起こる可能性を説明する．できる限り，文書にて検査同意書，承諾書を取得する．

(3) 検査時の注意
造影検査開始より，常に患者さんから目を離さず，詳細に観察する．検査中，じんま疹，悪心，嘔吐および胸内苦悶などを認めた場合には，アナフィラキシーの前兆であることが

I．ヨード造影剤のすべて

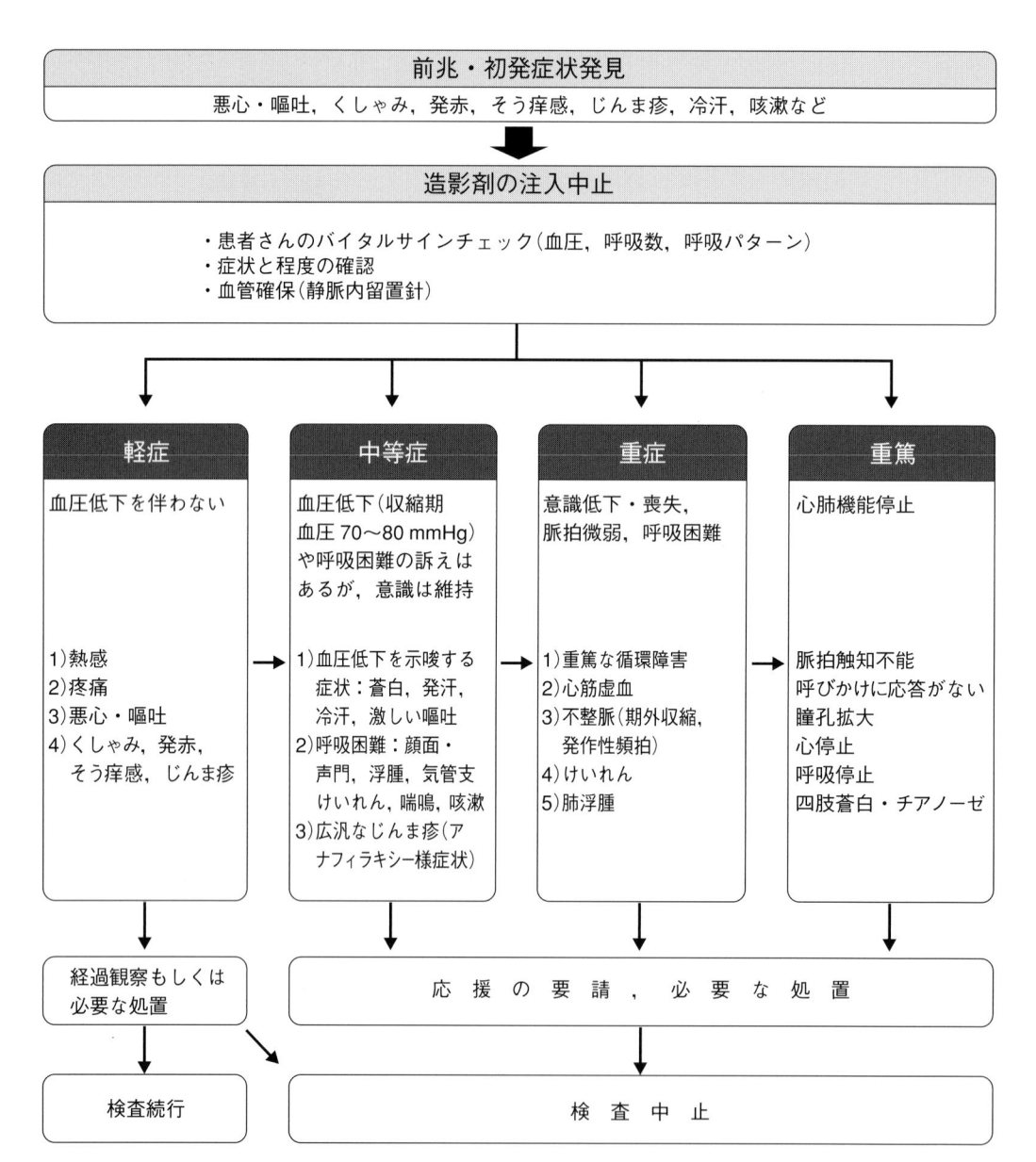

```
┌─────────────────────────────────────────────┐
│            前兆・初発症状発見                 │
│  悪心・嘔吐, くしゃみ, 発赤, そう痒感,         │
│  じんま疹, 冷汗, 咳嗽 など                    │
└─────────────────────────────────────────────┘
                      ↓
┌─────────────────────────────────────────────┐
│              造影剤の注入中止                 │
│ ・患者さんのバイタルサインチェック            │
│  （血圧, 呼吸数, 呼吸パターン）               │
│ ・症状と程度の確認                            │
│ ・血管確保（静脈内留置針）                    │
└─────────────────────────────────────────────┘
```

軽症	中等症	重症	重篤
血圧低下を伴わない	血圧低下（収縮期血圧 70〜80 mmHg）や呼吸困難の訴えはあるが, 意識は維持	意識低下・喪失, 脈拍微弱, 呼吸困難	心肺機能停止
1) 熱感 2) 疼痛 3) 悪心・嘔吐 4) くしゃみ, 発赤, そう痒感, じんま疹	1) 血圧低下を示唆する症状：蒼白, 発汗, 冷汗, 激しい嘔吐 2) 呼吸困難：顔面・声門, 浮腫, 気管支けいれん, 喘鳴, 咳嗽 3) 広汎なじんま疹（アナフィラキシー様症状）	1) 重篤な循環障害 2) 心筋虚血 3) 不整脈（期外収縮, 発作性頻拍） 4) けいれん 5) 肺浮腫	脈拍触知不能 呼びかけに応答がない 瞳孔拡大 心停止 呼吸停止 四肢蒼白・チアノーゼ

軽症 → 経過観察もしくは必要な処置 → 検査続行

中等症・重症・重篤 → 応援の要請, 必要な処置 → 検査中止

図 I-18　副作用発現時の基本的対応

多いので，そのような症状を患者が訴えた場合には，直ちに中止して適切な処置を行う．

(4) 検査終了後の注意

　速やかに造影剤を排泄するために，なるべく水分を摂取するよう指導する．特に外来患者さんには，遅発性副作用が起こる可能性があるため，検査終了後，1時間程度は院内にいるよう説明する．また帰宅してから，皮膚症状などが出現した場合は直ちに来院するように，患者さんや家族に十分説明をしておくことが重要である．

(5) 副作用発現時の基本的対応

副作用が発現した際には，図Ⅰ-18に示す基本的対応や処置が必要となる。

◆引用文献

Kopko PM, et al.: Radiology 174, 459-461, 1990.
Stormorken H, et al.: Inevst. Radiol. 21, 348-354, 1986.
Katayama H, et al.: Radiology 175, 621-628, 1990.
Bea KT, et al.: Radiology 206, 455-464, 1998.
Nakamura M, et.al.: X線造影剤検査の実践 59-84, 2002.

◆参考文献

金森勇雄・井戸靖司・幅 浩嗣，ほか編著：X線造影検査の実践．医療科学社，2002.

10. 造影剤副作用に関する裁判事例とポイント

a. 民事医療訴訟の現状

裁判所の統計資料に基づいて民事医療訴訟事件(損害賠償請求訴訟)の推移をみると(**表Ⅰ-22　医事関係訴訟事件の状況**)，わが国において2004年に新たに提起された医療訴訟事件数(新受)は1,107件で，1995年の488件と比較すると2倍以上に増加している。これに前年の2003年から持ち越された事件(未済)が2,035件あり，その合計3,142件のうち2004年中に1,004件が判決や和解などによる解決をみて(既済)，2,138件が未済事件として翌年に持ち越された。

訴訟提起から第一審判決までの平均審理期間は27.3か月であり，1995年の38.8か月より約1年短縮されてきている。東京，大阪など大都市の地方裁判所で医療事件を集中的に審理する民事部が設置されたこと，民事訴訟全体で集中審理による審理の迅速化が図られ

表Ⅰ-22　医事関係訴訟事件の状況（1995年～2004年）

年　度	新　受	既　済	未　済	平均審理期間(月)
1995年	488	426	1,528	38.8
1996年	575	500	1,603	37.0
1997年	597	527	1,673	36.3
1998年	632	582	1,723	35.1
1999年	677	569	1,831	34.5
2000年	794	691	1,934	35.6
2001年	822	722	2,034	32.6
2002年	909	870	2,073	30.9
2003年	998	1,036	2,035	27.7
2004年	1,107	1,004	2,138	27.3

(出典)最高裁判所統計資料(数値は概数)

てきていること，医療事件での審理長期化の大きな要因となっていた鑑定人候補者探しの困難さが大学などの協力により改善されつつあることなどによるものと考えられている。しかし，医療事件が他の事件より審理に長期間を要する傾向は変わっていない。これは，争点が医学の専門的事項にわたるため争点整理に時間を要すること，関係証人が多数にのぼったり，鑑定を必要とする事案が相当数あるなど証拠調手続に時間を要することが少なくないことによる。

　2004年中に既済となった1,004件のうち，判決が405件(40.3％)，和解が463件(46.1％)，残りは訴え取り下げなどであり，判決と和解が概ね半数弱という傾向は変わっていない。

　判決のうち，請求認容(医療側の過失が認められたもの)は39.5％であり，概ね40％前後の請求認容率で推移してきている。民事訴訟事件全体の請求認容率が概ね70％前後(被告側が争わなかった事件も含めると85％前後)であることと比較すると認容率は低い。しかし，この認容率の低さをもって，医療裁判は患者側に厳しいと評価するのは必ずしも当たらない。もちろん医療の専門性という面から立証上の困難さがあることは否定できないが，医事紛争では，医療側がミスを認めている事例では訴訟まで至らずに示談で解決される場合が少なくないこと，訴訟が提起されても，審理の中で医療側に何らかのミスがあることが明らかになり敗訴が予想される場合，判決よりも和解での解決が選択される場合が相当数あることなどから，判決にまで至る事例では医療側が本格的に争っているものが中心になる傾向がある。判決まで至った事例で請求認容率が50％を下回っていることは，適正な医療を提供していたにもかかわらず，生じた結果について患者や家族の納得が得られず訴訟に至ったというケースも少なからず含まれていると考えるべきであろう。十分なインフォームド・コンセントを心がけ，患者との信頼関係を維持することが紛争の予防につながるものと考えられる。

b. 医療をめぐる医療従事者の責任

　造影CT検査を含め放射線科医療の特徴の1つとして，多様な診療科の患者を日常的に取り扱っていること，したがって検査，診断，治療に当たって依頼科の医師との連携が重要であり，また限られた時間の中でそれぞれの患者とのコミュニケーションを図っていかなければならないことの難しさを挙げることができる。依頼科から求められた検査・治療の適応があるかどうか，他の検査・治療方法との比較衡量など，依頼された医療行為の内容自体に関する判断のほかに，患者が検査・治療の内容や選択肢，合併症などについて依頼科でどのような説明を受けてきたか，放射線科においてさらにどのような説明を行い同意を得る必要があるか，といったインフォームド・コンセントをめぐる問題が他科以上に重要な位置を占めている。

　実施した検査・治療が医学的に適切なものであっても，その実施に当たってインフォームド・コンセントが不十分であれば，患者に対する説明義務違反ありとして損害賠償責任を負う場合がある。

(1) 医療従事者が負う注意義務の基準

人の生命および健康を管理すべき業務(医業)に従事する者は，その業務の性質に照らし，危険防止のために「実験上必要とされる最善の注意義務」を要求されている(輸血梅毒に関する最高裁昭和36年2月16日判決)。注意義務の基準となるのは，一般的には「診療当時のいわゆる臨床医学の実践における医療水準」である。医療水準は，診療に当たった当該医師の専門分野，所属する診療機関の性格，その所在する地域の医療環境の特性などの諸般の事情を考慮して決せられるべきものであるが(未熟児網膜症に関する最高裁平成7年6月9日判決)，医師の注意義務の基準(規範)となるものであるから，医療水準と平均的医師が現に行っている医療慣行とは必ずしも一致するものではなく，医師が医療慣行に従った医療行為を行ったからといって，医療水準に従った注意義務を尽くしたと直ちにいうことはできない，とされている(腰麻ショックに関する最高裁平成8年1月23日判決)。

この平成8年の最高裁判決は，医薬品の使用に当たっての注意義務について，医師が添付文書(能書)に記載された使用上の注意事項に従わず，それによって医療事故が発生した場合には，これに従わなかったことにつき特段の合理的理由がない限り，当該医師の過失が推定される，との裁判所の考え方を明らかにしたものである。すなわち，添付文書に従わない使用をして悪い結果が起きれば，医師に過失ありと推定される，その使用方法が合理的であったことは医師が立証しなければならないということである。

さらに，最高裁平成14年11月8日判決は，向精神薬の副作用によりスティーブンス・ジョンソン症候群(皮膚粘膜眼症候群)を発症し失明した事例において，医師には医薬品の投与に当たって，「その最新の添付文書を確認し，必要に応じて文献を参照するなど，当該医師の置かれた状況の下で可能な限りの最新情報を収集する義務がある」と判示した。医師は，医薬品の添付文書を確認するだけでは必ずしも十分ではなく，さらに文献に当たるなど最新の情報を収集して，適切な医薬品の使用に努めるべき義務が課せられているのである。

医療水準に従った注意義務を怠って患者に死亡，障害などの損害を与えた場合，これに対する民事責任や，ときには刑事責任を問われることになる。

(2) 民事責任

医療過誤により患者に損害を与えた場合には，金銭による損害賠償責任を負う。

医療機関は，患者との医療契約の当事者として医療水準に従った医療を提供する義務を負っているから，医療過誤はその義務の不履行があったものとして損害賠償責任を負う。

医療過誤を起こした医療従事者個人(勤務医，看護師，技師など)も，医療機関とともに損害賠償請求訴訟の被告とされることがある。この場合，その医療従事者は，自らの過失のある行為(誤診，手技の誤りなど)と因果関係のある損害について患者に対して個人としても賠償責任を負うことになる。

医療過誤により賠償すべき損害には，そのため余分に要した治療費やその間の休業損害，死亡や後遺障害が発生した場合の逸失利益，将来の介護費などの財産的損害のほか，精神的肉体的苦痛に対する慰謝料などがある。特に死亡や重度の後遺障害の場合には，1億円

を超える損害賠償が命ぜられるケースもまれではなくなりつつある。

　検査，診断や，投薬・手術などの治療に過誤があった場合のほか，検査や治療自体は適切であっても，その実施について患者の同意を得るに当たって必要な説明を欠いていた場合には，説明義務違反ありとして慰謝料の支払いが命ぜられることがある。

(3) 刑事責任

　「業務上必要な注意を怠り，よって人を死傷させた」場合には，業務上過失致死傷罪として処罰されることがある（5年以下の懲役もしくは禁固または50万円以下の罰金。刑法211条）。交通事故が業務上過失致死傷罪の典型例である。

　医療事故では，これまでは点滴や麻酔での薬剤の誤用といった明白かつ初歩的なミスによって患者の死亡という重大な結果が生じたような場合に刑事起訴された事例が大半であり，その多くは罰金刑にとどまることが多かった。しかし，医療の安全性に対する社会の関心と期待が高まってきた昨今においては，重大な義務違反に対しては厳しい処罰もあり得ると考えておくべきである。

　医療過誤を隠蔽するためカルテを改ざんするといった事実があると，証拠隠滅罪（他人の刑事事件に関する証拠を隠滅，偽造，変造した場合など。刑法104条。2年以下の懲役または20万円以下の罰金）に問われることがあり得る。

　また，重大な医療事故を起こした場合には，免許の取消・停止といった行政処分を受ける場合がある。

c. インフォームド・コンセントをめぐる裁判所の考え方

　医療行為の多くは，人体への侵襲行為を伴っている。したがって，その実施には，行われる医療行為に医学的正当性（必要性，技術的正当性）があることは勿論，これに加えて，侵襲行為が行われることについて患者の同意が必要である。

　検査や治療に対する諾否あるいはどの方法を選択するかは，患者の生命予後や生活の質にも関わってくる問題であるから，医師が適切と判断した検査・治療であっても，その諾否，選択は患者の意思決定に委ねられた事項である。このような患者の自己決定権の保障のため，同意はその検査や治療について患者が理解し判断するのに必要な医学的情報を提供した上で得る必要がある。

　医師の説明義務をめぐっては，危険性のある医療行為を行う場合の説明義務や，選択肢のある医療行為を行う場合の説明義務について，次のとおり裁判所の見解が明らかにされてきている。

(1) 危険性のある医療行為を行うに当たっての説明義務

　大型の脳動静脈奇形（AVM）と診断された患者に対する全摘手術の術中に出血が止まらないなどの事態が発生し，術前よりも重篤な左片麻痺の障害が残った事案である。患者は，手術選択の過失，術前の説明義務違反などがあったとして損害賠償請求訴訟を提起した。

裁判所は，手術適応とした担当医師らの判断には過失はないとしたが，術前の説明については，次のとおり判示して，担当医師らに説明義務違反があったとした（東京高裁平成11年5月31日判決）。

すなわち，「患者としては，複数の治療法の選択がある場合，必要にして十分な説明を受けた上，安全で確実な治療法の選択をしたいと考えるのは当然であり，このことは，当該患者の生命や今後の生活に大きな影響を及ぼすような重大な選択を必要とする場合には一層当てはまることである」。しかるに，担当医師らの術前の説明は，「手術をする理由，手術を行った場合の症状の改善や障害発生の見込みなどについては一定の説明をしているとは認められるものの，抽象的な域に止まり，本人および家族が最も知りたいと願っていたと推測される情報の提供と説明，すなわち大型AVMの摘出手術適応に関する当時の一般的医学的知見や，自ら経験した自院および提携病院での同種症例の手術成績を踏まえた脳神経外科医としての専門的立場からの情報提供や，本件のような非出血性大型AVMの摘出手術の危険性と予後についての厳しい側面については必ずしも明らかにされず，保存的療法と外科的療法との特質の比較の説明において，その真摯さ，具体性，詳細性の点からして不十分なものがあったと判断せざるを得ない」。

裁判所は，このような説明義務違反のため，患者は，「手術の危険性などの点において十分検討し，自らの権利と責任において自己の疾患についての治療法を選択する機会を奪われ，自らの人生を真摯に決定する機会を喪失した」ものであるとして，慰謝料1600万円の支払を命じた。説明義務違反が問われたそれ以前の裁判例と比較して高額の慰謝料が認められた事例である。

(2) 医療行為に選択肢がある場合の説明義務

40歳代の乳癌患者に対して胸筋温存乳房切除術を実施した事案である。患者は，手術方法として乳房温存療法を選択すべき義務の違反，術前の説明義務違反などを主張して損害賠償請求訴訟を提起した。

裁判所（最高裁平成13年11月27日判決）は，まず，説明義務に関する一般論として，「医師は，患者の治療のために手術を実施するに当たっては，診療契約に基づき，特別の事情のない限り，患者に対し，当該疾患の診断（病名と病状），実施予定の手術の内容，手術に付随する危険性，他に選択可能な治療方法があれば，その内容と利害得失，予後などについて説明すべき義務がある」と判示した。

争点となっている乳房温存療法については，手術当時（平成3年）においてはまだ医療水準として確立していなかったと認定した上で，「実施予定の療法（術式）は医療水準として確立したものであるが，他の療法（術式）は医療水準として未確立のものである場合には，医師は後者について常に説明義務を負うと解することはできない」が，「少なくとも，当該療法（術式）が少なからぬ医療機関において実施されており，相当数の実施例があり，これを実施した医師の間で積極的な評価もされているものについては，患者が当該療法（術式）の適応である可能性があり，かつ，患者が当該療法（術式）の自己への適応の有無，実施可能性について強い関心を有していることを医師が知った場合などにおいては，たとえ医師

自身が当該療法(術式)について消極的な評価をしており，自らはそれを実施する意思を有していないときであっても，なお，患者に対して，医師の知っている範囲で，当該療法(術式)の内容，適応可能性やそれを受けた場合の利害得失，当該療法(術式)を実施している医療機関の名称や所在などを説明すべき義務がある」とした．

とくに，乳癌手術は「患者に対し，身体的障害を来すのみならず，外観上の変貌による精神面・心理面への著しい影響ももたらすものであって，患者自身の生き方や人生の根幹に関係する生活の質にもかかわるものであるから」，選択可能な他の療法(術式)について説明すべき要請は一層強いとして，当該医師には，自ら乳房温存療法を実施したり患者にこれを勧める義務はないが，乳房温存療法の適応可能性があることやこれを実施している医療機関の名称や所在を説明しなかった点で説明義務を尽くしたとはいい難い，と判示した．

これらの裁判例は，患者の自己決定権の保障のために医療側にどのような説明義務が課されているかをその医療行為の類型に即して具体的に明確にしたものと位置づけることができる．説明の範囲や内容は医師の広範な裁量に委ねられているという考え方は過去のものといってよい．

d. 造影剤をめぐる裁判例

造影剤を用いた各種検査の過誤が争われた裁判例は少なくないが，ここでは最近の裁判例として，造影剤によりアナフィラキシー様ショックを起こし死亡した事案で，医師に問診義務違反があったか否かが争われた事例を紹介する(第一審：東京地裁平成15年4月25日判決，控訴審：東京高裁平成15年12月17日判決，上告審：最高裁平成16年4月8日決定)．

事案は，39歳の患者に左耳前部および頸部の腫脹のCT検査のため，平成12年9月，放射線科医が非イオン性ヨード造影剤を注入したところ，その後まもなく造影剤によるアナフィラキシー様ショックを起こし死亡したことに対し，検査前に問診を怠った過失，造影剤注入方法に関する過失，ショック発現後の処置についての過失などがあったとして，その医療機関と放射線科医を被告として損害賠償請求訴訟が提起されたものである．

第一審判決は，問診義務違反ありとして損害賠償責任を認めたが，控訴審判決は，第一審判決を取り消して請求を棄却し，上告審の最高裁でも上告棄却となって医療側に注意義務違反なしとの控訴審判決が確定した．以下，控訴審判決を中心に紹介する(判決文の引用に当たっては，読みやすいよう字句を一部修正した)．

(造影剤使用に当たっての問診義務について)
控訴審判決は，造影剤を使用するに当たって医師がどのような問診義務を負うかについて，

「本件造影剤は，非イオン性ヨード造影剤で，ショックなどの重篤な副作用が現れる場合があるが，副作用の発生機序が明らかではなく，副作用の確実な予知，予防法は確立さ

れておらず，ある素因を有する患者に副作用が発現しやすいことがある程度分かっており，患者についての副作用の発現する危険要因（リスクファクター）の有無を問診により事前に把握することが，副作用発現を事前に回避し，または副作用の発現に対応するために重要であるとされている。本件造影剤については，造影剤による副作用の既往歴，アレルギー体質などが危険要因とされている。」

「本件造影剤により重篤な副作用が生じることがあることにかんがみ，医師は，使用に当たり，患者につき使用を回避すべき危険要因の有無を確認すべき注意義務を負う。」

以上のとおり判示したうえ，本件検査の実施に際して，造影剤の使用に伴う危険要因が患者に存するかどうかについて必要な問診が実施されていると認定して，放射線科医師に問診義務違反はないと判示した。

ところで，本件検査実施当時，この医療機関では検査の際の問診結果が記録されず，本患者の死亡後，検査時の問診結果が記録されることになったという経過があり，第一審判決は，

「患者に対する問診実施の事実および問診の結果について，放射線科医が当時所持していた放射線診断依頼票に記載することは，問診を行いながらであっても極めて容易にかつ短時間に行うことができるのであって，問診の重要性にかんがみると，これをあえて記載しない合理的理由は認められない」等として，カルテ等に一切，問診を実施したことの記録がない以上，問診の事実は認められないという判断を示していた。

これに対して，控訴審判決は，

「単純CT検査の実施から本件検査の実施までの間隔は約10分にとどまるが，本病院の放射線科の医師が，同病院の診療科および他の病院の依頼により，日々，CT，MRIなどの造影剤を使用する検査を数多く実施し，本病院において，造影剤による副作用が週に4，5件発生することを前提とし，かつ，造影剤の副作用が時に重篤な結果となることは，一般人の常識に属する（公知の事実と言ってよい）ことをも考慮すると，本件において，本患者に対して前記の問診を実施した旨の放射線科医師の供述を疑うべき事実はなく，ことに，供述の内容を否定する判断は，経験則上，到底導くことができない」

と判示し，問診の事実は認められないとの第一審判決の判断を取り消したものである。第一審判決の事実認定に対しては，控訴審判決は，

「本件において，担当医師が被検査者に対して副作用の危険要因についての問診自体を実施しなかったとした原審の判断は，前記のとおり，経験則の裏づけを欠き，根拠もないもので，裁判所としては自戒を要する事例と考える」

と付け加えている。

（造影剤の予備テストの要否について）

控訴審判決は，造影剤の予備テストを怠った過失ありとの遺族側の主張に対し，

「本件造影剤について，予備テストにおいて陰性を示し，重篤な副作用を発現した例があり，逆に，予備テストにおいて陽性を示しながら，副作用がなく，検査可能の場合があるうえ，予備テスト自体で重篤な副作用を発現することがある。日本医学放射線学会・ヨード造影剤予備テストに関する検討委員会による1986年調査によると，造影剤の予備テ

ストを実施していない医療施設が69.4％にのぼり，上記委員会は，予備テストの必要性はないとの立場をとり，本件造影剤へのテストアンプルの添付は，平成12年6月廃止された」「以上の認定事実の下においては，本件造影剤の使用につき，医師が常に予備テストを行うべき法的義務を負うと認めることはできない」

と判示して，予備テストを行わなかったことについて過失なしと判断した。

本件は，用いられた造影剤へのテストアンプルの添付が廃止された平成12年6月の直後である同年9月の事案であるが，判旨は一般的な理解に沿うものであり異論はないと考えられる。

以上の争点のほか，造影剤の注入量および注入速度，重篤なショックに備えた管理および準備態勢，ショック発現後の対処方法など，いずれの点にも過失はなかったとして，控訴審判決で請求棄却となった。

本件は，検査実施前に必要な問診が実施されていたにもかかわらず，当時は問診結果を記録していなかったために，医療機関側としてもその立証に苦労があった事案と考えられる。問診義務や患者への説明義務が適切に履行されたか否かが争点となった裁判例は少なくないが，要点を診療記録中に記載しておくことが紛争の予防と防御に有用と考えられよう。

（検査の説明と同意をめぐって）

検査の目的や必要性，検査の内容，検査に伴う危険性などの説明は，もちろん口頭のみでなされてもかまわない。要は，患者に対して必要な情報が提供されたか否かであり，書面の存在は，説明の事実や説明内容を明らかにするための手段にすぎない。

必要な事項を口頭で説明し，患者もこれを理解し納得して検査を受けたのであれば，説明義務違反を問われることはない。

それでは，なぜ説明や同意に関して文書が有用とされるのであろうか。

第一に，患者の理解の助けになるからである。医学的説明は，平易な表現を用いても，その場ですぐに十分な理解が得られるとは限らない。書面を用いて説明することは，正確な内容や表現で情報を患者に伝えるのに役立つ。また，患者がその内容を咀嚼し，疑問点を整理する機会を与えることができる。その意味で，検査に伴う危険性が少なくないと考えられる検査や患者の場合には，余裕があれば前日までに説明文書を渡し十分に理解し検討する機会を与えることが望ましい。これにより家族との相談の機会も得られ，万一合併症が発生した場合にも家族の理解を得る一助となる。

第二に，医師にとっても，正確な説明を行い，必要な事項の説明忘れや記録忘れを防止できるメリットがある。あらかじめ検査の種類に応じて作成した説明用文書を用いて説明することにより，必要な事項を網羅的に説明でき，また重要な事項に的を絞って説明することも可能になる。個々の患者に応じて補足説明したことを書き込んでいけば万全である。口頭で十分な説明を行っても，カルテに記録していなければどのような事項について説明がなされたか後日になって明確にすることは容易ではない。

第三に，医療関係者の間で情報を共有することができる。検査には依頼科と放射線科が

関わり，また放射線科のなかでも複数の医師や技師，看護師などが関わる場合が少なくない。書面を用いて説明を行い同意書を得ることにより，患者に対する説明と同意が適切になされていることを相互にチェックすることができ，また，どのような内容を患者に説明したかについて，医療従事者間で情報を共有することができる。

　第四に，合併症などが発現し説明の有無や説明内容のいかんが争点となったときに，立証のための有効な手段となる。合併症で患者が死亡した場合，いかに患者自身は十分に納得して検査を受けていたとしても，遺族がそのことを理解できているとは限らない。説明文書の存在（あるいはカルテへの記載）は，その場合の立証手段として有用である。

e．死亡の危険性についての説明義務をめぐる最近の裁判例

　冠動脈造影検査（CAG）などの後，患者がショック状態になり死亡した事案において，医師が検査に死の危険を伴うことを説明しなかったのは説明義務違反ありと主張し，遺族が損害賠償請求訴訟を提起した事案である。裁判所は，死という表現を直接に用いなくとも担当医は検査に伴う危険性に関して必要な事項を説明しており説明義務違反なしと判示した（東京地裁平成15年6月27日判決）。

　すなわち，裁判所は，担当医は「本件検査によって判明すると見込まれる結果や今後の治療方針，本件検査に伴う合併症などの危険性，本件検査を実施しなかった場合に生ずると見込まれる結果など，患者が本件検査を受けることを決定するに当たって必要な事柄を説明していると認められるのであり，担当医に説明義務違反があるとは認められない」と判示し，遺族が担当医は「本件検査に死の危険を伴うことを一切説明しなかったのであり，これは説明義務違反である」と主張したのに対しては，

　「担当医もその証言で死という表現は使用していないことを自認しているが，一方，担当医は患者や家族らに対し，本件検査には合併症のリスクが伴い，本患者の場合，通常よりリスクが高いこと，本件検査の合併症は脳梗塞，心筋梗塞などであることなどを説明しているのであり，担当医が死という表現を直接用いなかったとしても，合併症としての脳梗塞および心筋梗塞の病名を説明していることに加えて，患者および家族らは，別の担当医からも，患者が重症心不全により入院したのであり，症状が悪化すれば呼吸停止や心停止に至るおそれもあることなどを説明されていたことを考え併せると，患者および家族らにおいて，担当医から本件検査の危険性について直接死という表現で説明を受けなかったとしても，その危険性が死亡の危険性をも含むものであることは理解可能であったと考えられる。」とし，さらに，

　「ところで，死亡の危険性につき，より明確に説明をしてほしかったという家族らの心情は，現実に患者が本件検査後死亡するという結果が生じていることからすれば，全く理解できないものではないが，しかしながら一方，医師が軽はずみに『死』という言葉を口に出すことは，患者に重大な心理的影響を与えかねないのであり，しかも，CAGにおける通常の死亡の危険性はせいぜい0.1パーセント程度であること，家族の1人は本件検査について消極的な姿勢であったことに照らせば，担当医が，患者および家族らに対し，死と

いう直截な表現までは用いずに本件検査の危険性について説明したことを，不当として批判することは到底できないというべきである。」

以上のとおり判示し，担当医には説明義務違反はなかったと判示した（判決文の引用においては，読みやすいよう字句を一部修正した）。

さらに，この判決においては，遺族側から提出された医師の意見書（これには，担当医は，患者に対し患者の状態をすべて説明して検査を実施するか否かをすべて患者自身の決定に委ねるような説明をすべきであったとの趣旨の見解が述べられていたようである）に対して，

「患者に対し，患者の状態をすべて説明して，本件検査を実施するか否かをすべて患者自身の決定に委ねてしまうというのも，1つの考え方であることは否定しないが，一方で，有用性と危険性が併存する医療行為につき，自己の経験や知見を活かして，当該医療行為を実施することが患者の利益になるか否かを大局的な見地から検討した上で決断し，医学についての素人である患者に対し，採るべき方策について助言をするということも，専門家としての医師の重大な責任の1つであると考えられるところ，上記の見解はかかる責任からの逃避につながりかねないのではないかとの疑問を払拭することができず，当裁判所としては，そのような見解に従うことはできない。しかし，いずれにせよ，上記のように説明をするか否かは，専門家としての医師の価値判断に基づく裁量の問題であり，上記のとおり説明をしなかったことをもって，説明義務違反となるとは考えられないところである。」

と判示した。

この判決は，特定の事案に関する下級審での1裁判例であり，裁判所の確立した考え方を示したものということはできないが，とくに死亡の危険性のある検査や治療を行う場合の医師の説明義務のあり方をめぐる裁判所の見解を明らかにした一例として，参考になろう。

検査の説明に当たって，合併症や危険性についてどこまで説明しなければならないかの判断は容易ではないが，いずれにせよ検査の種類，個々の患者の特性などを超えた一般的，普遍的な「正解」はない。それぞれの施設において，スタッフが知恵を出し合って，患者との日常のコミュニケーションの中での経験の積み重ねの中から，自分自身あるいは家族が患者の立場に身を置いたときに，その検査・治療方法の選択に当たってどのような医学的情報を得たいかという観点から，より望ましい説明のあり方，説明内容を工夫し，改善していくほかはない。

医療従事者自らが納得できる説明に努めることが患者との信頼関係を維持し，医事紛争を予防する最大のポイントであろう。

II　CT 造影理論のすべて ―基礎編―

1. time-density curve（TDC）―総論―

　CT装置において現在検出器の多列化が急速に進んでいる。これにより，CT画像データの質向上が図られるようになった。しかし，CT装置において組織間コントラスト能が十分でないため，それを補う目的で造影剤を使用するが，検出器の多列化によりもたらされた装置性能を最大限引き出すには，造影剤使用方法を適正化する必要がある。

　図II-1は投与された造影剤と血中濃度の関係を簡単に図式したものであるが，各種パラメータ部の関与を理解することが必要となる(B)。

　臨床データよりパラメータの関与を把握するには，パラメータが複雑に関与し合うため限界があり，ともすれば結果として考えもしなかった結論を可としてしまう可能性がある。このため，可能な限り臨床に近いファントムを作成しTDCを検証した。

a. 使用機器

　CT装置：東芝 900S
　自動注入器：根本杏林堂　A-50・A-250・A-250（可変注入プロトタイプ）
　造影剤：イオヘキソール（オムニパーク®）300・240mgI/mL 100mL シリンジ

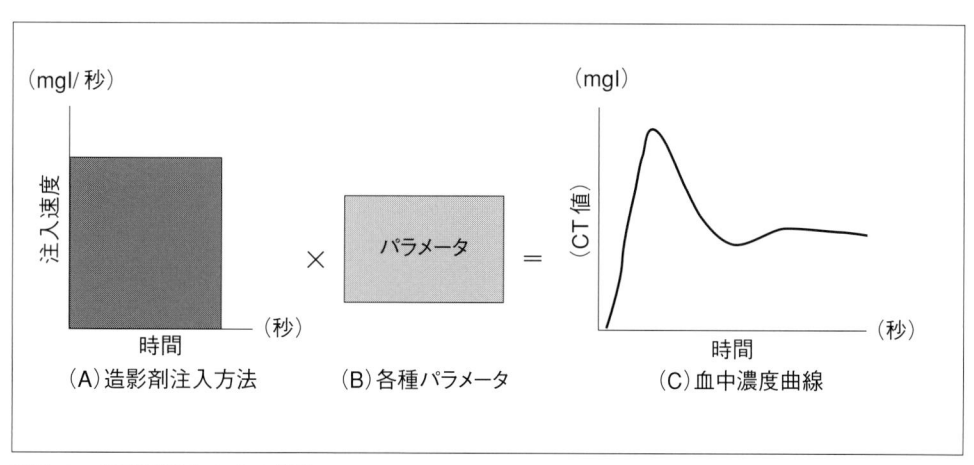

図II-1　造影剤投与と血中濃度
(A)一相注入では注入直後よりヨード濃度は一定となる，このため濃度曲線は方形になる．
(B)しかし，各種パラメータの関与により，
(C)ピークを持つ時間－ヨード濃度曲線と変化する（ただし，CTで計測するためY軸はCT値となる）．

イオパミドール（イオパミロン®）300・370mgI/mL 100mL シリンジ
イオベルソール（オプチレイ®）320mgI/mL 75mL シリンジ
イオメプロール（イオメロン®）350mgI/mL 100mL シリンジ
ファントム：自作TDC評価ファントム

b. TDCファントム

　図Ⅱ-2, 3に今回使用したTDCファントムの概観図を示す．大きく分けると，心臓・肺部を模擬した小循環系，頭頸部・体幹部の大循環系と，造影剤排泄を模擬した腎臓部の3系統からなっている．

(1) 心肺部（小循環系）
・心臓部にあたるモータはコントローラにより0～120回/分・0～6,000mL/分のパルス（拍動）制御を行っている．
・小循環系ではプラスチックケース内2室の容積が可変でき，造影剤の初期希釈率を操作できる．

(2) 頭頸部・体幹部（大循環系）
・心臓部より出力された水はバルブにより小循環／大循環比（循環量比）を可変できる．
・頭頸部側（循環時間が早い水流）・体幹部側（循環時間が遅い水流）双方ホース長およびタンク容量を変えることで容量比率を可変できる．

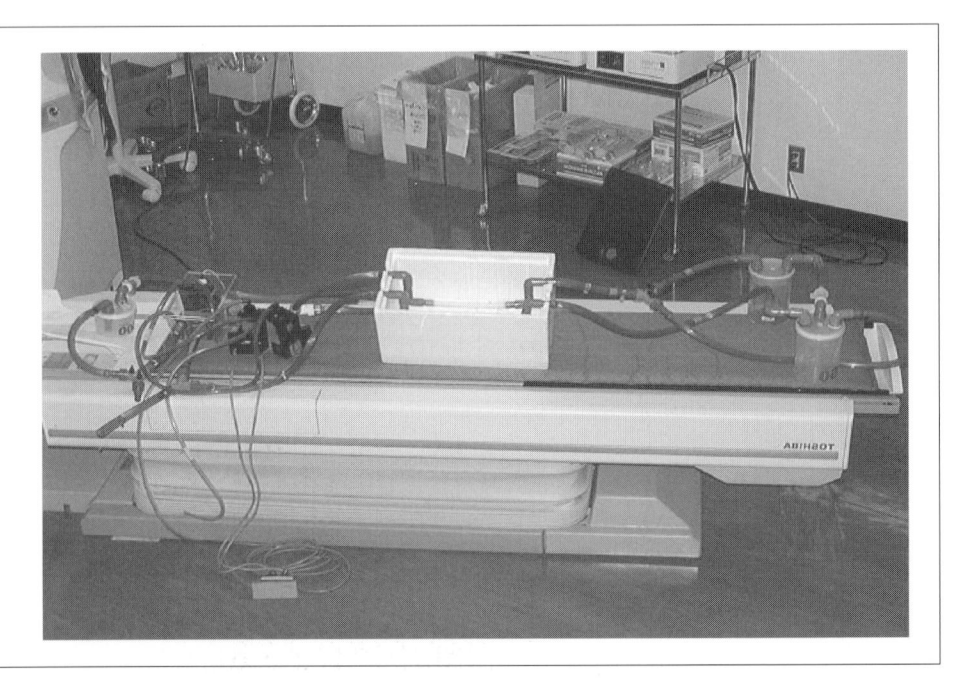

図Ⅱ-2　TDCファントム概観

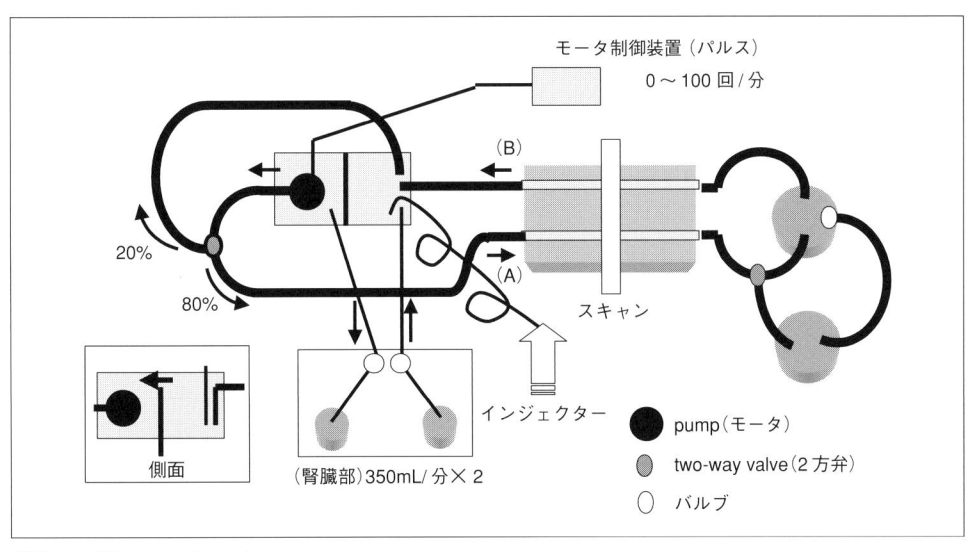

図Ⅱ-3　TDCファントム

(3)腎臓部（造影剤排出系）

- 腎臓部は同能力2個のモータにより350mL/分の洗い出しを行っており，平衡相を模擬している。

(4)スキャン部

- スキャン部に造影剤の行き（動脈を模擬）と帰り（ホースとタンクにより門脈を模擬）2系統のデータが取得でき再循環の影響を把握できるようにした。

c. TDCと被検者側因子との関係

　TDCを考えるにあたり，まず初めに図Ⅱ-1Bにあたる部分を整理し，理解しておく必要がある。一見重箱の隅的問題であるように見えるが，これが重なり作用することで大きくTDCが変化する。また，臨床においてタイミングを逸してしまう場合，往々にしてこの重箱の隅的因子の1つが大きく関与する。

　図Ⅱ-4は注入時間とTDCの関係である。注入方法側でTDCに影響を与える因子として注入時間（秒）・注入速度（mL/秒）・ヨード量（mgI）の3種類がある。多くの場合TDCにおける最大CT値および最大CT値到達時間が問題となる。

　また，この3種類のパラメータのうち注入速度（mL/秒）を時間（秒）当たりの量（mL）と考えるよりも，時間（秒）当たりのヨード量（mgI）と考える必要がある。これは現在各製薬会社より多種の単位体積当たりヨード含有量（mgI/mL）製剤が発売されているため，注入速度を時間（秒）当たりの量（mL）で考えた場合，総ヨード量に違いがでる。注入時間（秒）・注入速度（mgI/秒）・ヨード量（mgI）の間には，

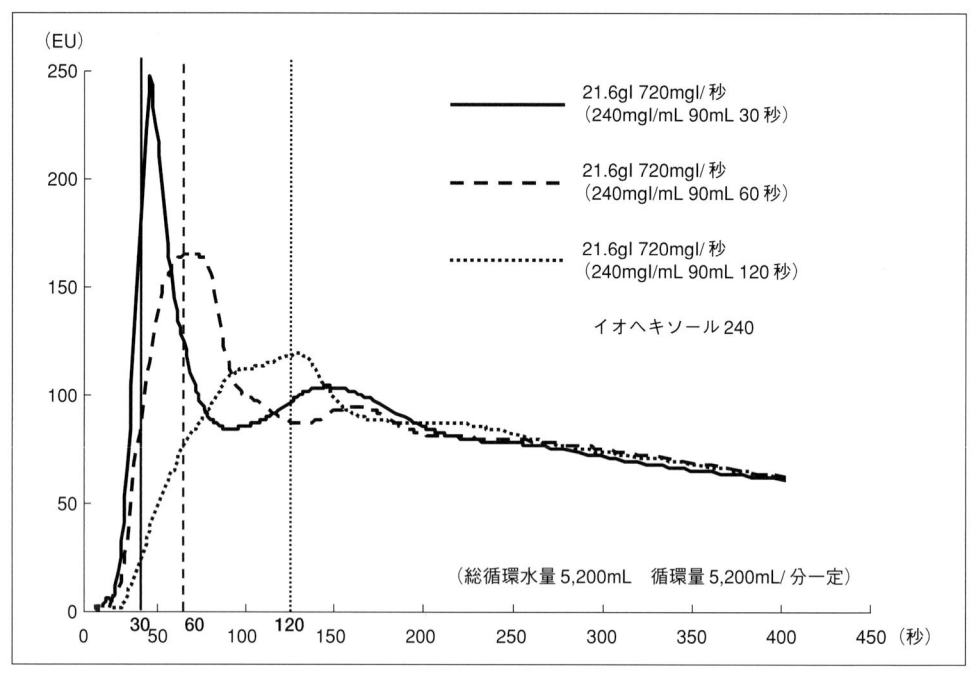

図Ⅱ-4 注入時間の違いによるTDC
ヨード量を一定とした場合，注入時間を変化させると注入速度が変化する。このため，注入時間を短くするほど，最大CT値が高くなり最大CT値到達時間も短くなる。
ただし，どの注入時間においても，注入終了後に最大CT値到達時間となるため，注入中に降下することはない。

$$注入時間(秒) \times 注入速度(mgI/秒) = ヨード量(mgI)$$

の関係が成り立つが，注入時間を変化させると，TDCを検証するために重要な最大CT値到達時間が大きく変化してしまう。このことからTDCでの実験においてことわりがない限り注入時間を一定とする。

(1) 心拍数

図Ⅱ-5は心拍数(回/分)によるTDCの変化である。心拍数の関与を見るため，心拍数が変化しても拍出量が一定となるよう調整してある。これは臨床での場合に置き換えて考えると，体重一定・小循環/大循環比(循環量比)一定・拍出量一定となり，データをそろえること自体，臨床においては不可能である。心拍数以外を一定とした場合，心拍数はTDCにほとんど影響を与えていない。これは一定の流量で流れ込む池の水を，汲み上げる量(mL/分)を一定として，小さいバケツで数多く汲み上げる(回/分)のか，大きいバケツでそれなりに汲み上げる(回/分)のかの違いである。

(2) 拍出量

図Ⅱ-6は循環水量(mL/分)によるTDCの変化である。拍出量が多くなるほど最大CT

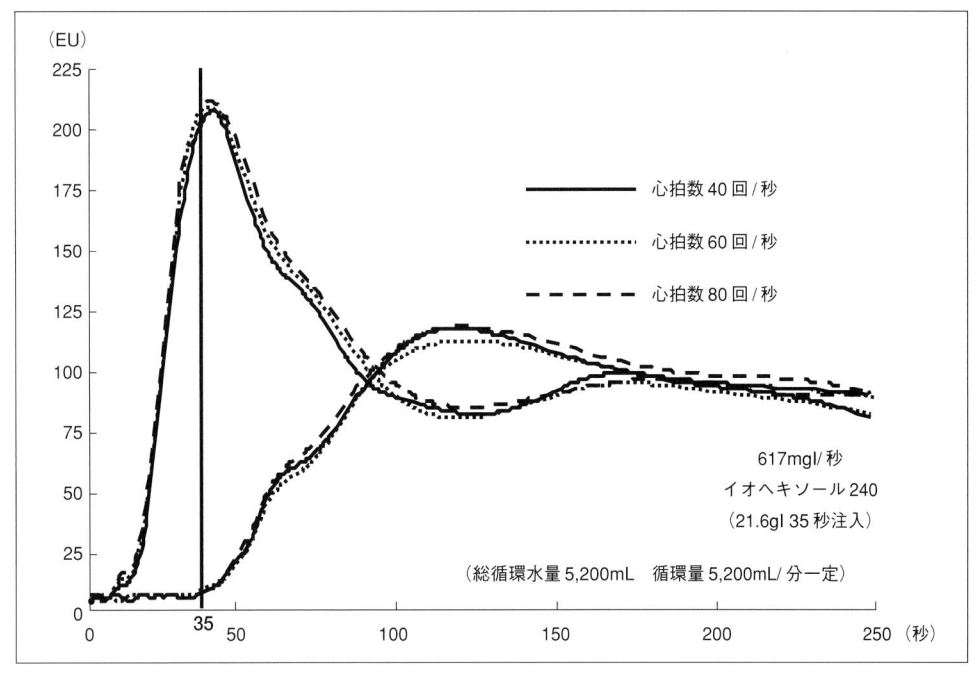

図Ⅱ-5　心拍数による影響

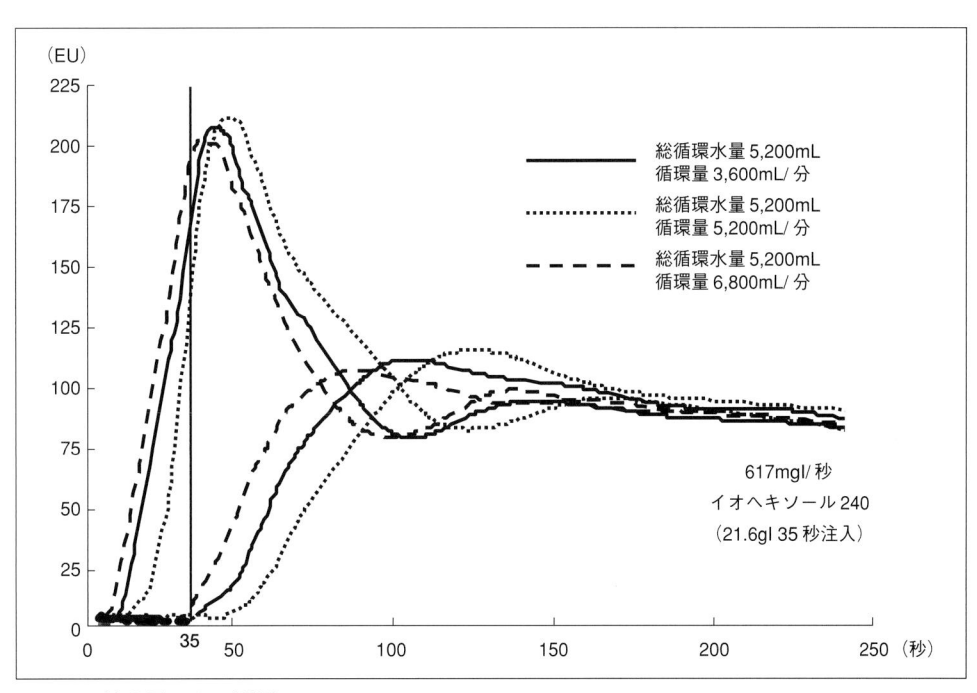

図Ⅱ-6　拍出量による影響

値が低く最大CT値到達時間が早くなり，CT値検出時間が早くなっている。これは，注入された造影剤が拍出量の多い場合，早く心臓から排出されるため上・下大静脈から右心房にかけて滞留し，ヨード量が上昇する状態が低くなることからくるものと考えられる。臨床において緊張の度合いや体調により心拍数に変化が生じる。結果として拍出量が増加するため検査時の心拍数によりTDCに変化があると考えられる。また，このファントムの小循環系（心臓・肺）は圧的に開回路となっているため，造影剤使用量を多くしても許容してしまうが，生体では圧的に閉回路となっているため個体の許容範囲を超えた場合，TDCがこの結果以上に変化すると考えられる。

肝臓質的診断検査において，肝静脈に逆流した造影剤を認めることがあるが，これは心機能を超えた造影剤量が注入されたため生体防御機能が働いた結果と考えられる。このとき，造影剤が心臓に計画どおり流入しないため，特に最大CT値の低下が起こる。

(3) 体重

図Ⅱ-7は総循環水量(mL)とTDCの関係である。投与された造影剤は血液により経時的に希釈されながら腎臓より排泄されていく。図からヨード量一定とした場合，総循環水量が多いほど最大CT値および平衡相CT値とも低下する。人体において体重の1/13が

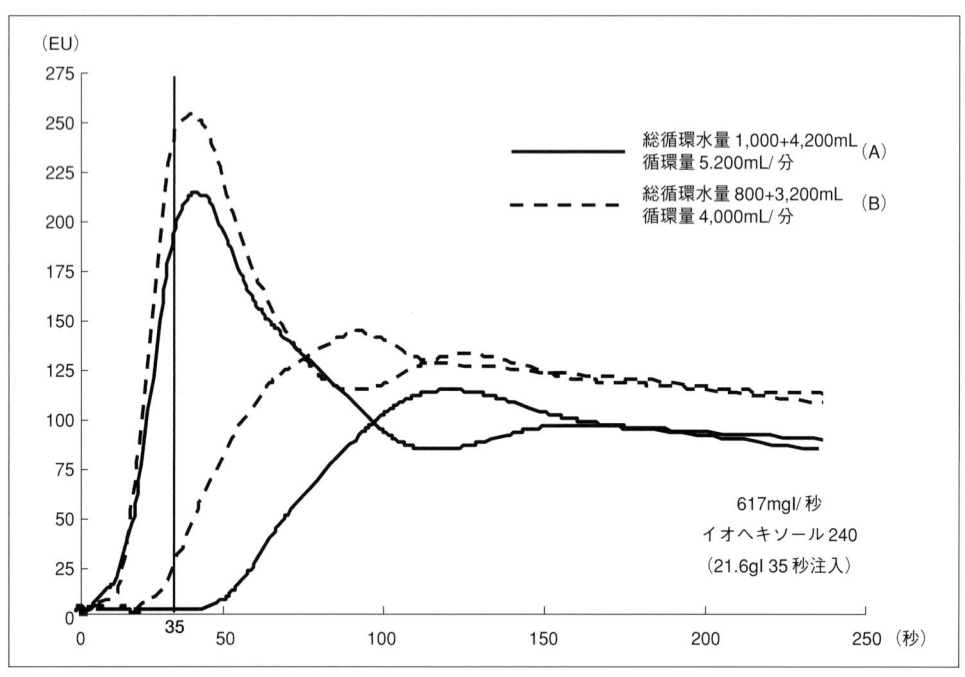

図Ⅱ-7　総循環水量の違いによるTDC
(A) 小循環系　1,000mL・大循環系　4,200mL・全体水量　5,200mL
(B) 小循環系　800mL・大循環系　3,200mL・全体水量　4,000mL
小循環/大循環比は一定。
循環血液量と体重は相関していることから，体重の違う被検者に同一ヨード量を注入時間一定で使用したと同様にみることができる。
最大CT値と平衡相CT値は体重に相関している。

血液量となるが，投与された造影剤はこの血液により経時的に希釈されていくため，希釈率は総循環水量に比例することから血液量に比例することになる。このことから，血液量は体重に比例するため，造影剤による増加CT値(EU)は体重に負の相関がある。

(4)循環量比

図Ⅱ-8は小循環系(心臓・肺)と大循環系(体幹部)の水量比とTDCの関係である。図Ⅱ-8A・図Ⅱ-7Aは同一TDCであり，図Ⅱ-8Bは図Ⅱ-7Bの循環水量比を変化させた。最大CT値は小循環水量に依存しているが，これは注入された造影剤が大動脈に達するまでは小循環系血液量により希釈され，平衡相CT値は全血液量により希釈されていると考えられる。臨床において使用ヨード量を体重により変化させても最大CT値の相関が悪い結果となる場合があるが，血液分布(図Ⅱ-9)の割合がなんらかの原因で変化した場合，特に小循環系の血液量が変化している場合，希釈率が変動するため最大CT値が変化してしまう。また，小循環系血液量により動脈相CT値が依存しているため，動脈相CT値は体重に相関が高く，平衡相でのCT値は全血液量により希釈されるため，体表面積に相関が高いと考えられる。

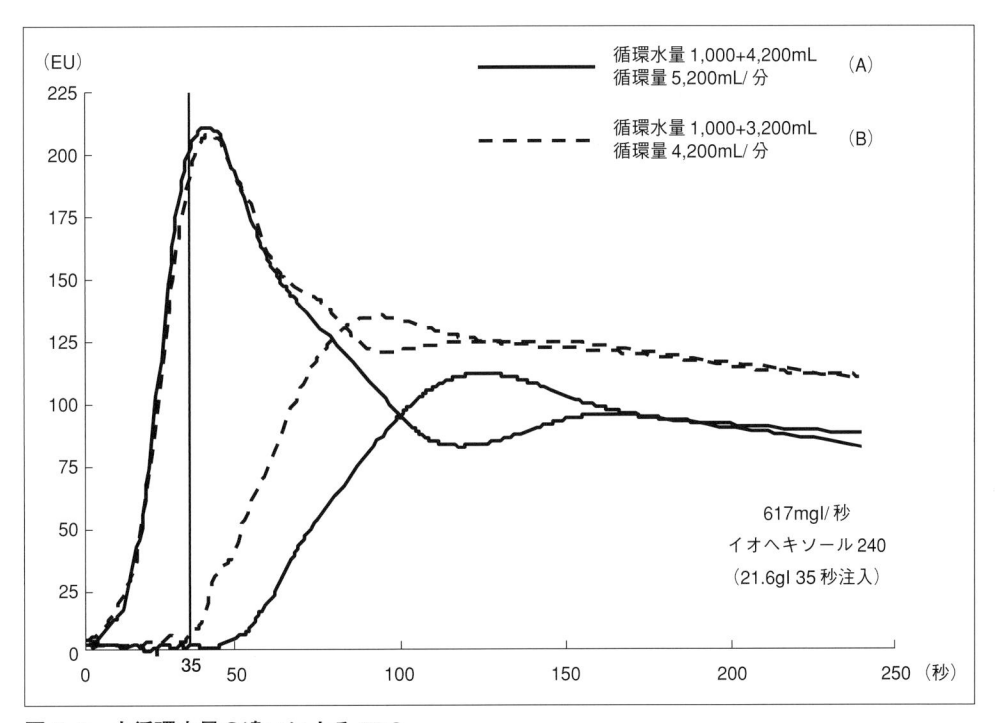

図Ⅱ-8 小循環水量の違いによるTDC
最大CT値は小循環系に依存し，総循環水量に依存しない。
何か不思議な感があるが，小循環量は体重に相関することから小循環系量の影響を大きく受けるが，やはり，最大CT値は体重に相関することになる。また，平衡相CT値は総循環水量に依存する。

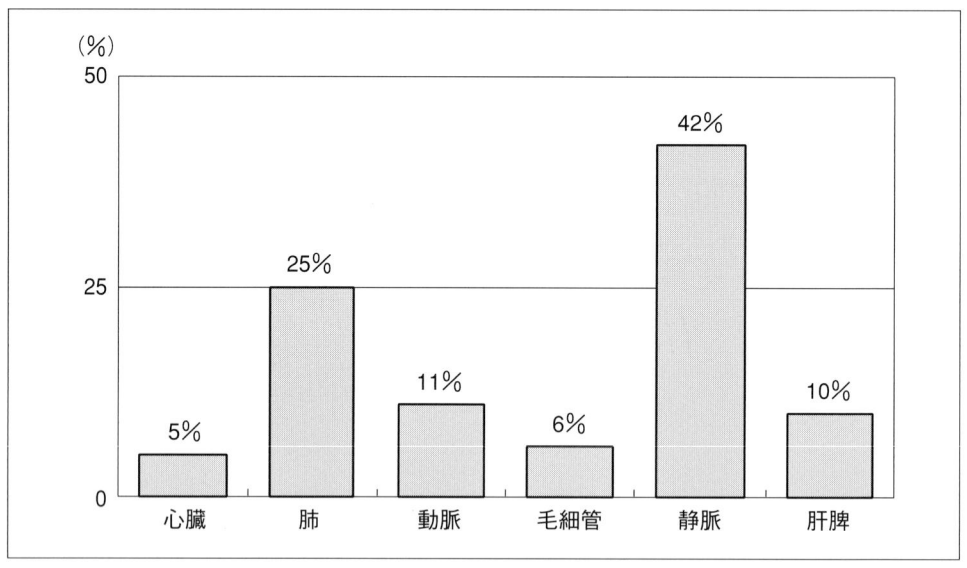

図Ⅱ-9　血液の分布［救急医療の基本と実際(4)出血とショック：情報開発研究所より］

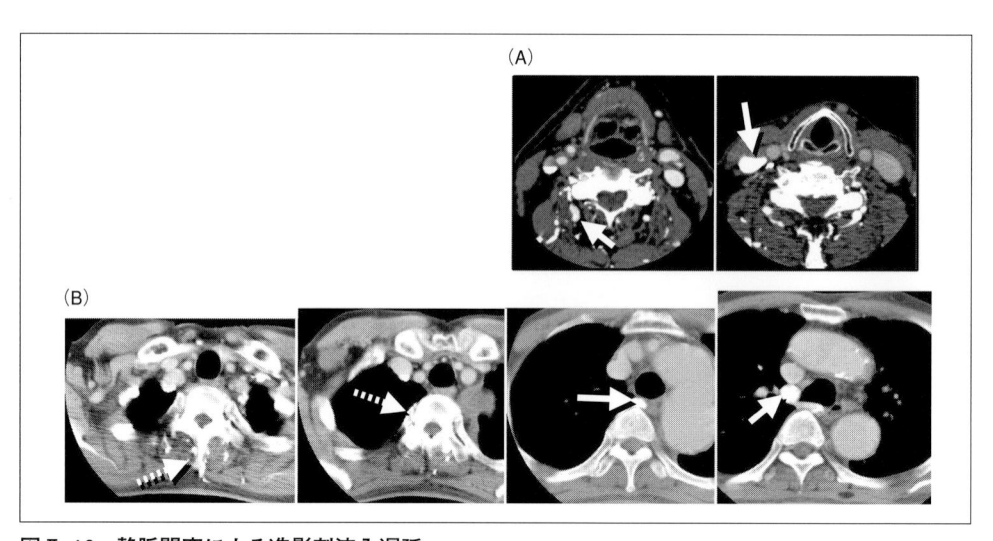

図Ⅱ-10　静脈閉塞による造影剤流入遅延
(A)上大静脈閉塞(右肘静脈より注入)
　　右総頸静脈および多数の側副血行路を介し流入している(→)
(B)左鎖骨下静脈閉塞(左肘静脈より注入)
　　大動脈弓拡張により左鎖骨下静脈が閉塞し奇静脈(→)および側副血行路(破線矢印)より流入

(5)右心室到達時間

　図Ⅱ-10は肝臓質的検査において，タイミングが合わなかった症例において偶然胸部検査をした2症例である。造影剤到達時間を遅延させる因子として，注入部位から右心房までの到達時間が大きく関与している。図Ⅱ-11は造影剤注入用チューブを延長し，チューブ内に水を満たした状態で注入実験をしたものである。心臓にあたるファントム内まで造

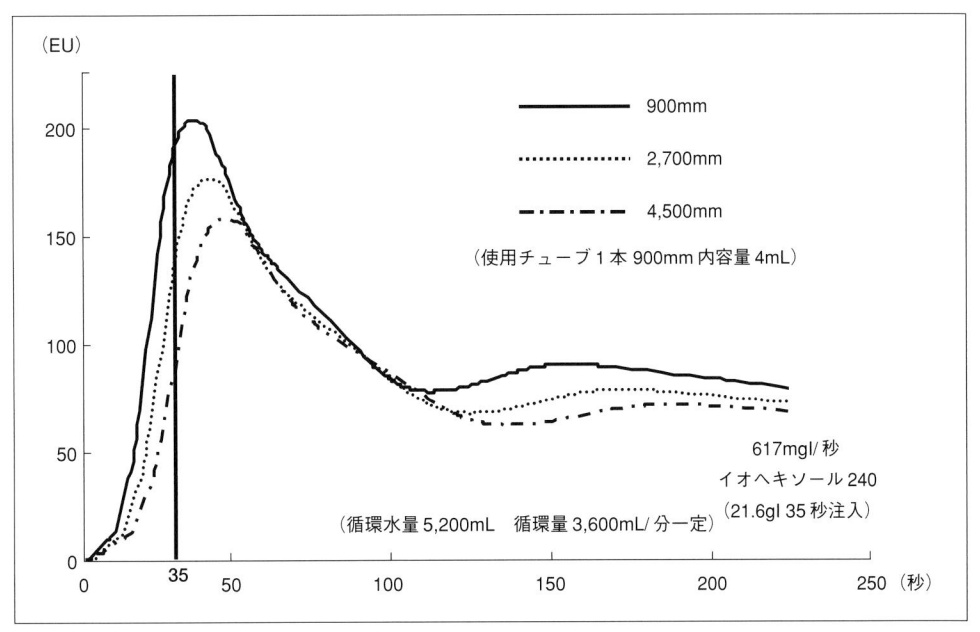

図Ⅱ-11　注入チューブの長さの違いによるTDC

影剤到達時間が遅くなるため，チューブが長くなるほど最大CT値到達時間が遅延している．また，下肢など右心室より遠い箇所より造影剤注入を行う場合，この到達時間を考慮する必要がある．

　また，すべての症例において注入された造影剤がなんの障害もなく一定時間で右心房まで到達すると考えるのは禁物である．臨床において最大CT値到達時間が遅延している症例の多くが，この影響と考えている．

(6) 上大静脈内残存造影剤

　注入中の造影剤は自動注入器により注入終了まで加圧されているため，通常は短時間で右心房まで到達しているが，注入終了直後より急速に静脈圧まで降下してしまう．この結果計画していた時間にヨード量が右心室に到達せず，上大静脈に停留した造影剤は静脈圧によりゆっくり右心房まで運ばれていく．

　また，上大静脈は急激な圧がかかった場合やなんらかの原因により循環量が増加した場合など，拡張し心臓に過大な圧がかからないような機能を持っている．当施設で鎖骨下静脈から上大静脈までの容量を計測した結果，15±8mLの結果が出ている．これは大半を上肢静脈より造影を行うCT検査において，点滴注入が主流であった時期にはそれほど問題にならなかったが，螺旋操作型（以下，ヘリカル）CTやマルチスライスCTの出現により，急速注入が多用されるようになったため無視できなくなってきている．

　図Ⅱ-11においてチューブが長くなるほど最大CT値が降下する理由として，この上大静脈による造影剤滞留と同様な状態と考えられる．また，臨床において計画した最大CT値に到達しない症例の多くは，上大静脈内残存造影剤の影響と考えられる．

d. TDCと造影剤因子との関係

(1) 造影剤量

安易に造影剤量(使用量)という言い方をよく使用するが，これをmLという意味で使用するのであればほとんど意味をなさない。たとえば「造影剤量100mLを使用」と表現した場合，造影剤濃度が240mgI/mLではヨード量が24gIとなるが370mgI/mLでは37gIとなる。同じ100mLでも大きくTDCは変化する。もしmLを使用したいのなら，必ず「○○ mgI/mLの」を付け加えるか「○○ gIのヨード量を使用」と表現すべきである。

図Ⅱ-12はヨード量の違いによるTDCである。CT値はスキャンしている物質の実効原子番号に比例する，このため注入されたヨード量が時間的にどのように希釈されていくかがTDCとなる。媒体となる量が一定の場合ヨード量が多いほどCT値が上昇するが，臨床においてその値を評価する場合，動脈相での評価では変化するパラメータが1つではないためこのような結果が得られないことがある。造影剤量によるCT値変化を評価する場合，平衡相での評価が正確なものとなる。

(2) 造影剤濃度

図Ⅱ-13は造影剤濃度の違いによるTDCである。これは図Ⅱ-12と同じものである。造影剤によるCT値の変化を考えるとき，造影剤量と造影剤濃度で考えるのではなく，使

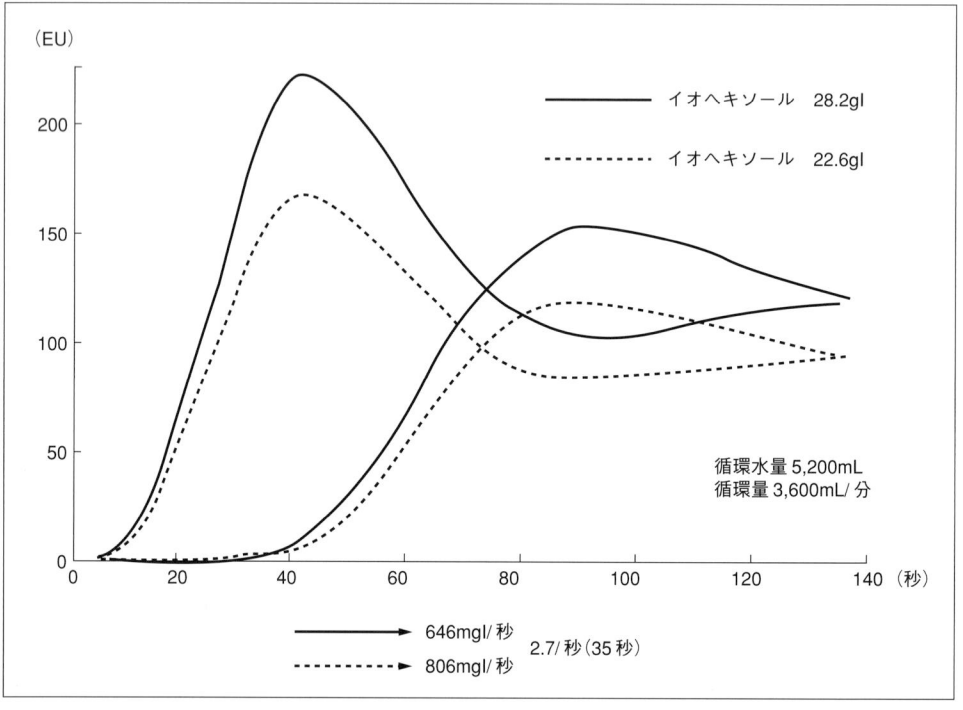

図Ⅱ-12 ヨード量の違いによるTDC
造影剤注入速度2.7mL/秒と一定に見えるが，mgI/秒で見ると，646mgI/秒・806mgI/秒となり，明らかに時間当たり注入ヨード量(mgI/秒)が違っている。

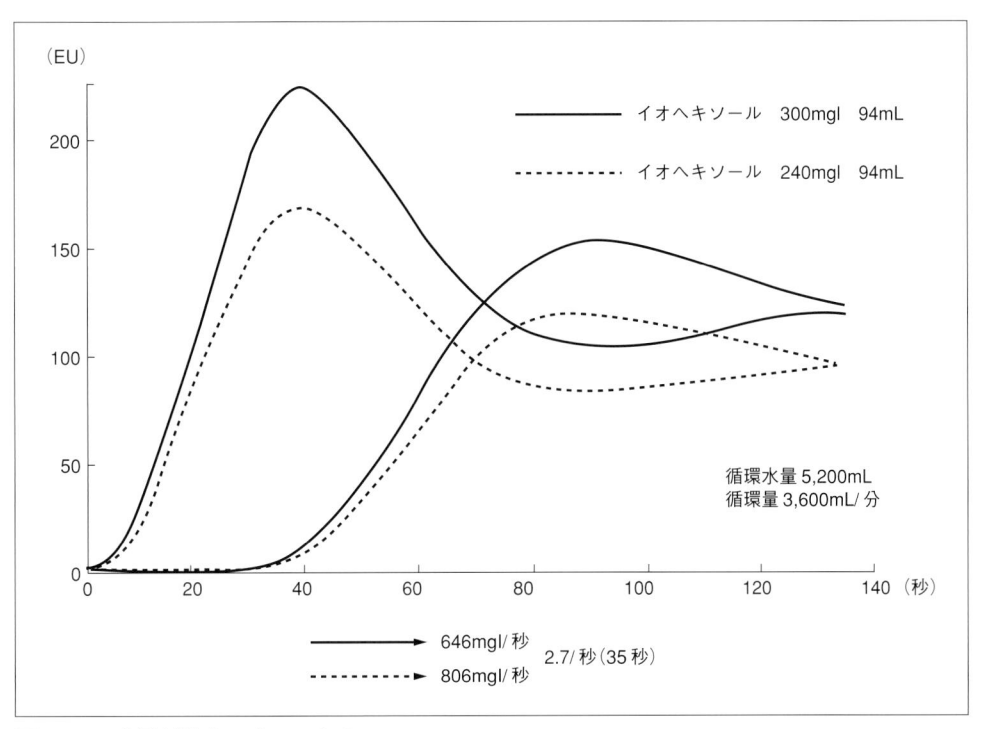

図Ⅱ-13　造影剤濃度の違いによるTDC

表Ⅱ-1　造影剤濃度による使用ヨード量の違い
（停滞する造影剤量を20mLとした場合）

造影剤濃度 (mgI/mL)	使用量(mL)	使用ヨード量 (gI)	実際使用量 (mL)	実際使用ヨード量(gI)
370	80	29.6	60	22.2
240	120	29.6	103	24.7

用するヨード量で考える必要がある。たとえば，「240mgI/mLが100mL」「300mgI/mLが80mL」「320mgI/mLが75mL」はすべて24gIのヨード量となり，これを同一時間で注入すればCT値増加分（EU）は等しくなる。ただし，臨床においてヨード量を一定とした場合，造影剤注入部から右心房まで滞留する造影剤がある。これは使用濃度に関係なく同一量の造影剤が滞留するため動脈相でのEU値について低濃度造影剤が有効となる場合があり，高濃度造影剤使用時は注意が必要となる（表Ⅱ-1）。

(3)造影剤注入速度

図Ⅱ-14は注入速度の違いによるTDCである。この図は以前臨床で取得したダイナミックスキャンでの肺動脈でのTDCである。注入速度を高くするほど最大CT値は上昇し，

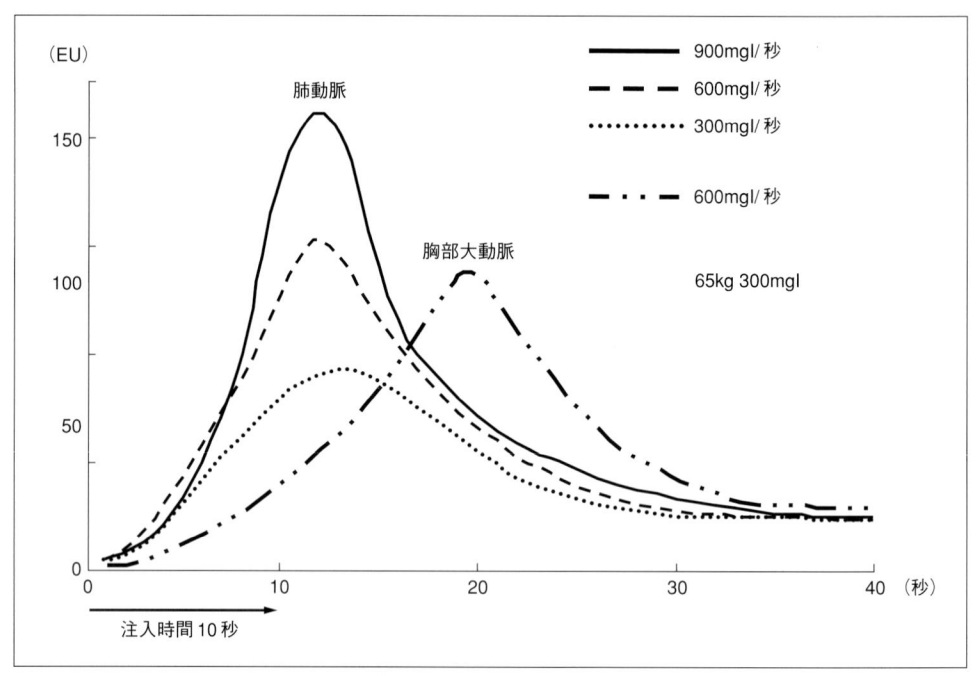

図Ⅱ-14 注入速度の違いによる TDC

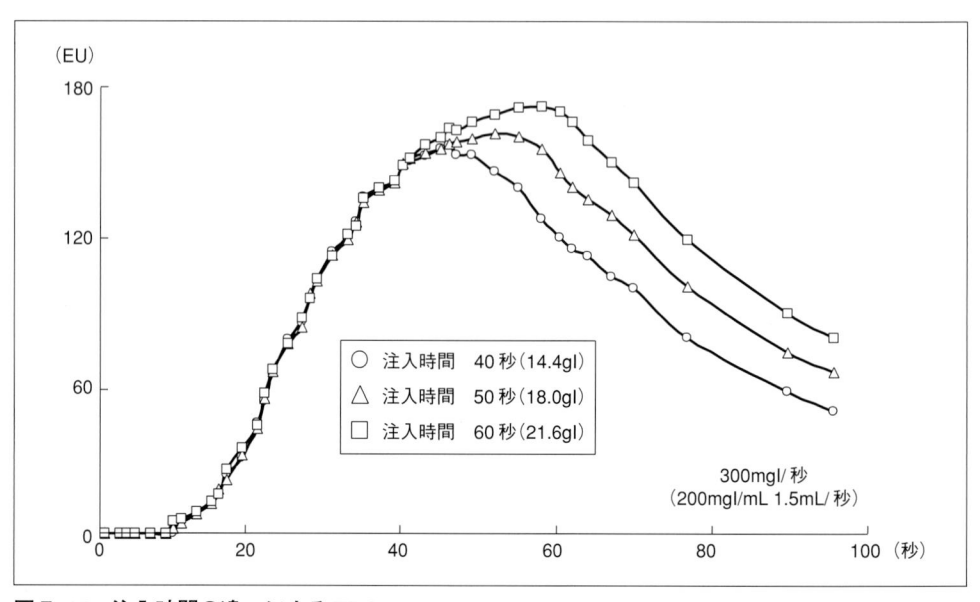

図Ⅱ-15 注入時間の違いによる TDC

傾きが大きくなる。また，注入時間を一定としているため最大 CT 値到達時間がほぼ一定となっている。

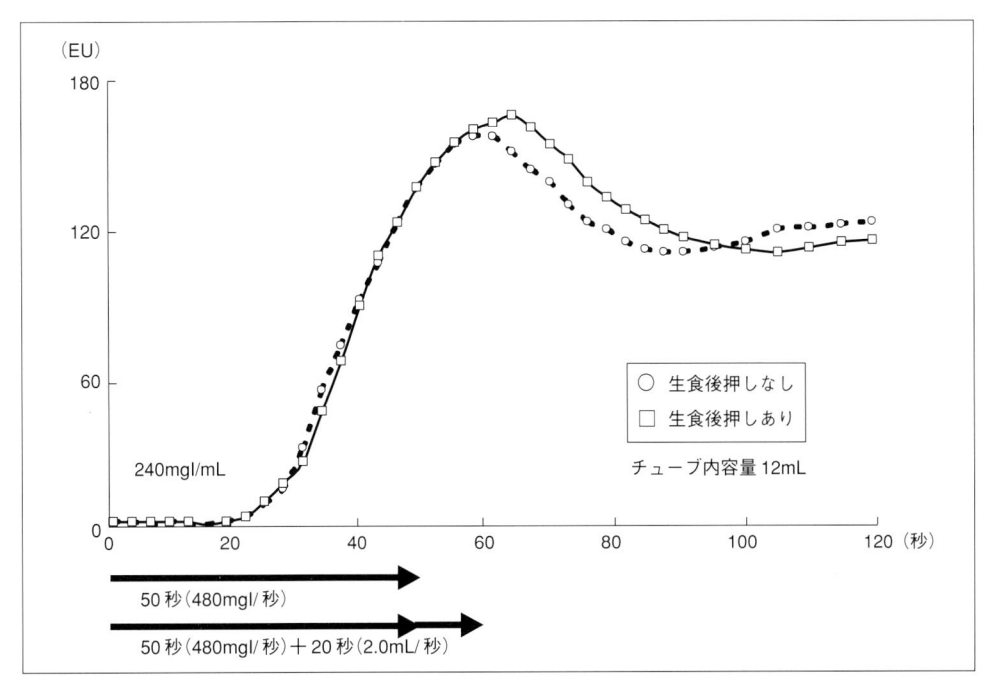

図Ⅱ-16 生食後押しによる TDC
生食後押しは自動注入器を2台使用し，造影剤注入終了直後より造影剤注入速度と等速で注入した。

(4) 造影剤注入時間

図Ⅱ-15は注入時間の違いによる TDC である。注入速度を一定とした場合，注入時間を長くするほど最大 CT 値が上昇し，造影効果時間が延長しているが使用ヨード量も増加していることから，造影剤注入時間延長による効果とみるより使用ヨード量増加による効果とみるべきである。また，注入時間が変化しているため最大 CT 値到達時間が変化している。

(5) 生理食塩水による後押し

図Ⅱ-16は生理食塩水(以下，生食)後押しの有無による TDC である。チューブを連結し 12mL の容量を持たせ，水を満たした状態でシリンジを接続し造影剤を注入した。上大静脈内残存造影剤の項(43頁)でも述べたが，注入部位から右心房までの造影剤は通常動脈相では関与していない場合が多いが，生食で後押しすることで造影剤注入に引き続き静脈内に停滞した造影剤を右心房まで押し流すことができる。これにより，造影剤注入時間を延長させた効果が生まれる。また，造影剤注入時間を延長させた効果を TDC に与えるためには，生食後押しを造影剤注入速度と等速で注入する必要がある。

(6) 造影剤による違い

各製薬会社より多種の造影剤が発売されているが，図Ⅱ-17は製剤の違いによる TDC の変化を検証したものである。注入条件をすべて一定としたが，このなかで製剤による違

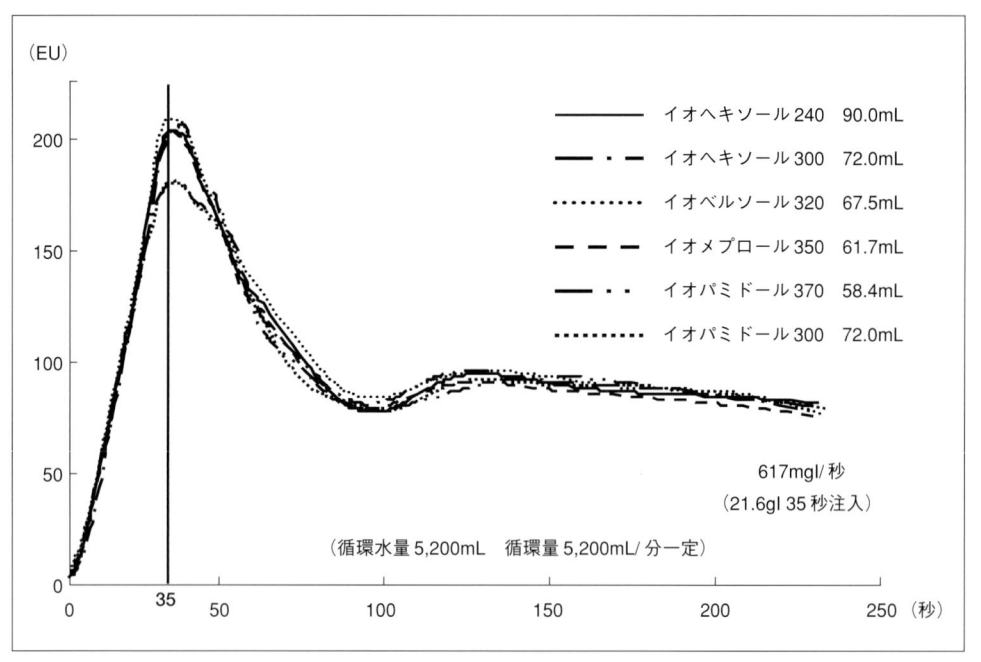

48　Ⅱ．CT造影理論のすべて―基礎編―

図Ⅱ-17　各種造影剤によるTDC

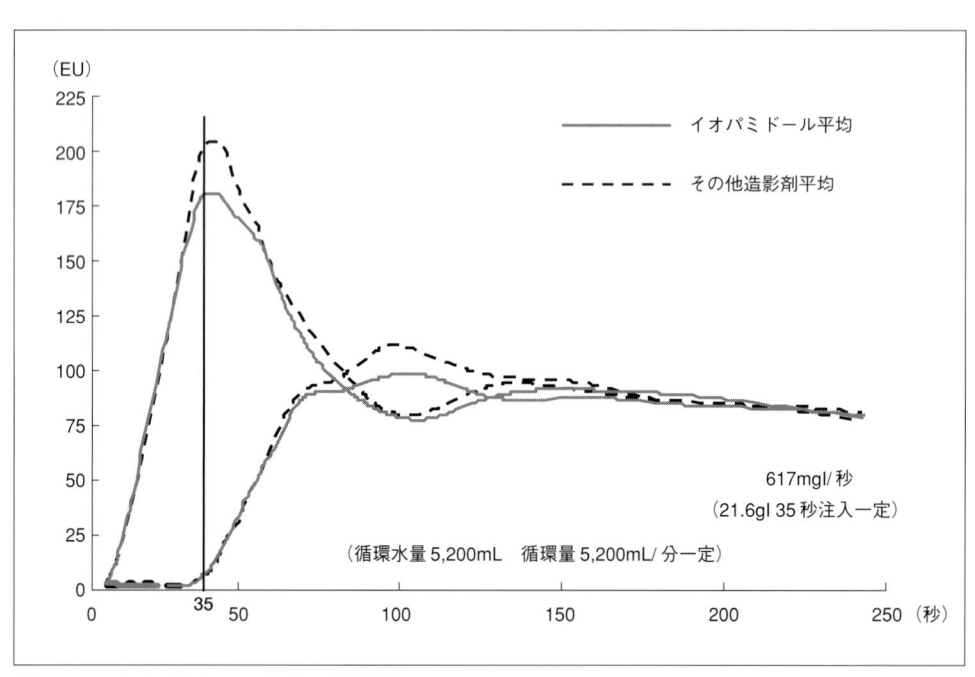

図Ⅱ-18　イオパミドールと他の造影剤によるTDC

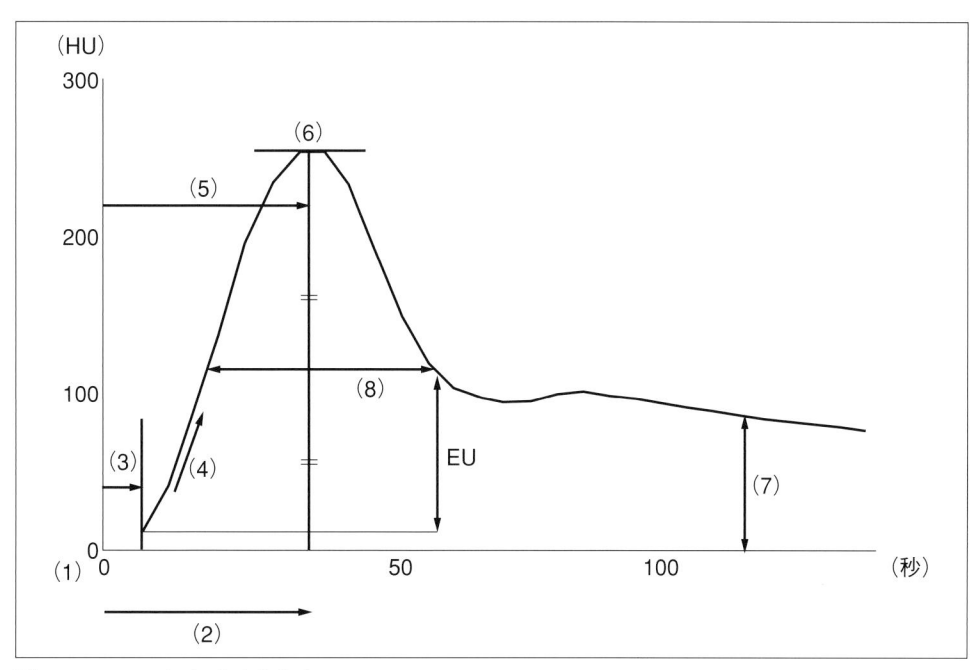

図Ⅱ-19 TDCにおける変化点
TDCの検討において各パラメータを変化させた場合どの点がどのように変化するのかが重要となる。
(2)，(3)，(5)，(6)，(7)，(8)が注目点となるがこのなかで，(5)，(6)の変化を整理しておくとよい。

いを認めたため，図Ⅱ-18にまとめ直した。イオパミドールにおいて最大CT値の低下が見られるが，これは拡散速度の違いからくるものと推測している。

e．TDCの見方・考え方

　TDCと造影剤因子との関係を造影剤量・造影剤濃度・注入速度・注入時間・その他の項目に分けて述べた。現状ではこのような見方をする場合が多いが，この見方では現在のCT造影検査技術を考えるにあたりTDCを理解するには不向きと考える。
　図Ⅱ-19はTDCを分解し，それぞれについて上記事項を中心として各造影因子との関係を組み立て直したものである。この考え方を頭に入れておき検査目的・装置性能を加味し造影方法（プロトコール）を決定することをお勧めする。

（1）enhancement unit（EU）

　造影前のCT値（単純時CT値）を造影後のCT値より差し引いた値。CT値を表示する単位として2種類の方法がある。1つは画像を構成している画素の情報単位であるハンスフィールド・ユニット（Hounsfield unit；HU），もう1つは造影前のCT値から造影後のCT値を引いた値で単位的にはHUとなるが，造影剤による変化値として区別するためEUを使用する。

(2) 造影剤注入速度 [injection speed (mgI/秒)]

TDC グラフには現れない項目であるが重要なので記載しておく。造影剤濃度(mgI/mL)が今のように多種類にわたる以前は 300mgI/mL 製剤がほとんどを占めていた。この場合○○ mL の造影剤を使用したとの表現において 300mgI/mL との暗黙の了解がなされていた。しかし，現在各製薬会社より製品差別化のため各種濃度・量の造影剤シリンジ製剤が発売されているなかで，10 年以上前の考え方を現在も使用すること自体問題である。造影剤注入速度を mL/秒 から mgI/秒 に変えることで大部分の問題が解決される。たとえば，600mgI/秒 (300mgI/mL・2mL/秒) で造影剤を注入しようとするとき，350, 300, 240mgI/mL のどの製剤を使用しても注入時間を一定にしておけば TDC に変化はない〔ただし，使用量(mL)が変化するため注入速度(mL/秒)は変化する〕。

(3) 注入開始時間 [injection start time (秒)]

注入開始時間を 0 とした。造影検査において造影剤注入開始時を 0 点(原点)としてみることがこれ以降を考える場合の基本となる。

(4) 注入時間 [injection time (秒)]

造影剤注入時間。造影剤を注入する時間であるがこのパラメータには，造影剤注入速度(mgI/秒)，使用ヨード量(gI)が関与し，使用ヨード量(gI)を造影剤注入速度(mgI/秒)で割ったものである。

(5) 造影剤検出時間 [detection time (秒)]

造影剤が CT 装置により検出された時点(TDC において立ち上がり開始点)を造影剤検出時間とする。CT 装置では造影剤が到達した時点ではなく，CT 装置で検出可能な造影効果に達しないと認識できないため，生体での造影剤到達時間とはずれが生じる。注入部位から右心室到達時間(秒)・拍出量(mL/秒)・使用ヨード量(gI)・造影剤濃度(mgI/mL)・造影剤注入速度(mL/秒)が関与する。被検者側のパラメータを一定とした場合，単位時間当たりのヨード量(mgI/秒)が多いほど短くなる。

また，体重当たりヨード量(mgI/kg)を一定とし，その量から算出した造影剤量(mL)を一定時間(秒)で注入する方法によりばらつきを小さくでき，450mgI/kg・35 秒注入において腹部大動脈(肝門部断面位)で 15 ± 5 秒程度となる。しかし，被検者側パラメータの影響を大きく受け 0.5％程度のタイミング・エラーが発生する。

(6) 傾き [inclination (度)]

TDC 立ち上がりの傾き。注入部位から右心室到達時間(秒)，拍出量(mL/秒)，使用ヨード量(gI)，造影剤濃度(mgI/mL)，造影剤注入速度(mgI/秒)が関与する。被検者側のパラメータを一定とした場合，単位時間当たりのヨード量(mgI/秒)が多いほど大きくなる。また，体重当たりヨード量(mgI/kg)を一定とし，その量から算出した使用ヨード量(gI)を一定時間(秒)で注入する方法によりばらつきを小さくできる。

(7) 最大CT値到達時間 [max CT number of time (秒)]

最大CT値に到達する時間。注入部位から右心室到達時間 (秒)・拍出量 (mL/秒)・造影剤注入時間 (秒) が関与する。これに関する多くの発表がされているが, ほぼ造影剤検出時間から造影剤注入時間後に到達すると考えてよい。また, 造影剤注入時間 (秒) に大きく左右される。

(8) 最大CT値 [max CT number (HU または EU)]

最大CT値到達時間時のCT値。体重, 注入部位から右心室到達時間 (秒), 拍出量 (mL/秒), 使用ヨード量 (gI), 造影剤濃度 (mgI/mL), 造影剤注入速度 (mgI/秒) が関与する。この値は注入部位から右心室到達時間 (秒), 拍出量 (mL/秒) という被検者側のパラメータを一定と仮定すれば時間当たり体重当たりのヨード量 (mgI/秒・kg) に相関する。

(9) 平衡相CT値 [balance phase of CT number (HU または EU)]

1分以下での注入方法による質的検査時の肝臓TDCと平行になった時点のCT値。体重 (kg)・使用ヨード量 (gI) が関与するが, 造影剤注入速度 (mgI/秒) および注入時間 (秒) には相関しない。血液循環はほぼ1分間で全血液量が1回循環する。このため再循環分が関与しては, 血液循環量を画像化する目的の検査方法である質的診断法としては成り立たない。また, 頭頸部・肺・心臓など再循環が30秒程度で始まる部位を考えると, 可能であれば注入時間を30秒以内にする必要がある。質的診断法において動脈相撮影にて多血性腫瘍を描出するが, 病期により検出できない腫瘍も多い。このため肝細胞癌では, 造影剤が抜ける時間差を利用し平衡相で腫瘍を検出することで, 検出率を上げることができる。このことから, 平衡相撮影に対して十分な検討が必要となる。

(10) 半値幅

最大CT値1/2の幅を半値幅時間 (秒) とし, そのCT値を半値幅CT値とする。

TDCを検討する場合, X軸とY軸に分けて考えるとわかりやすい。X軸方向は造影剤注入時間や右心房到達時間など注入時間 (秒) に関与するパラメータの影響であり, Y軸方向は使用ヨード量 (gI), 造影剤注入速度 (mgI/秒), 体重 (kg) などヨード量 (mgI) に関与するパラメータの影響になる。また, 半値幅CT値は注入時間とほぼ等しくなる。

2. 造影剤注入法―総論―

a. 造影検査ポイント

(1) 造影剤の加温

図Ⅱ-20は温度による粘稠度の変化である。現在高濃度かつ急速注入が主流となっているが, 粘稠度が高いほど注入圧が高くなるが, 加温することで注入圧を下げることができるため, 細い注射針で造影剤注入速度を早くすることが可能となり, 造影効果を高めるこ

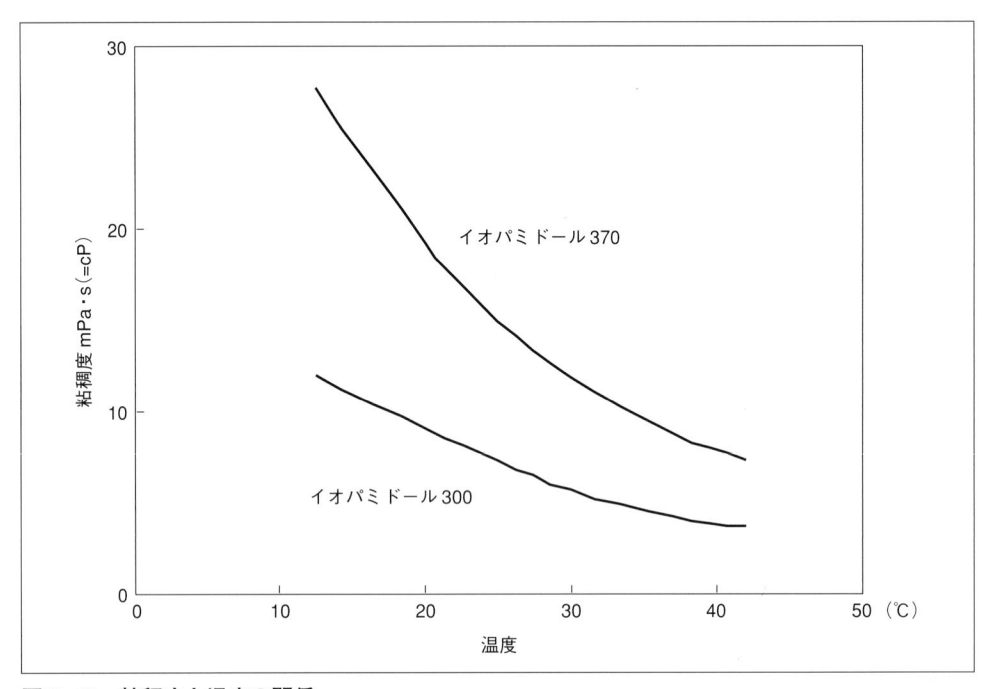

図Ⅱ-20 粘稠度と温度の関係
(Ulrich Speck : Contrast Media　日本シエーリングより)

とができる。また，血管痛，冷感および血管外漏れなど被検者の副作用の低減が図れる。

(2) 注入針・延長チューブ

　高濃度・急速注入のため確実な血管確保が必要となる。血管確保が造影検査の質に最も関与すると言っても言いすぎではないが，被検者に苦痛を与える行為であり，注入速度・粘稠度など考慮し必要最低限の注入針を選択する必要がある。また，しっかりと血管確保する必要性から留置針の使用を推奨する。

　なお，現在マルチスライスCT(MDCT)により広範囲検査が可能となっている。実際に当施設のマルチスライスCT(4DAS)においても800mm程度の範囲を検査するが，造影剤延長チューブもそれに伴い長くする必要がある。このため，チューブ内容量が増加することによる造影効果の低下を考慮する必要がある。また，この造影効果低下を補完する上でも生理食塩水後押しが効果的である。

(3) 注入部位

　注入した造影剤がスムーズに右心房まで到達するとは限らない。右心室到達時間の項(42頁)でも述べたが，通常造影CT検査は，静脈投与により動脈のCT値を検査目的に合わせる。検査時両手を挙上させただけで鎖骨下静脈は狭窄を起こす。また，左鎖骨下静脈は右に比べ発生学的にも走行周囲の血管関係的にも注入時間遅延を引き起こしやすい。このため，右上肢において血管確保をすることでタイミング・エラーを少なくすることができる。

b. 単相性注入と多相性注入

　これまで，TDCにおける各パラメータの影響をできるだけ脱線しないよう端的に述べてきた。それぞれの影響を考慮し，100％満足する結果を求めた場合，難しいと言うほか

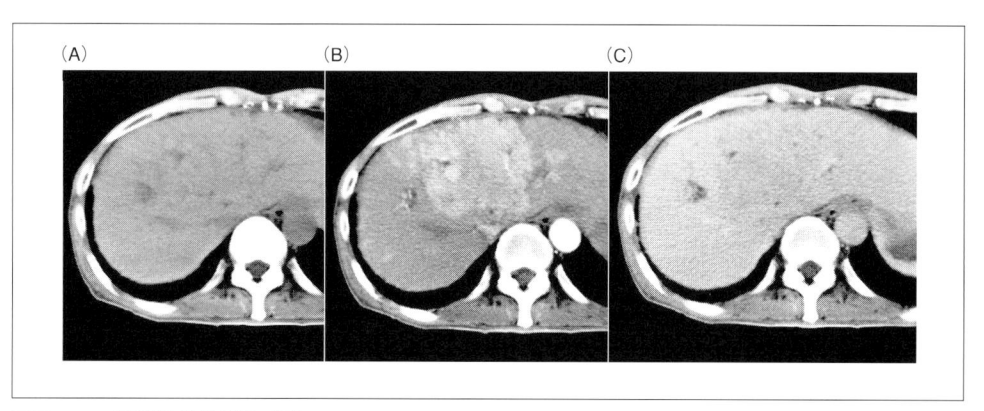

図Ⅱ-21　肝臓質的診断（2相）
浸潤型肝細胞癌
体重50kg　22.7gI　35秒注入　5mm　7.5mm/秒（東芝900S）
(A)単純
(B)動脈相　30秒
(C)平衡相　180秒

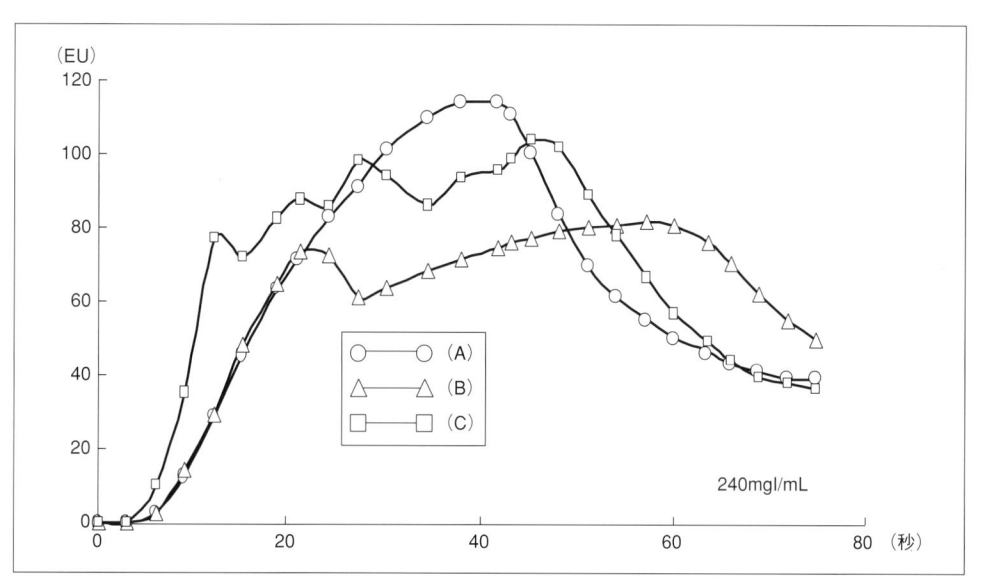

図Ⅱ-22　1段注入と多相性注入でのTDC
(A)1段注入　　48mL 40秒（288mgI/秒）
(B)2段注入　　24mL 20秒（288mgI/秒）＋24mL 40秒（72mgI/秒）
(C)4段注入　　12mL 6.7秒（432mgI/秒）＋12mL 8秒（360mgI/秒）＋12mL 10秒（288mgI/秒）＋
　　　　　　　12mL 13.3秒（216mgI/秒）

ないが，90％満足する方法を初めに考えることから始めるのが早道と考える。

(1) 単相性注入（1段注入）

　造影検査を検査目的から考えると2種類に分けることができる。1つは肝臓など実質臓器の質的診断を目的とした検査方法である。この場合注入した造影剤が経時的に変化していくことを上手に利用し，実質臓器内の血流分布を画像化し異常・正常を眼に見える状態にする必要がある（図Ⅱ-21）。このため，ピークがいくつもできてしまうTDCでは血流分布を正確に求めることが不可能となるため，1段注入が原則となる（図Ⅱ-22）。

　この検査目的での理想的TDCは面積を持たないパルス波形であるが，この波形では検査時間が0となるため，実際にはここに検査時間というパラメータが存在する現実では不可能である（図Ⅱ-23）。検査時間とは使用しているCT装置性能となるが，注入された造影剤は生理学的に体を循環し，どのタイミングの血流分布を検査したいのかでスキャンタイミングが決定されるため，この種の検査において，スキャン開始時間は装置性能に依存しない。ただし，何相撮影するかは装置性能に依存するが，どう注入するかではなくどのタイミングで撮影するのかが重要となるため，検査時間固定法を選択するべきであり，注入時間一定での検査方法が有効である。また，最大CT値の1/2の時間がほぼ注入時間となるため，動脈相での検査時間は注入時間の1/2を目安にし，1段注入では注入終了後5秒程度で最大CT値到達時間に達するので，注入終了5秒前から注入終了直後の間で検査開始とすれば検査を満足できる（図Ⅱ-24）。このことは，シングルスライスCTによるヘリカルスキャンが登場した時，肝臓質的診断においてそれまで使用していた，ベッド固定に

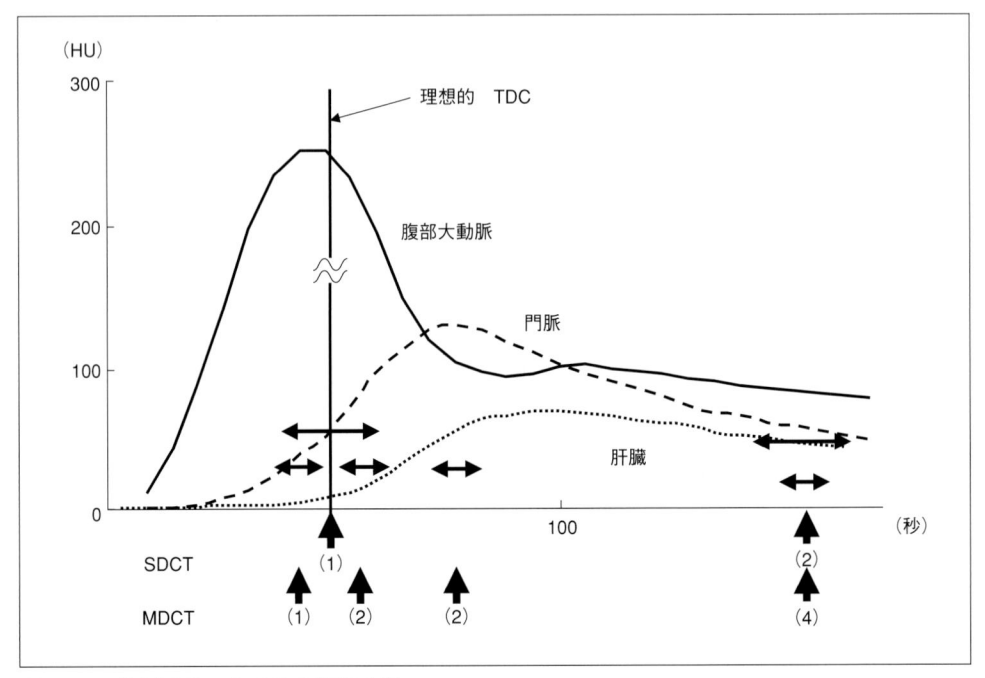

図Ⅱ-23　装置性能による検査開始時間
装置性能が違っていても，注入時間が一定の場合，最良撮影タイミングに変化はない。

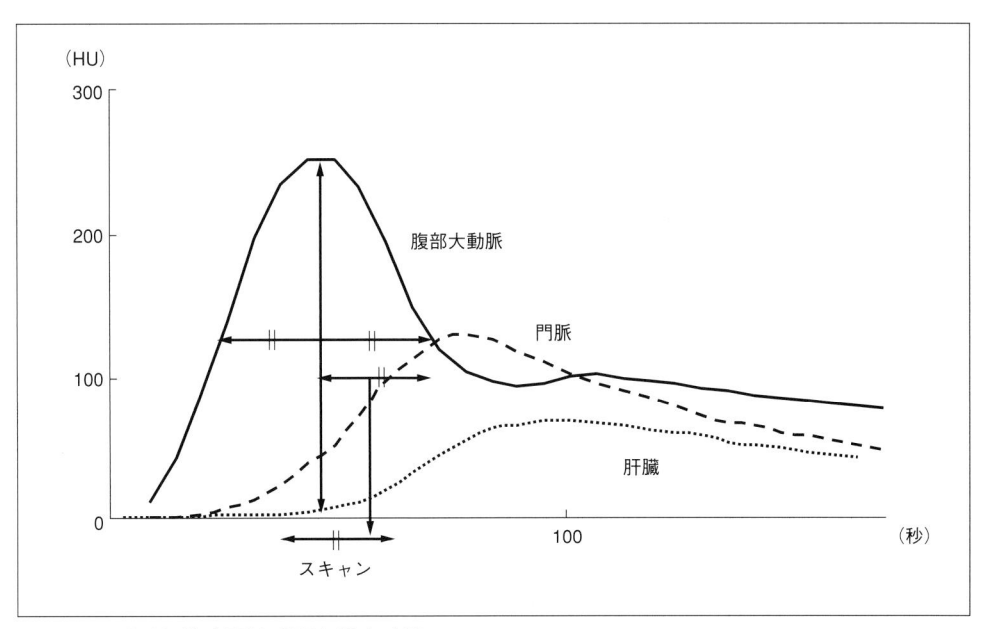

図Ⅱ-24 動脈相検査開始時間と検査時間

よる造影剤経時的変化（ダイナミックスキャン）検査法が全肝領域に適用可能となった。この時検査時間が20秒程度であったため，多くの施設において取り入れられた注入時間が30〜40秒程度(100mLの造影剤で2.5〜3.0mL/秒)になっているのを見ても納得がいく。

しかし，高性能装置ほど同一範囲を検査する場合に検査時間が短時間になる。このため，同一ヨード量であっても注入時間を短くすることで造影効果を高めることができるはずであるのに，この3mL/秒から離脱できないでいる。ただし，注入時間を短くするほど的確な検査タイミングに合わせにくくなる。また，質的診断では平衡相でのCT値を確保する必要があるためヨード量の低減にも限界がある。

(2) 多相性注入（多段注入）

2つ目は3D-CTAおよび平衡相のみの検査である形状診断または存在診断である。この検査ではいかにCT値を一定に持続させられるかが重要となる。図Ⅱ-25はCT値と3Dでの形状を検証したものである。3D-CTにおいて同一径でもCT値が変化した場合，形状変化してしまう。このため極力CT値を一定にする必要があるが1段注入では造影効果によるCT値の範囲が広すぎるので，多段注入を使用し，できるだけ均一で長い時間持続するTDCを使用する必要がある（図Ⅱ-21）。

また，臨床においてすべての検査に多相撮影をする必要はなく，常時3D-CTAを作成するような高いCT値を保持する必要のない検査が存在する。この場合，2段注入による方法が有効となる（図Ⅱ-26）が，造影剤使用量を適正化しようとすると煩雑となる。また，この検査目的ではCT装置性能が造影方法に大きく関与するが，考え方は1段注入と同様検査時間に依存するため，注入時間イコール検査時間と考えてよい。このため描出する対象・範囲を一定とした場合，高性能装置においてヨード量の低減を図ることができる。ま

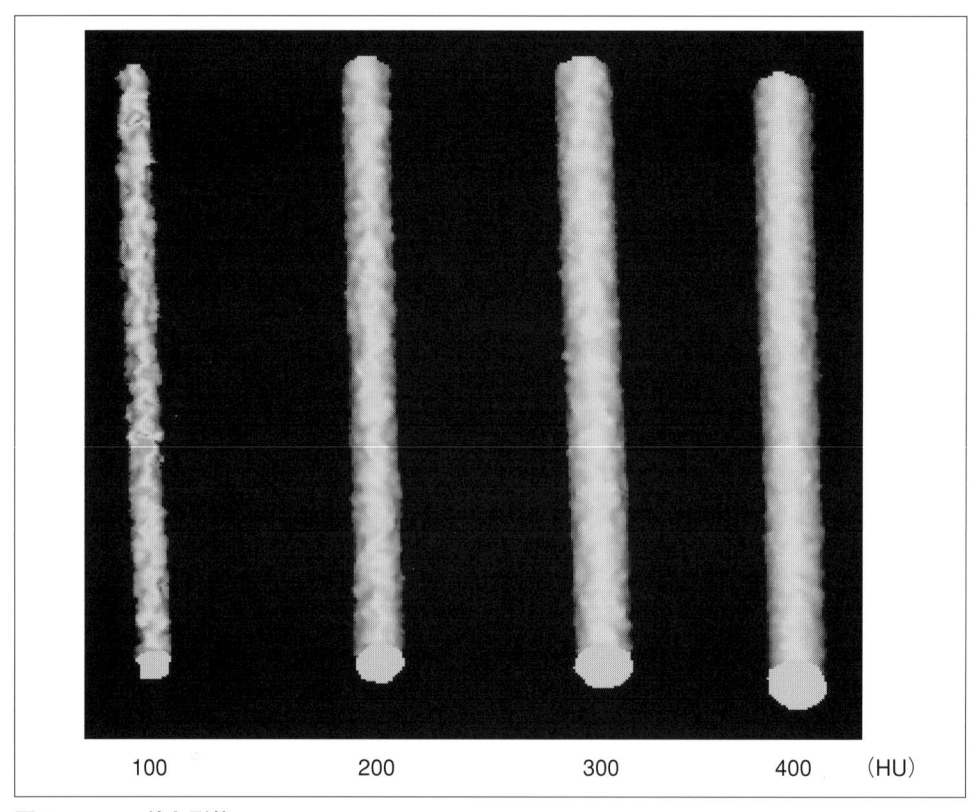

図Ⅱ-25 CT値と形状
2mmのストローに希釈した造影剤を満たし，水ファントム内に固定撮影後，ワークステーション（X tension）にて3D画像を作成。

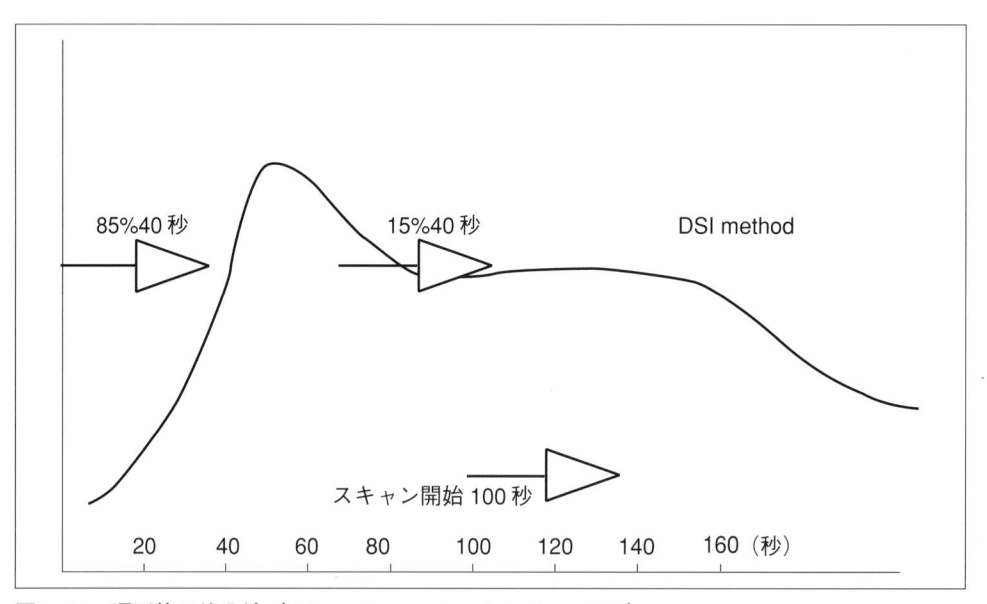

図Ⅱ-26 遅延第2注入法（delayed secondary injection；DSI）
1994に当施設で提案した注入方法。広範囲の造影検査をボリウムスキャンで対応するために，第1注入後，造影剤注入を一定時間停止し平衡相になるのを待ち，一定時間経過後，第2注入として少量の造影剤を再度注入し，動脈のCT値を上昇させたところで検査を行う。これにより，造影効果の高い平衡相が撮影可能となる。

2. 造影剤注入法―総論―   57

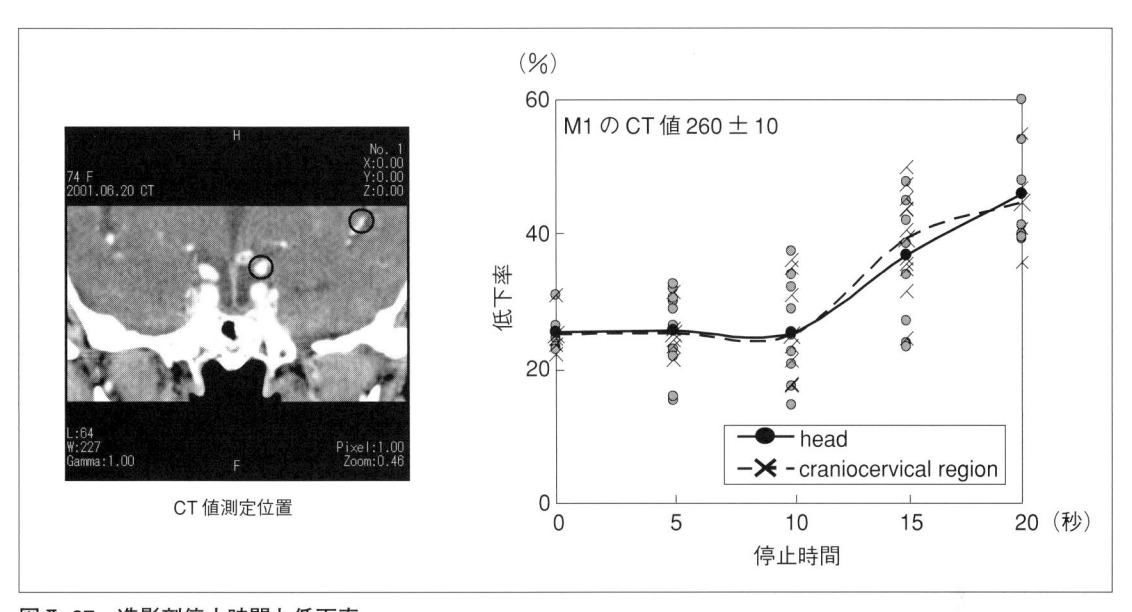

図Ⅱ-27　造影剤停止時間と低下率
注入時間一定とし検査終了前に造影剤注入を停止した場合の内頸動脈とM2とのCT値比

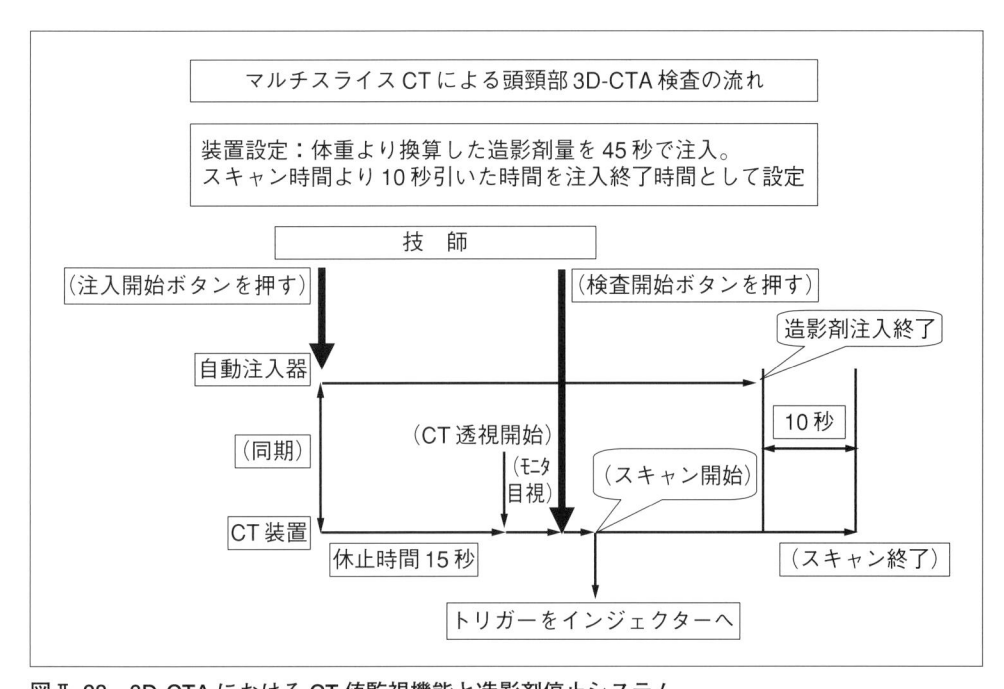

図Ⅱ-28　3D-CTAにおけるCT値監視機能と造影剤停止システム
現在は，頭頸部において呼吸や動きによりROIの設定が難しいため，目視にて造影効果を確認後検査開始ボタンを押し，検査開始している。しかし，目視による開始は撮影者による個人差が出やすい。

た，3D-CTAでは検査終了時まで造影剤注入をする必要がなく，検査中に注入を停止することでヨード使用量を削減できるが，これにはインジェクター同期システムとCT値監視システムが必要となる．図Ⅱ-27は停止時間を検討した結果であるが，10秒前に停止してもCT値降下は認められない．なお，図Ⅱ-28は当施設でのインジェクター同期システムおよびCT値監視システムでの3D-CTA検査を図示したものである．

c. 可変注入法

(1) 理論

　造影剤注入方法により描出能を上げようとした場合，注入時間を一定にすれば，使用ヨード量(gI)を多くすればするほど描出能は高くなり，結局使用ヨード量(gI)は多いほどよいとの結論に落ち着く．しかし，造影検査法，特に造影剤注入方法による造影効果比を検討する場合，使用ヨード量(gI)を一定にしなくては検討にならない．いかに造影剤を有効利用し描出能を高めるかである．TDCについて述べてきたが，行き着くところ使用ヨード量(gI)と注入時間(秒)の2種類のパラメータが重要な因子となる．また，この2種類のパラメータを一定とし造影効果を検証できれば，本当の意味で言う造影剤注入方法の検討

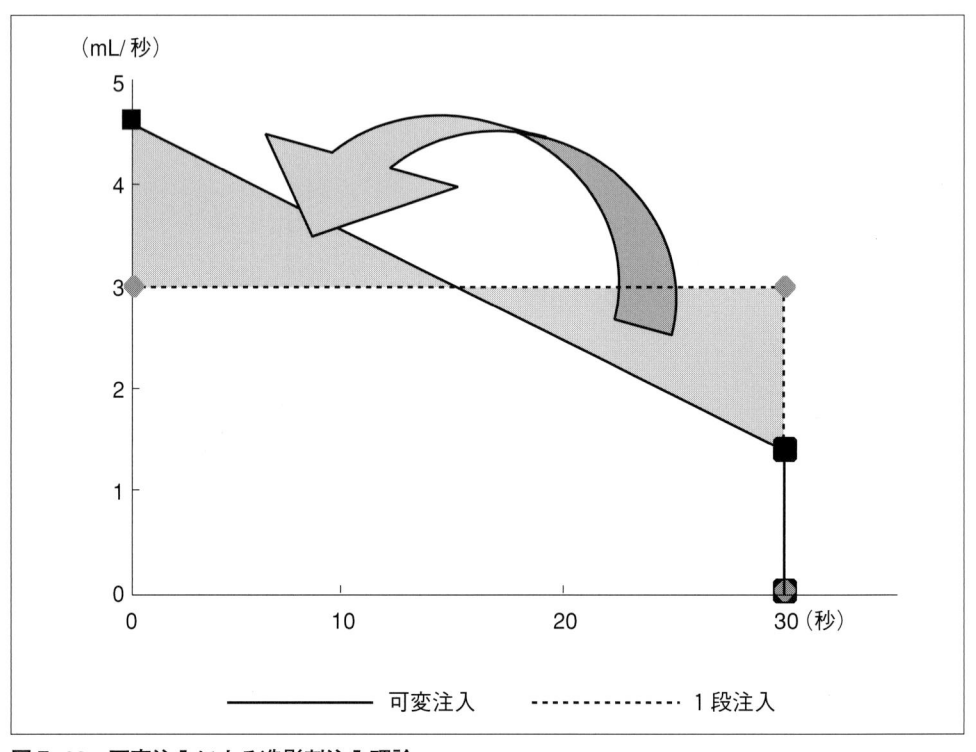

図Ⅱ-29　可変注入による造影剤注入理論
終了時注入速度/開始時注入速度＝可変定数
後半の造影剤を前半に使用する割合を変化させることで使用ヨード量・注入時間を一定としてもTDCを変化できる．

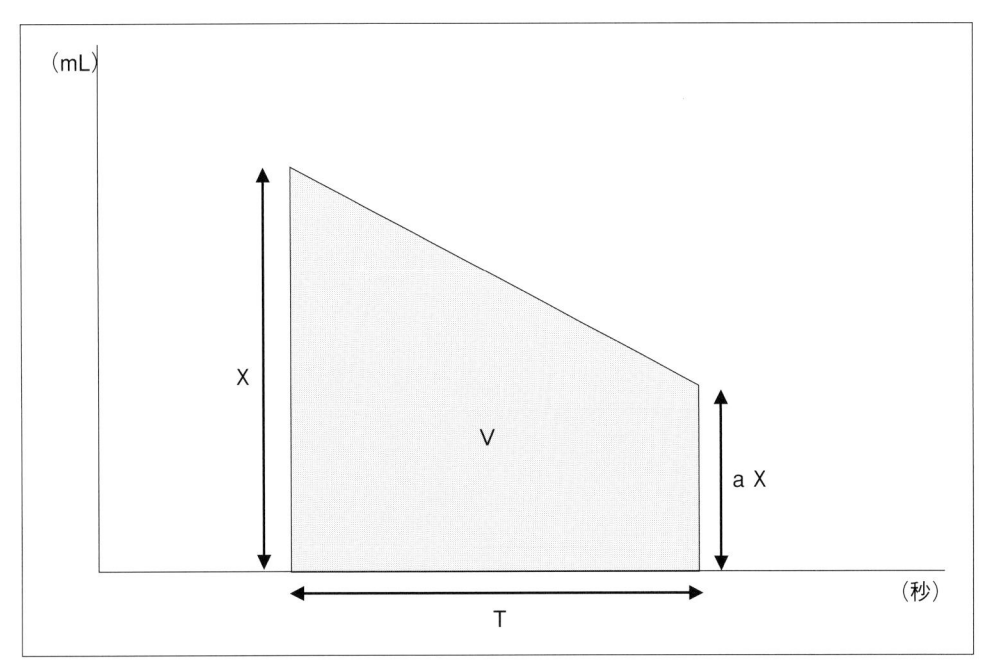

図Ⅱ-30 可変注入による初速注入速度
X：初期注入速度，V：注入総量，T：注入時間，a：可変定数
$X = 2V/(1+a)T$

になると考えるが不可能であった。しかし，可変注入法を使用することにより，使用ヨード量(gI)と注入時間(秒)を一定とした造影効果の検討ができるようになった。

図Ⅱ-29は可変注入の考え方を図にしたものである。注入開始速度を注入終了速度で割ったものが可変定数となり，**図Ⅱ-30**に初期注入速度の計算式を図示する。1段注入法による造影では注入終了後に最大CT値到達時間を迎えるが，再循環の影響を極力抑え検査時間内に動脈相での造影効果を十分とらえる必要性から，注入終了前より検査を開始する。このとき血液循環による時間差のため，検査終了時にまだ検査部位まで達していない造影剤がある。この達していない造影剤を初期段階に使用することで，造影剤使用量を増加することなく造影効果を上げることができる。また，これにより使用ヨード量(gI)および注入時間(秒)を一定にした状態で，可変定数を操作することにより造影効果を任意に変化させることが可能となる。

(2) TDC

図Ⅱ-31は使用ヨード量(gI)および注入時間(秒)を一定とし，可変定数を変化させたTDCである。可変定数1.0は1段注入となる。可変定数が0.5以下では，注入時間終了より前に最大CT値到達時間に達し最大CT値も高くなり，可変定数0.5ではフラットな曲線となる。可変定数0.5を超すと1段注入に近づいていき，1.0で1段注入となる。また，**図Ⅱ-32**は1段注入の注入速度の変化と可変注入のTDCである。可変注入による最大CT値を1段注入で得ようとした場合，造影剤使用量を増加させる必要があるが半値幅時間は

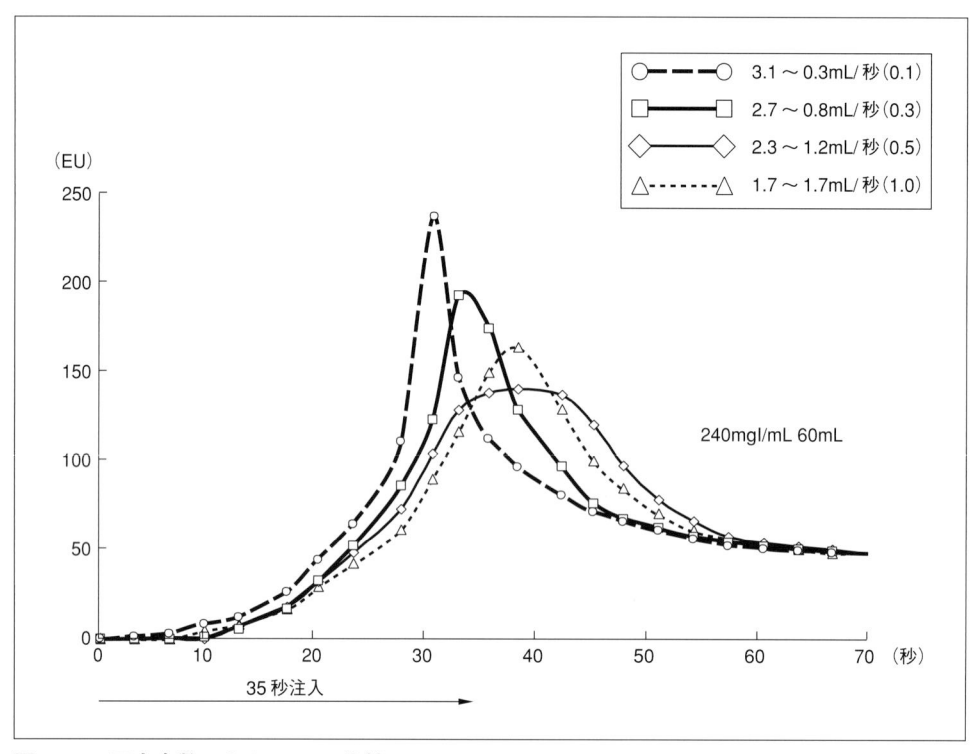

図Ⅱ-31 可変定数によるTDCの比較
使用ヨード量14.4gI，注入時間35秒固定。
使用ヨード量と注入時間を固定した場合，現在の造影剤自動注入器ではTDCを変化させることは不可能であるが，可変定数という新しい概念の導入により，使用ヨード量と注入時間を固定しても検査目的によりTDCをつくることが可能となる。

長くなる。最大CT値を目標として可変注入と同様なTDCを1段注入で行うという考え方もできるが，その1段注入の条件が常時使用可能な環境であるならば，その注入速度・ヨード量を使用し，可変注入を行えばそれ以上の造影効果を得られることになる。結局はニワトリと卵状態，堂々巡りとなる。やはり，この種の検討において重要なのは注入時間を変化させてはいけないということである。

(3)臨床適応
(a)実質臓器質的診断への適用
0.5以下での可変定数選択において，最大CT値が突出した単相性ピークを持ち最大CT値到達時間が1段注入と比較し，同一注入時間において早くなることから，実質臓器質的診断をターゲットとして検討した。まず初めに，血管確保の注射針を1段注入時使用の22Gサーフロー針とした。これは，52頁，「(2)注入針・延長チューブ」の項でも述べたが，造影検査は血管が確保できて成り立つものであり，どんなに有効な造影方法であっても注射針によりその適用範囲が狭まれば，意味を持たなくなるが，可能な限り細い注射針を使用することで，検査適用被検者の範囲が広がれば有効な方法となる。また，注入時間・検査開始時間を変化させると造影効果判定ができなくなるため，当施設における最大造影剤

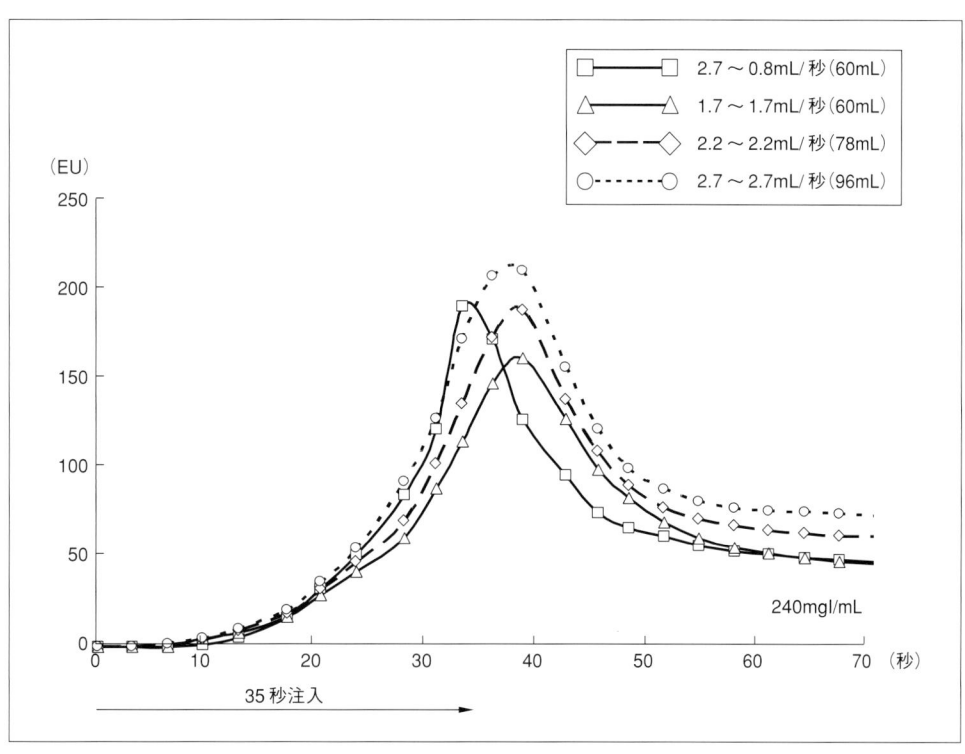

図Ⅱ-32　1段注入における注入速度変化と可変注入による比較
可変定数 0.3 による TDC では使用ヨード量が 14.4gI であるが，最大 CT 値が同等な 1 段注入でこの CT 値を得る場合，18.7gI のヨード量が必要となる。また，半値幅時間はほぼ同時間となっている。

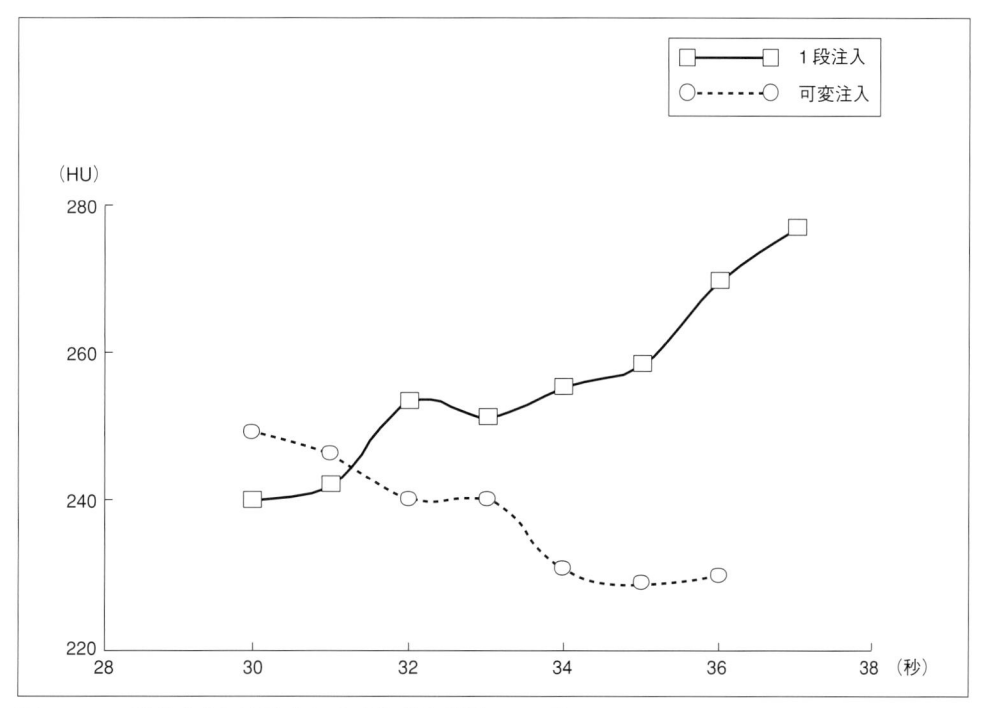

図Ⅱ-33　1段注入と可変注入による腹部大動脈の CT 値
臨床における腹部大動脈 3D-CT でのデータから。なお，CT 値監視機能を使用している。

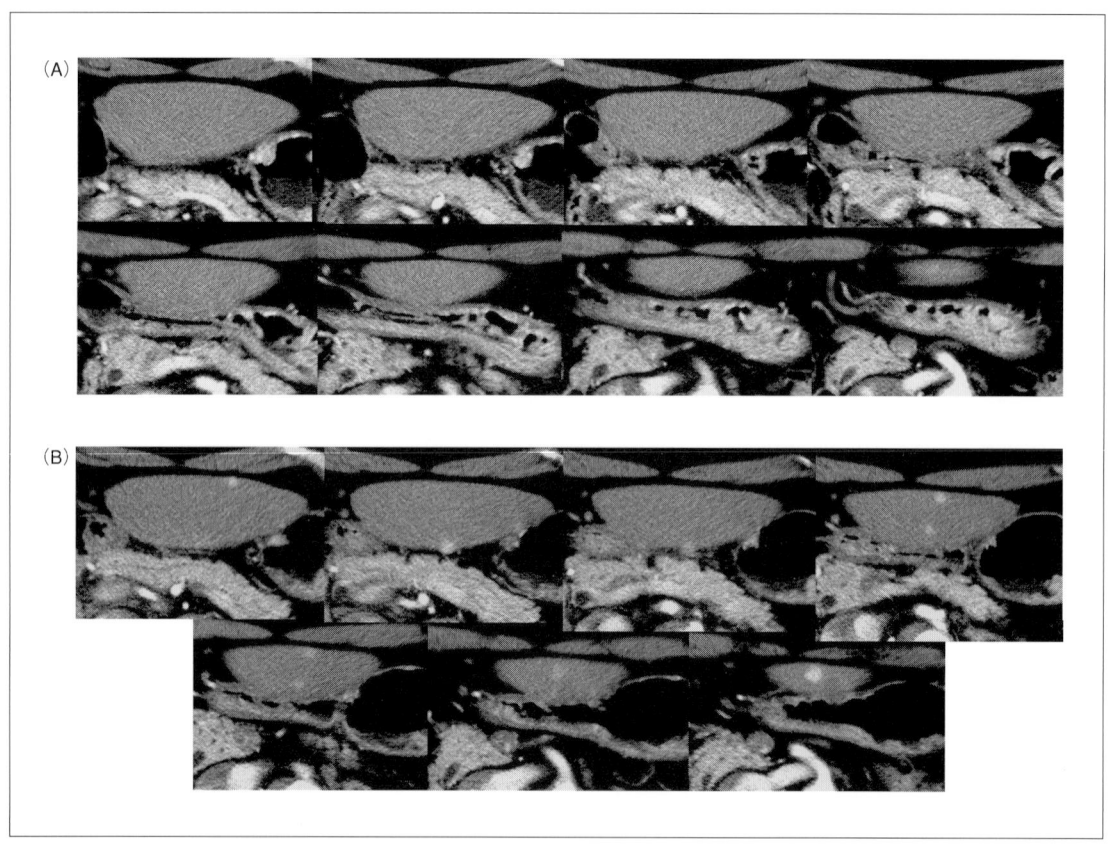

図Ⅱ-34　肝細胞癌HCC疑い
(A) 1段注入
　　体重64kg（450mgI/kg）300mgI　96mL　2.7mL/秒　35秒注入　30秒スタート
(B) 可変注入（1か月後）
　　体重57kg（450mgI/kg）300mgI，86mL，3.8〜1.1mL/秒，可変定数0.3，35秒注入，30秒スタート

表Ⅱ-2　1段注入と可変注入(0.3)による肝臓質的検査における各相と増加CT値
　　　　60秒後の肝臓および門脈CT値に有意差を認める。

	N	年齢（歳）	体重（kg）	注入量（gI）	速度（mL/秒）	
1段注入	38	69.7±6.1	57.9±10.7	26.2±3.7	2.7±1.4	
可変注入	453	66.1±11.3	57.1±9.2	25.6±3.9	3.4±0.5	1±0.2

大動脈	30秒	60秒	180秒	静脈	30秒	60秒	180秒
1段注入	247±28	117±20	76±18	1段注入	55±29	80±20	61±15
可変注入	241±32	122±20	75±15	可変注入	51±27	76±23	60±10

肝臓				門脈			
1段注入	10±9	42±11	29±10	1段注入	70±38	122±24	68±18
可変注入	12±7	49±9	33±7	可変注入	79±38	134±21	71±11

（単位：EU）

注入条件である 370mgI/mL・100mL・35 秒注入(37℃で加温)が注入可能な限界条件から，可変定数 0.3 を選択した。この注入条件下で 22G サーフロー針により 370mgI/mL・100mL・35 秒注入(4.4mL/秒から 1.3mL/秒で可変)において最大圧力が 7.0kg/cm^2 と許容範囲になっている。可変注入による検査結果から，動脈相での多血性腫瘍検出能が高くなっている。図Ⅱ-33 は動脈相での CT 値を検証するため，検査後の腹部大動脈の CT 値を 1 段注入および可変注入(0.3)において計測したものである。同一注入時間・検査開始時間において，1 段注入では検査開始より CT 値が上昇しているが，可変注入(0.3)では検査開始より降下を始めている。可変注入により最大 CT 値到達時間が早くなっていると考えられ，腹部大動脈内ヨード量が上昇していることから肝動脈ヨード量も増加していると考えられる。図Ⅱ-34 は同一被検者における 1 段注入と可変定数 0.3 可変注入での検査結果である。動脈相での多血性腫瘍の検出能向上が認められる。また，表Ⅱ-2 は 1 段注入と可変注入(0.3)による肝臓質的検査における各相と主要臓器の増加 CT 値である。このなかで可変注入において 30 秒後の肝臓 CT 値増加は有意性を認めないが，60 秒後の肝臓と門脈に CT 値上昇が認められる。これにより，肝転移など乏血性腫瘍検出能向上も図られると考えられる。

(b) 動脈相検査への適用

3D-CTA・縦隔など動脈相が主流の検査において，突出した最大 CT 値を持つ TDC では検査範囲内での CT 値範囲が広すぎてしまい使用しづらいため，2 段注入など多段注入により最大 CT 値を抑え，半値幅 CT 時間を延長する方向での使用方法が多い。だが多段注入は使用ヨード量を小分けに注入するため，被検者側パラメータの影響が関与しやすく

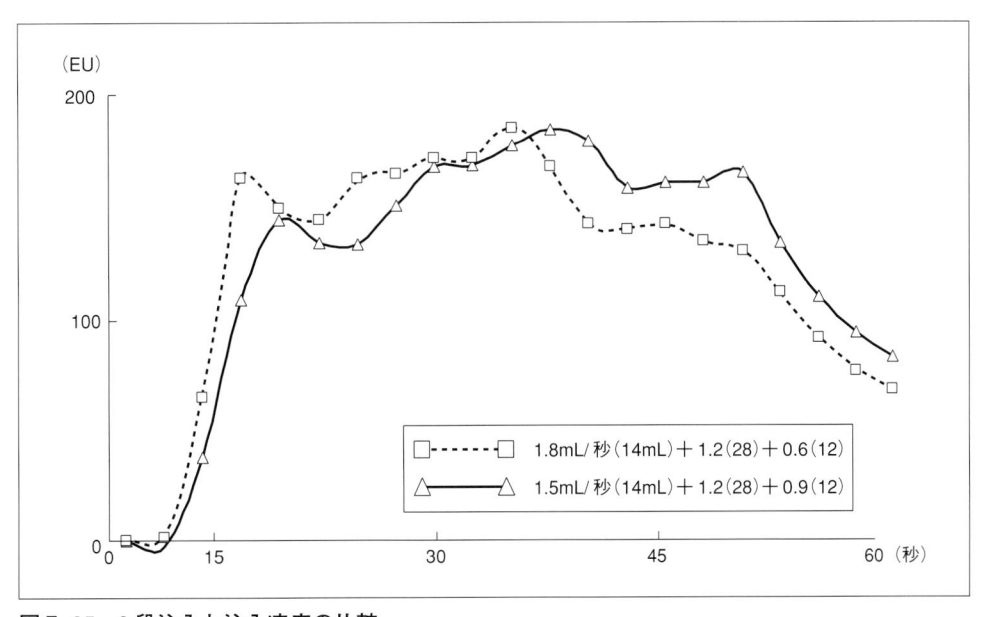

図Ⅱ-35 3 段注入と注入速度の比較
多段注入により半値幅時間の延長が可能となるが，注入速度切り替え時に変化が大きいため TDC に影響が認められる。

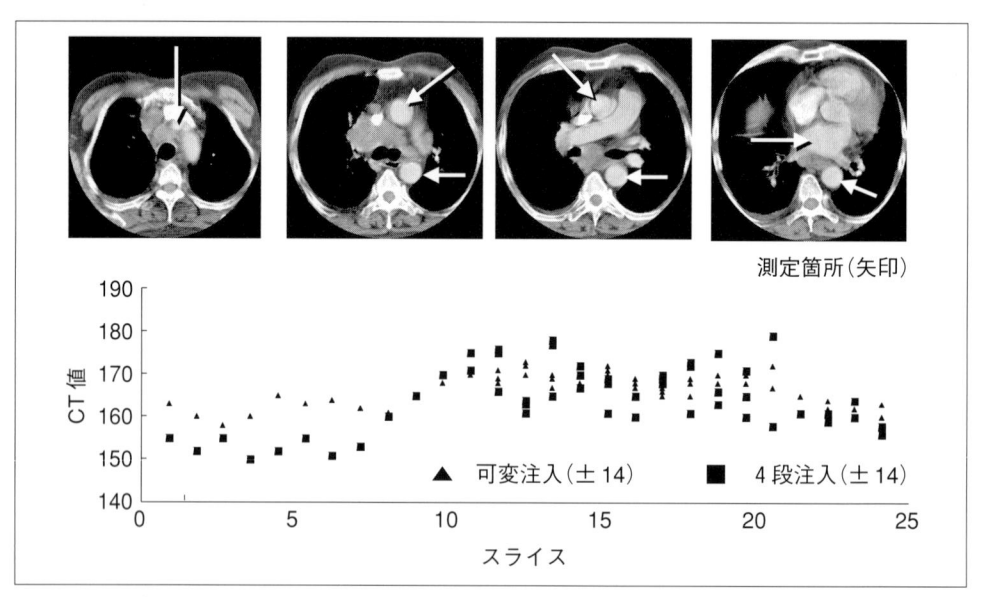

II．CT造影理論のすべて─基礎編─

測定箇所（矢印）

図II-36　可変注入と4段注入によるCT値の比較

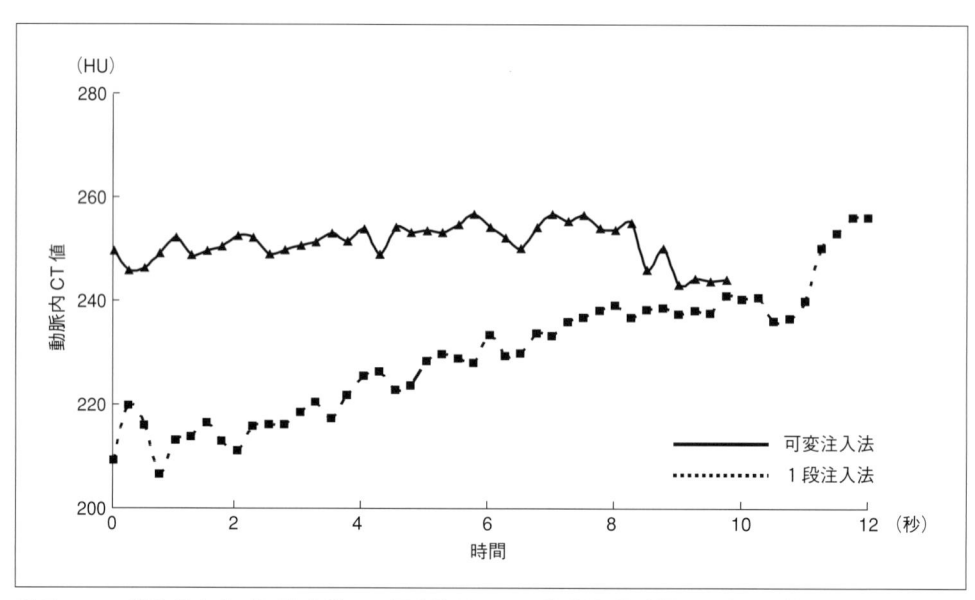

図II-37　1段注入および可変定数0.5可変注入による腹部大動脈部CT値の比較
（スキャン開始からの体軸方向の動脈内CT値の変化）
可変注入（可変定数0.5）により3D画像作成時に必要な安定したCT値持続が得られている。

なり TDC の再現性を得にくくなるという問題点がある．また，図Ⅱ-35 のように CT 値ピークが不安定となり，一連の検査結果において一部画像に CT 値低下が現れる．ただし，これは CT 値が極端に低くなるのではなく前後の画像と比較し CT 値が落ち込んでいるため，同一ウインドウ幅(window width；WW)・ウインドウ値(window level；WL)で画像撮影または CRT 観察を行うために見えてしまうことより起こる．この問題点を解決するため，可変注入適応として図Ⅱ-31 の TDC から可変定数 0.5 での検査適用を検討した．図Ⅱ-36 は同一被検者における 4 段注入および可変定数 0.5 可変注入での縦隔造影検査における各主要血管 CT 値をプロットしたものである．4 段注入に比べ可変注入では CT 値のばらつきおよび CT 値の広がりとも改善している．また，図Ⅱ-37 は腹部大動脈 3D-CTA 検査における 1 段注入および可変定数 0.5 可変注入による腹部大動脈部 CT 値であるが，3D-CTA における必要条件として重要である CT 値の安定性が確保されている．

3．造影剤使用量の適正化

a．造影剤使用量を決定する被検者側因子

　　CT による検査において臓器の造影効果を変化させる因子としては，造影剤投与方法によるものと被検者の個体差によるものに大別することができる．造影剤投与方法に関しては，造影剤量，造影剤濃度，注入速度，注入時間などがあげられる．また，被検者側の因子としては，体重，体表面積，年齢，性別のほか，心拍出量などに関与する心機能，腎機能，肝硬変の有無，門脈圧亢進症の有無などがある[1]．

　　通常，静脈内に投与された造影剤は，肺循環を経て大動脈から毛細血管，各臓器の間質液内に移行し，静脈から再び心臓へ戻ってくる．そして，その間，腎臓の糸球体濾過によって尿中に排泄される．一般に体液量は体重の約 60％で細胞外液量は 20％といわれ，体内の血液量は，体重の約 8％とされている．すなわち，細胞外液のみに入る造影剤は，体重(もしくは，体表面積)となんらかの関係があることが予測される．

　　本項においては，著者らの実験データをもとに，臨床の現場で情報として容易に入手可能な体重(体表面積)，性差，年齢と造影効果の関係について解説する．

　　造影効果を示す用語として下記の 2 つを使用して行う．

　　enhancement unit(EU)：造影後の CT 値(Hounsfield unit；HU)から造影前の CT 値(HU)を引いたもの．

　　造影効果指数(CE index)[2]：EU を単位投与ヨード量で除した値(HU/gI/kg)．単位体重(1kg)当たり単位ヨード量(1.0g)を投与した場合，上昇が期待できる CT 値(HU)．

　　なお，単位投与ヨード量は総投与ヨード量(mgI)を体重で除した値(mgI/kg)を示す．

　　図Ⅱ-38 に著者らが行った検討の散布図行列を示した．このなかで被検者側因子として体重，年齢と造影効果に一定の関係があることが示唆される．

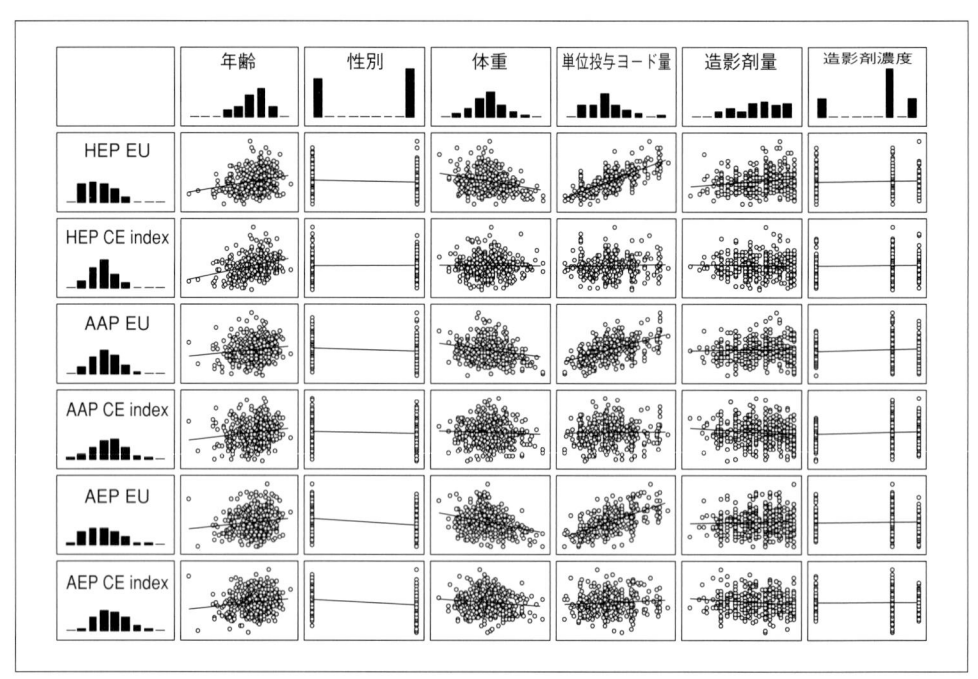

図Ⅱ-38 造影効果と被検者・造影剤因子の関係（散布図行列）
EU および CE index と年齢，性別，体重，単位投与ヨード量，造影剤量，造影剤濃度の関係を散布図行列で示した．被検者側因子として年齢，体重が造影効果に一定の関係があることが理解できる．HEP：平衡相正常肝実質　AAP：動脈優位相腹部大動脈　AEP：平衡相腹部大動脈

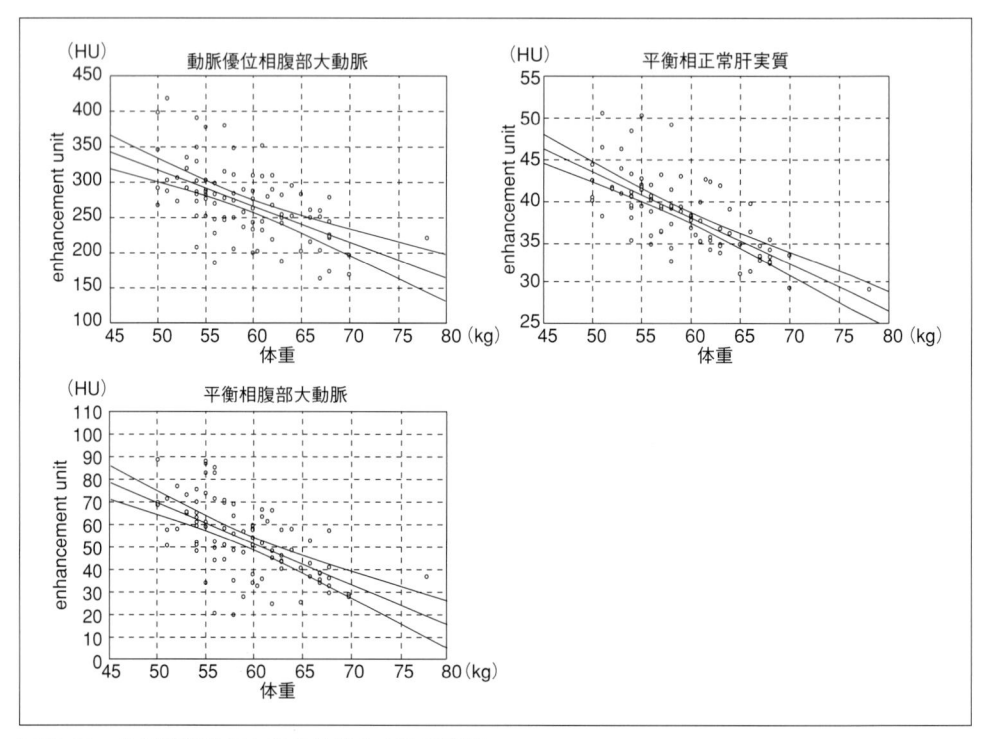

図Ⅱ-39 各評価部位における体重と EU の関係
各部位とも体重の増加に伴い造影効果（EU）が低下している．相関係数は，-0.59 から -0.71，$p < 0.001$ で負の相関関係にある（$n = 92$）．

(1) 体重

　CT で使用される尿路排泄性の非イオン性ヨード造影剤は，細胞内には取り込まれず，細胞外液にのみ分布する性質を持っている。すなわち，体重と相関のある細胞外液量に関与する造影効果もまた，体重と相関があることが考えられる。図Ⅱ-39 に 300mgI/mL の造影剤 90 〜 97mL を 3.0mL/秒で注入して得られた動脈優位相（造影剤注入後 30 秒から撮像），平衡相（180 秒後）から測定した腹部大動脈と正常肝実質（平衡相のみ）の EU を，体重をパラメータとして表示した。これより大動脈で多少ばらつきはあるものの負の相関関係があることが理解できる。すなわち，どのような被検者に対しても一律の造影剤を投与した場合，個々で造影効果の度合いに差が生じてしまうことになる。したがって，造影効果の標準化または，再現性を考慮した検査を実施する場合，体重を基準に使用造影剤量を規定することが必要である。また，体重だけよりも身長を加味した体表面積を基準にするほうが高精度と予測されるが，中屋らは，体表面積の計算は煩雑でルーチンワークに取り入れるには不向きであり，体重を用いても十分な情報として採用可能であったとしている[3, 4]。

　体重と EU の関係が負の相関であることから，逆に単位投与ヨード量を増やせば，EU も増加することが推測される。その関係を示したものが図Ⅱ-40 である。特に，正常肝実質で高い相関を示すことから実質臓器の造影効果を安定したものにするためには，体重当

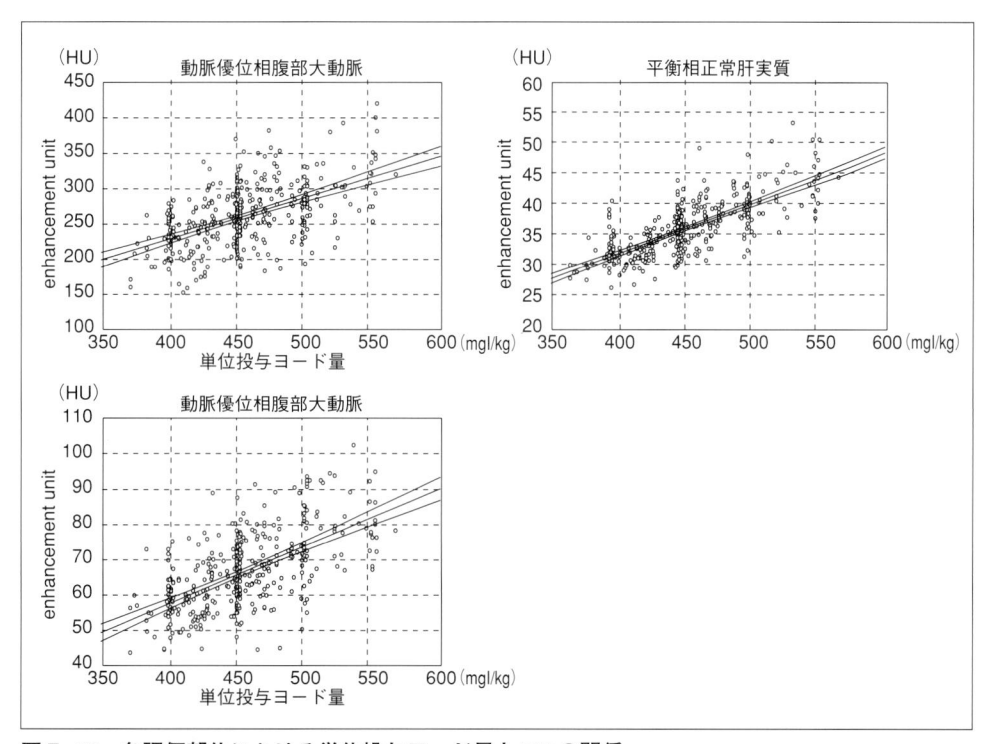

図Ⅱ-40　各評価部位における単位投与ヨード量と EU の関係
各部位とも単位投与ヨード量の増加に伴い造影効果（EU）が上昇している。相関係数は，−0.54 から−0.75，$p < 0.001$ で正の相関関係にある（n = 370）。

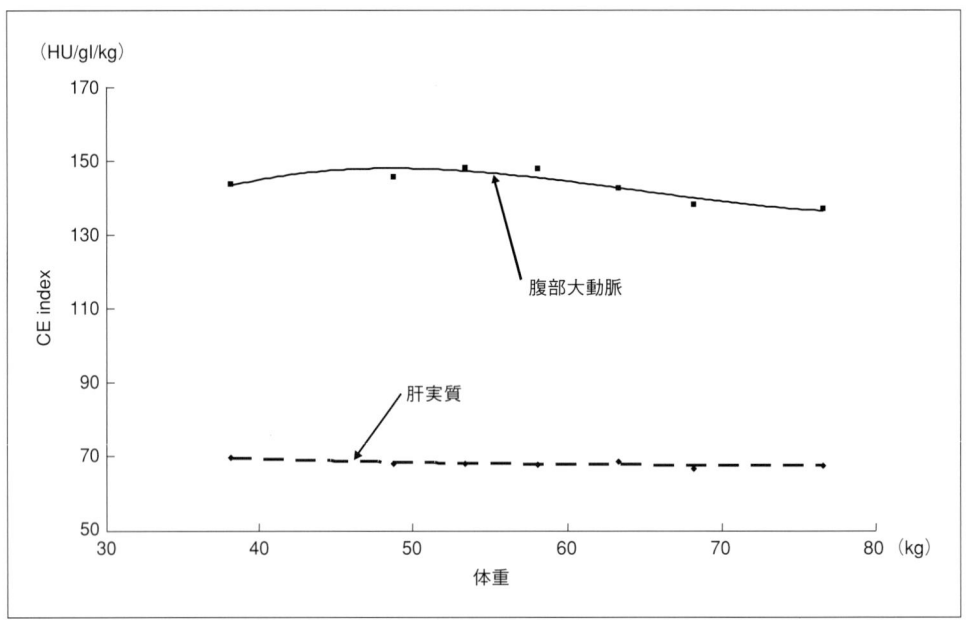

図Ⅱ-41 体重と造影効果指数（CE index）の関係
肝実質では大きな差異はないが，大動脈で体重45kg以下と60kg以上でCE indexの低下がみられる。すなわち，これらの範囲では，実質と血管のコントラストが低下する。

たりのヨード量を定めることが重要といえる。また，大動脈では，心機能など他の因子の関与があるためにばらつきが大きくなったものと考えられる。

　著者の施設では，通常，体重で規定して必要な造影剤量を使用しているが，感覚的に体格の大きい被検者や極端に小さな被検者では造影効果に差があるように感じられる。そこでデータを体重5kg単位でカテゴリー分類してグループ間でCE indexを比較した。CE indexは，すべての体重で同等の造影効果が得られるのであれば一致した値をとるはずである。しかし，図Ⅱ-41に示した平衡相腹部大動脈と正常肝実質のグラフより体重によって血管系と実質のコントラストに違いが生じることが理解できる。このことより体重から算出した造影剤量に体重係数を乗じる必要性が示唆される。今後の臨床研究で詳細を解明することが必要で，より精度の高い造影剤使用量の算出が可能になると考えられる。

(2)性差

　性差によって差異が生じる因子としては，平均体重や体脂肪率などといった体格的なものが考えられる。図Ⅱ-42に各部位のCE indexの違いを箱ひげ図（平均値，SD，SD × 1.96）で表示した。箱ひげ図から，女性のほうが若干，高いCE indexを示していることが理解できる。男女間で有意差が存在した要因としては，体重やスキャン面を構成する組織および大きさなどが考えられ，体格による影響が反映したものと推測できる。詳細については，79頁「(4)患者の違い（体格）による影響」を参考にしていただきたい。

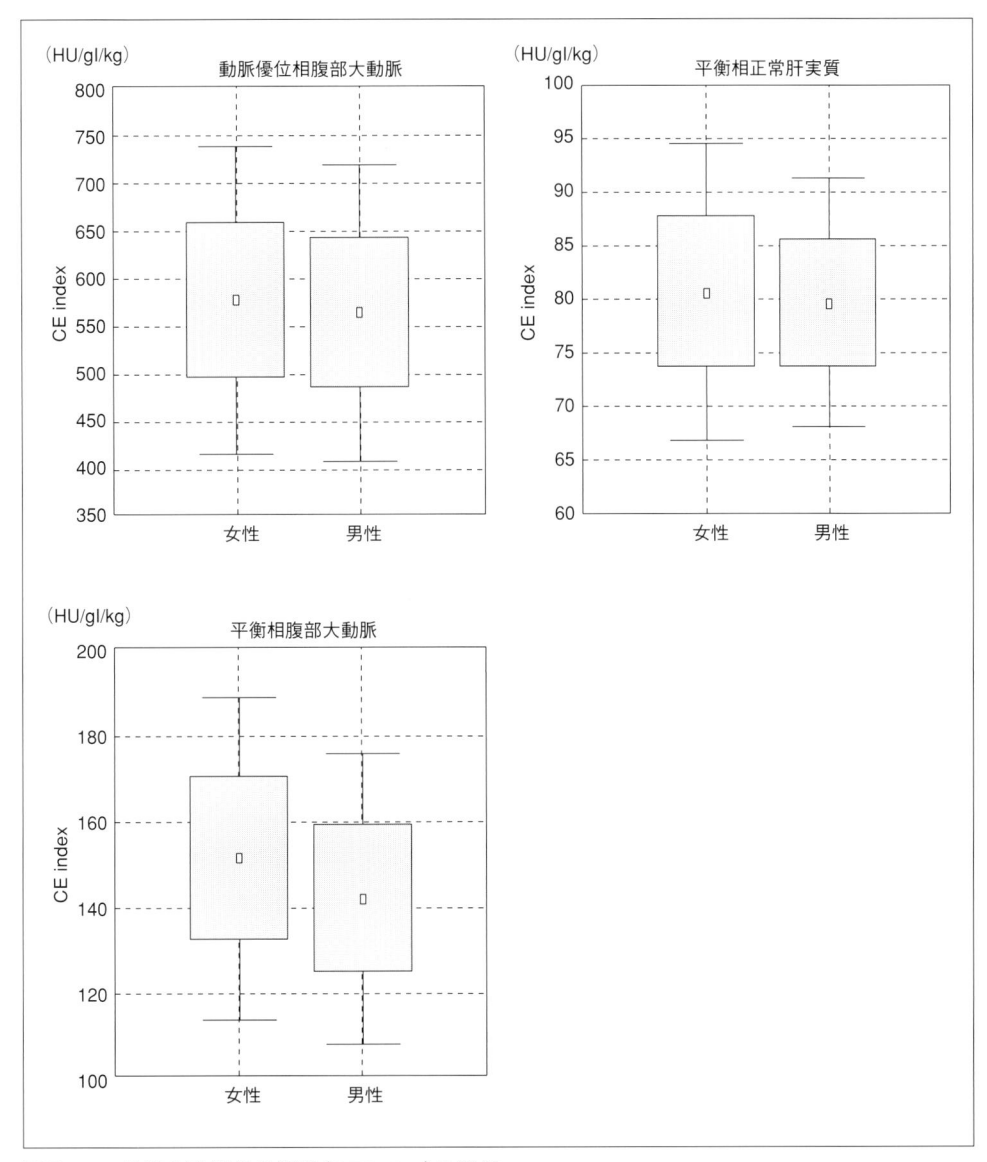

図Ⅱ-42　性差と造影効果指数（CE index）の関係
各部位とも男性の CE index が低い値を示しており，特に平衡相大動脈で統計学的有意差（p<0.001）を認めた。平均体重で約 7kg の差異があることから，体格の影響が反映したものと考えられる。

(3) 年齢

　尿路排泄性の造影剤は，その大部分が腎臓から尿中に排泄される。腎臓の排泄機能のうち，造影剤の排泄に関与するとされているものは糸球体濾過である。すなわち，糸球体濾過量が低下すると，造影剤の体内残存量が増加し造影効果に影響を与えることになる。Roweらによると，正常な腎機能を示している人でも糸球体濾過量は40歳以降10歳ごとに10％程度ずつ低下するとしている[5〜7]。このことを検証するためにデータを年齢10歳ごとにカテゴリー分類し，グループ間で CE index を比較した。平衡相における各臓器別

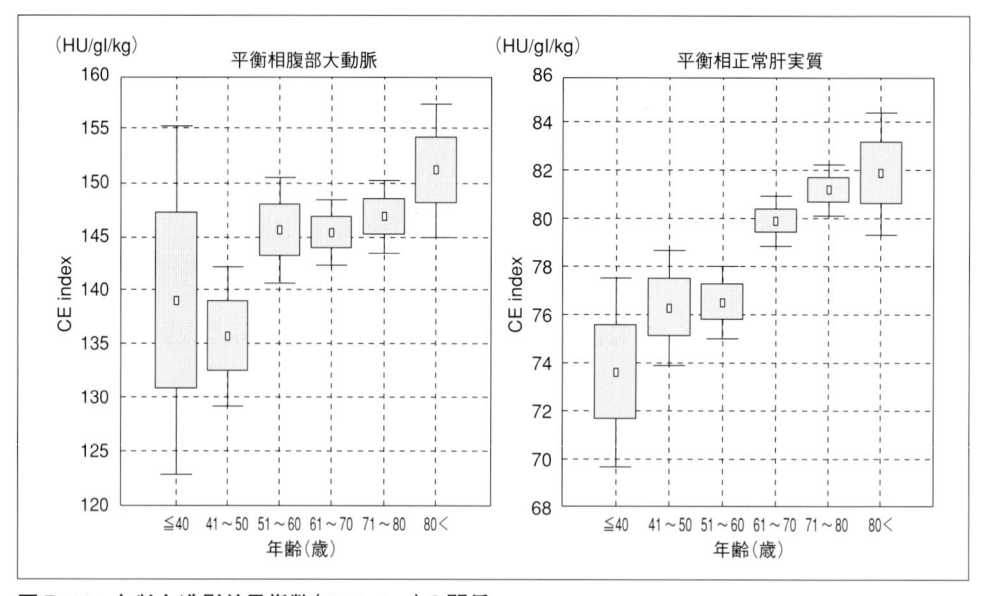

図Ⅱ-43　年齢と造影効果指数(CE index)の関係
年齢の増加に伴いCE indexが上昇している。加齢変化による腎機能の低下が影響したものと考えられる。

の結果を図Ⅱ-43に示した。40歳以下はデータ数が少ないためバラツキが大きく信頼性に乏しいところもあるが，正常肝実質，腹部大動脈とも年齢の上昇に伴い，CE indexの増加が観察できる。この変化は，糸球体濾過量の加齢低下とよく一致することからその影響と考えることができる。また，高齢者は，成人と比較して体内水分量も10％程度減少するともいわれており，この影響も加味されていることが考えられる。すなわち，尿排泄量が基準範囲内である場合，高齢者は成人より少ない造影剤量で同等の造影効果が得られることになる。Birnbaumらは，nephrographic phase(腎実質相)の適正な撮影タイミングの検討[8]において年齢の影響があったとしていることから加齢変化に伴う腎機能低下は造影効果に影響を与えるものと考えることができる。したがって，高齢者の腎臓および身体的負担を軽減するためには，年齢係数を定め，高齢者に投与するヨード量を少なくすることが必要である。

　以上，体重（体表面積），性差，年齢による造影効果の変化を，実験データをもとに詳細な分析を行った。造影剤使用量を一律にせず，目的に応じた量を使用することは造影効果の標準化と再現性の向上を進める上で最も重要なことである。そして，その方法として検査プロトコールごとに必要な単位投与ヨード量を定め，被検者体重より使用量を算出することが必要である。実際の臨床では，これである程度以上の安定した造影効果を得ることはできるが，今後は，より詳細な設定として体重係数も1つの因子として考えられる。また，高齢者の身体的負担を軽減することが可能となる年齢係数は早急に定めることが必要である。

b. 造影剤使用量を決定する撮影側因子

　造影CT検査では，検査目的によって造影剤使用量，注入方法を変化させることは必要である。得られる造影CT画像の画質は，被検者側因子と同様に使用するCT装置の性能に大きく影響され十分考慮する必要がある。マルチスライスCT装置の登場によって，短時間撮影や薄いスライス厚でパーシャルボリウム効果の少ない画像を得られるようになった。しかし1回呼吸停止下で複数回撮影したり，薄いスライス厚の画像は被曝線量の増加や画像ノイズ，X線管球負荷の増加が起こるため，適正な撮影条件の設定を行わなければならない。また使用するCT装置によって性能，画質が異なるため，各施設で撮影条件を十分検討する必要がある。

　造影CT検査における画質は，いかに造影コントラストを向上，あるいは維持したまま撮影線量を低減できるかである。造影コントラストの評価は，使用するCT装置の低コントラスト感度[9]が非常に重要である。ここではCT装置の性能，撮影条件と造影コントラストについて述べる。

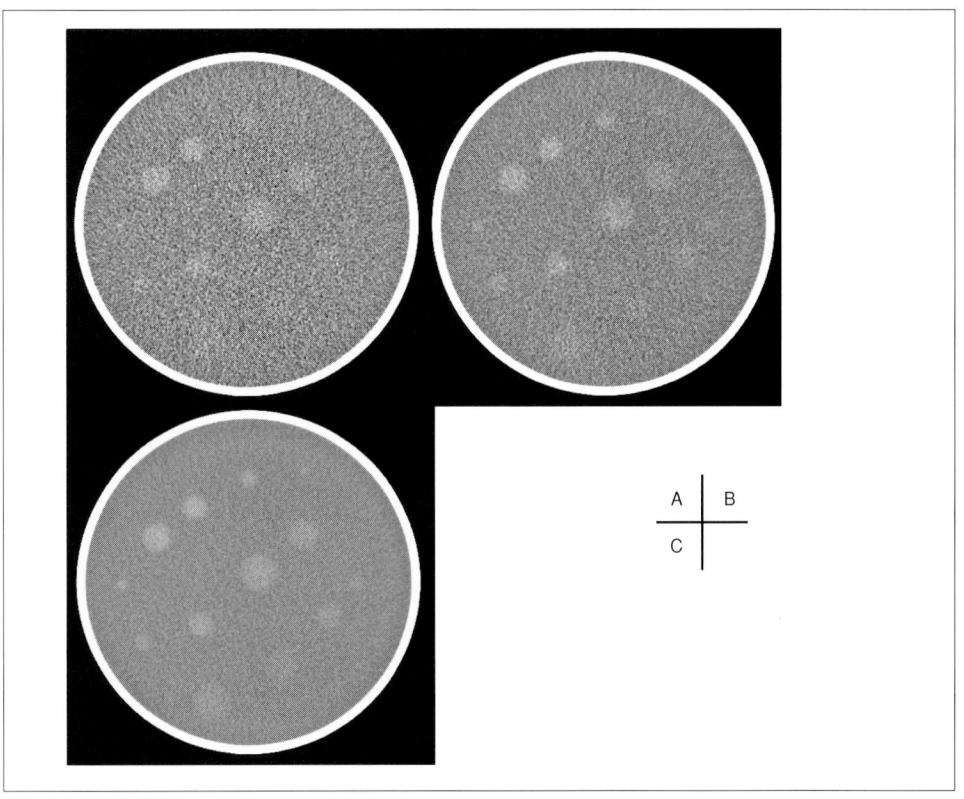

図Ⅱ-44　撮影線量の違いによる造影コントラストの変化
A: 100mAs　B: 200mAs　C: 400mAs

(1) 撮影線量

造影コントラストに影響する因子として撮影線量がある。撮影線量は画像コントラストそのものには影響しないが，画像ノイズの良悪に影響を与える。

撮影線量〔mAs値：管電流mA×曝射時間秒（1回転当たり）〕と画像ノイズには逆比例の関係があり，mAs値を増加させると画像ノイズが低下する。特に微小な病変は，画像ノイズの増加によってCT値のばらつきが生じ，正確な形状を描出することが不可能となり検出できなくなる。この性能は低コントラスト分解能と呼ばれ，どのくらい小さい径の病変まで検出することができるかを表している。また画像ノイズが増加すると，病変と正常組織での血行動態のわずかな違いや隣接する正常組織とのCT値差を描出する場合，CT値のばらつきが生じるために検出不可能となってしまう。この性能は低コントラスト検出能と呼ばれ，どのくらいわずかなCT値差の病変まで検出することができるかを表している。これらの2つを合わせて低コントラスト感度と表現される[9～12]。

数種類の希釈した造影剤ファントムで撮影線量の変化による造影コントラストの変化を調べると，撮影線量が増加すると低コントラスト分解能は向上することがわかる（図Ⅱ-44）。しかし撮影線量の増加は，患者の被曝線量増加やX線管球への負荷の増加などによって臨床上問題が起こるため，両者のトレードオフの関係を十分理解した上で目安となる撮影線量の決定を行わなければならない。

近年マルチスライスCT（MDCT）の登場によって3D画像やMPR画像にて診断することが多くなったが，この場合，薄いスライス厚の画像再構成を行うことによる画像ノイズの増加が起こる。特に3D画像ではCT値の閾値処理によって作成するため，目的とする造影剤部分のCT値にばらつきが生じてしまうと血管表面に凸凹が生じたり，正確な径の把握が困難になる。またauto mA機能の開発によって今までに比べて必要最低限の撮影線量に制御することが可能となるため，このような機構のないCT装置と比べて撮影線量が低下しているといえるだろう。

良好な3D画像やMPR画像を得るためにはヘリカルスキャンを行うことが多い。このヘリカルスキャンにおけるヘリカルピッチ（X線ビーム幅に対するテーブル移動距離）の設定によっても画像ノイズが変化するため造影コントラストに変化を与える。ある範囲を低いヘリカルピッチで撮影した場合，データは非常に密であり1画像を作成するのに用いられるデータ（実際に照射されたX線によって得られたデータ）が多いため画像ノイズが少ない。高いヘリカルピッチを選択した場合，データは非常に粗になるため画像ノイズが多くなる。したがって高ヘリカルピッチを選択する場合，撮影線量を増加して画像ノイズを減少させることが必要になる。これは各CT装置によって機能が異なり，ヘリカルピッチと画像ノイズの関係はさまざまである。

シングルスライスCT（SDCT）では対軸方向に一列しかないため，実データと対向データは必ず異なるデータを収集することになるが，4DAS MDCTでは特定のヘリカルピッチによって実データと対向データが重なり合い同じデータを収集することがある。そのためにヘリカルピッチと画像ノイズの関係は特異的なグラフとして現れる。16DAS MDCTでは4DASと同様に同じデータの収集を行っているが，体軸方向に16列の検出器が並ん

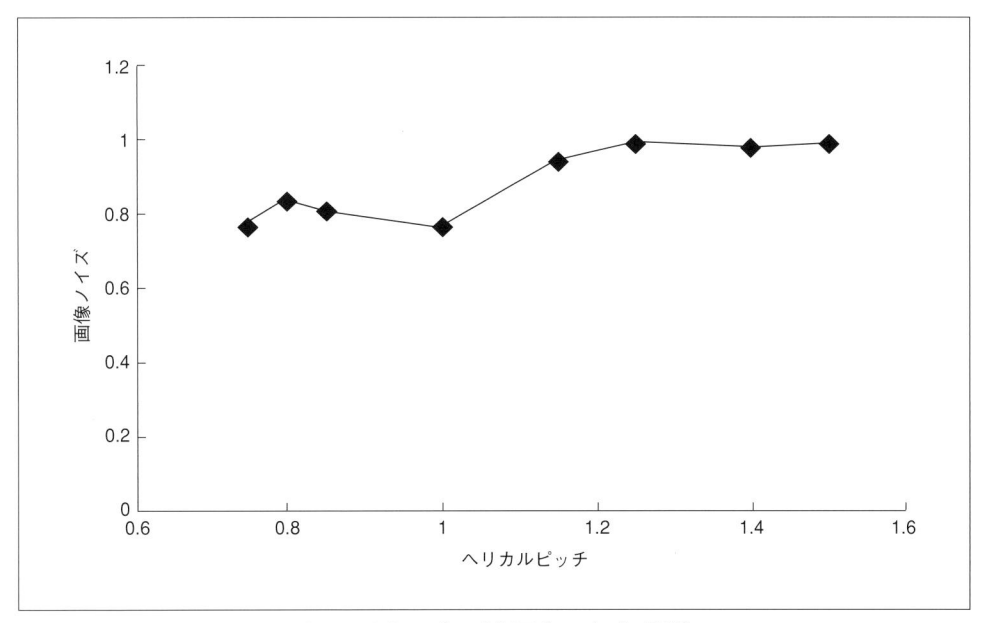

図Ⅱ-45　4DAS MDCT におけるヘリカルピッチと画像ノイズの関係

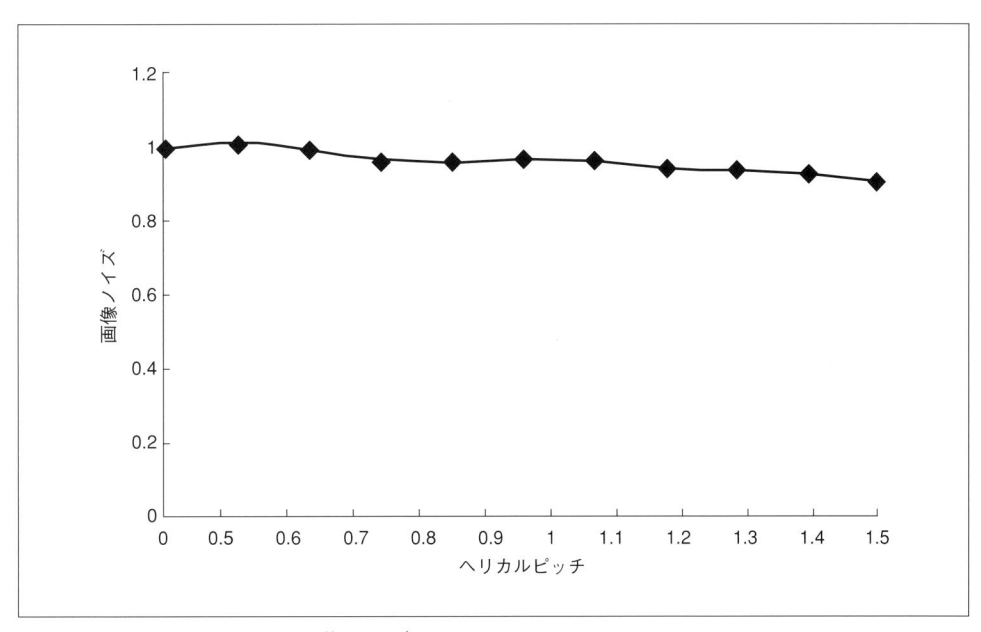

図Ⅱ-46A　16DAS MDCT の画像ノイズ

でいるため 4DAS に比べて非常に多いデータ量になる。したがって画像ノイズとヘリカルピッチの特異的な関係はみられない(図Ⅱ-45)。

　参考までにシーメンス社製 MDCT の sure view という機能は，ヘリカルピッチによる

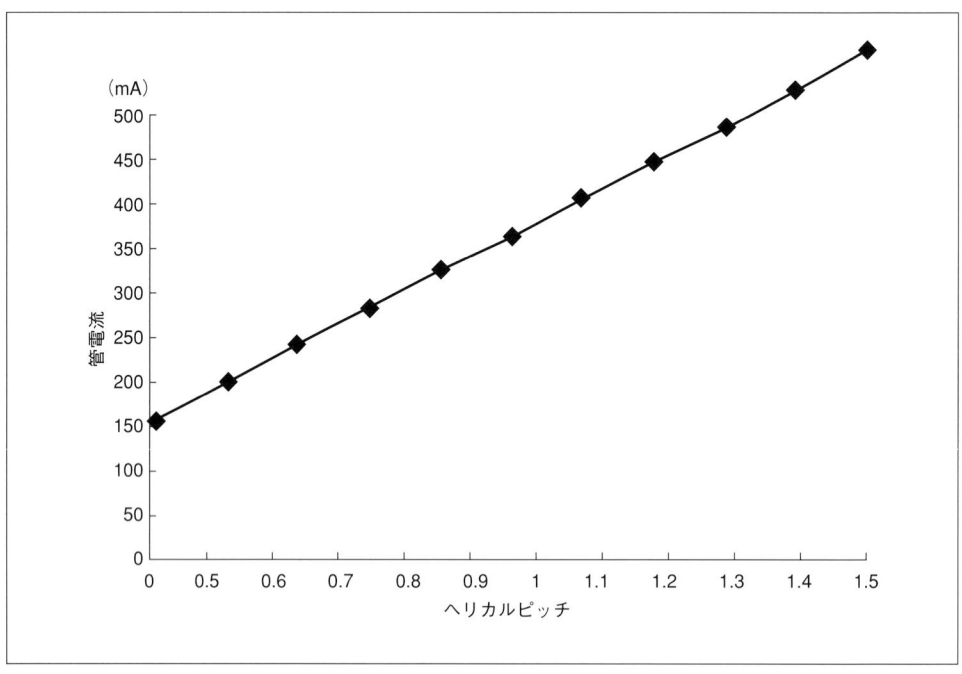

図Ⅱ-46B　実質的な撮影線量値（effective mAs）の特性

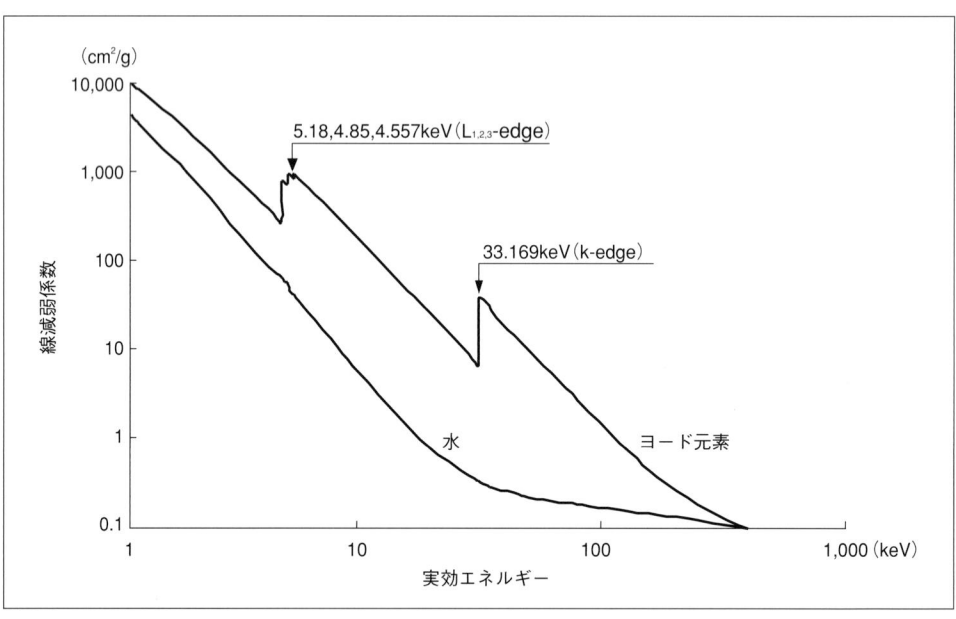

図Ⅱ-47　ヨード元素のエネルギー特性

画像ノイズの増加を低減するために，撮影線量の設定が実効的な撮影線量値(effective mAs)になっている(図Ⅱ-46a，b)。

(2) X線エネルギー
(a) 造影剤(ヨード元素: iodine)の物理特性

造影剤(ヨード原子)のX線エネルギー(実効エネルギー)の違いによる線減弱係数の変化は反比例の関係を示す(図Ⅱ-47)。ここで実効エネルギーとは，連続X線をある代表値で表したもので，連続X線をフィルタ(ある特定の物質：アルミニウム，銅)に照射して，透過したX線量が半分になる厚さ(半価層)と等しい厚さになる単一エネルギーγ線のエネルギー値を示している。

入射するX線エネルギーの上昇に伴い急激にX線吸収の高い部分がある。これはK吸収端と言われるもので，原子の周りに存在する電子(K殻：2個)と入射X線との相互作用により，K殻に存在する電子が跳ね飛ばされると同時に入射X線はすべてのエネルギーを消費するために起こる現象である(光電効果)(図Ⅱ-48A)。またX線エネルギーが低い部分においてもK殻よりも外側のL，M殻との吸収端が見られる。これは臨床上CT画像で言い換えると，人体組織(ここでは水と考える)を基準としているため，K吸収端でのX線エネルギーを使用することによって造影コントラストがよい画像を得ることができることになる。さらにエネルギーが高くなるとX線吸収は徐々に低くなる。これは光電効果の割合が減り，コンプトン効果による影響が大きくなる。コンプトン効果とは，光電効果と同様に入射X線と電子が相互作用を起こし電子を跳ね飛ばす(反跳電子)が，それでもX線エネルギーが残り散乱線としてある方向に飛んでいく現象である(図Ⅱ-48B)。この散乱線と人体を透過したX線エネルギーが高いため，CT画像上造影コントラストは低下していく。

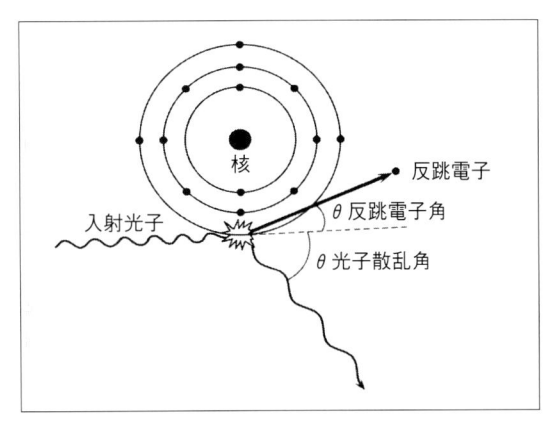

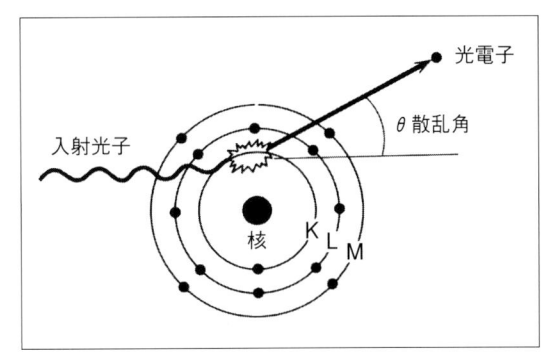

図Ⅱ-48A　光電効果

図Ⅱ-48B　コンプトン効果

(b) X線エネルギーの違いが造影コントラストに与える影響

著者らが日々使用しているCT装置は各社さまざまでいろいろな違いがある。コンセプトの違いにより操作性，画質は特に違いが明瞭に現れている。造影コントラストについても大きな違いがありその因子として，性能(検出器の感度や特性)，画像再構成法，X線エネルギーなどがあげられる。性能や再構成法についてはユーザーが変更，改良することは

表Ⅱ-3　各撮影管電圧，各CT装置における実効エネルギー

管電圧(kV)	GE				Toshiba					
	Hispeed Advantage RP		QX/I		X-Vigor		Aquilion 4		Aquilion 16	
	head	body	head	body	small	large	small	large	small	large
80	39.5	41.2	42.1	45.8	42.1	39.1	41.5	39.4	38	37.2
100	41.2	43.3	46.2	50.3	45.9	43.9	46.3	43	43	41.8
120	46.9	48.5	50.3	55.3	48.5	45.6	48.1	46.3	47	45.3
135					51.4	49.2	51.7	49.7	50	46
140	50.8	53.5	52.4	58.5						

管電圧(kV)	シーメンス					
	Somatom Plus 4		Volume Zoom		Sensation 16	
	head	body	head	body	head	body
80	38.6	46.4	46.1	51.3	47.5	54.1
100	41.5	50.3	48.6	54.7	50.6	58.4
120	46.5	54.9	52.6	61.8	55.3	64.3
135						
140					59.1	66.8

不可能である。前頁に述べたように造影剤はX線エネルギーに大きく影響され，撮影管電圧がそれに相当し容易に変更可能な因子である。ここでは造影CT検査におけるX線エネルギーが造影コントラストに与える影響について述べる[13～19]。

(3) 使用管電圧の違いによる影響

　造影剤のX線エネルギーに対する影響については前頁で説明したとおり非常に大きい。実際の臨床では，撮影条件のなかの管電圧設定がX線エネルギーを決定する項目となり，通常CT検査において管電圧の設定は120kVが一般的である。120kVの実効エネルギーは50keV前後となっている。臨床ではK吸収端より約20keV高いX線エネルギーで撮影していることがわかる。管電圧の設定は，CT装置によって異なるが80kVから140kVまで数種類の管電圧設定が可能になっている。表Ⅱ-3にCT装置の各管電圧の実効エネルギーを測定した1例を示した。80kVでは41.2keVとなりK吸収端に近いX線エネルギーを使用することになる。これは120kVと比較して光電効果によるX線減弱が多くなり，造影コントラストがよくなることを表している。実際の腹部CT検査において各撮影管電圧での造影コントラストの違いは大きく，造影剤のCT値を上げることはSN比のS（signal：信号）を上げることになるため，正常な肝実質でのCT値の比較では低い管電圧のほうが高くなる。特に肝臓の場合，正常組織の中に存在する病変を検出することになる。正常組織と病変はともに造影されるため，いかにその造影剤のわずかな濃染の差を明瞭なコントラストとして摘出することができるかが重要である。血流を模擬したファントムにて撮影管電圧の違いによる血中濃度曲線の違いを測定したところ，120kVに対して100kV

図Ⅱ-49A 各撮影管電圧における造影剤注入速度別の血中濃度曲線

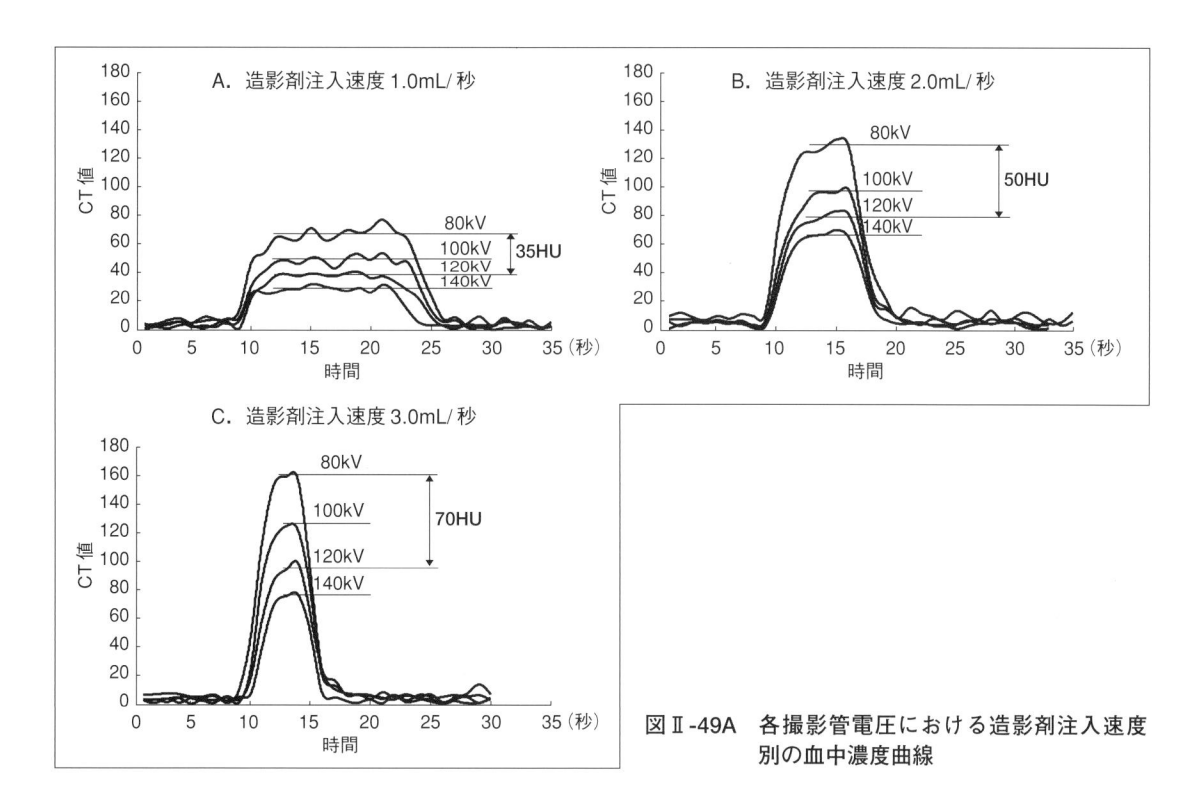

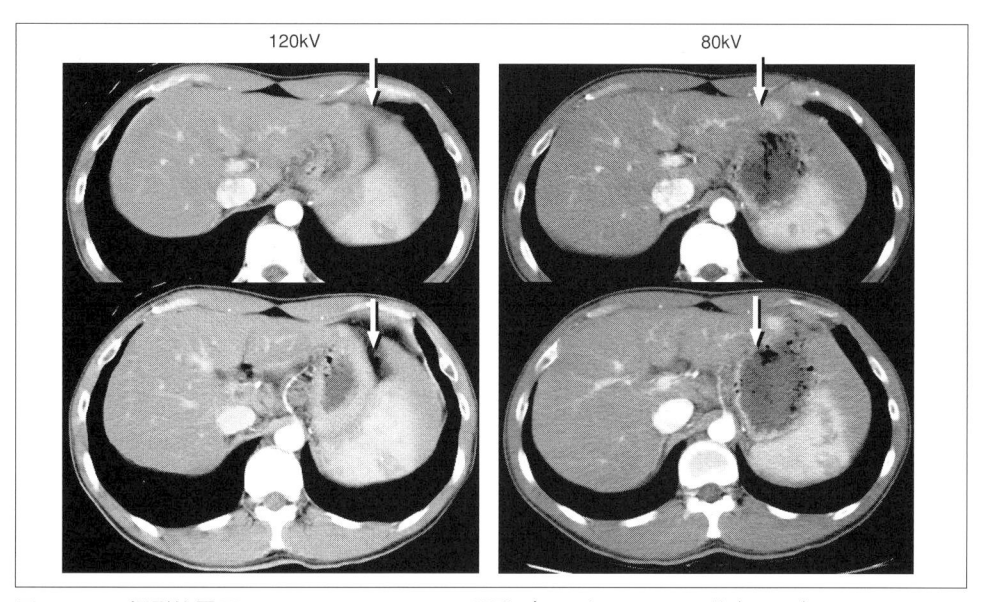

図Ⅱ-50A 撮影管電圧120kV,80kVにおける肝臓ダイナミックCT画像(SDCT)
7mmスライス厚,ヘリカルピッチ1.5,画像再構成関数：soft,300mgI/mL,2.0mL/kg,3.0mL/秒,ディレイタイム：40秒

は1.25倍,80kVは1.85倍のCT値の上昇が起こった。また造影剤注入速度を上げていくとさらにCT値は上昇した。このように管電圧の設定によって造影コントラストは変化することがわかる（図Ⅱ-49A,B,C）。低い撮影管電圧を使用することによってCT値の上

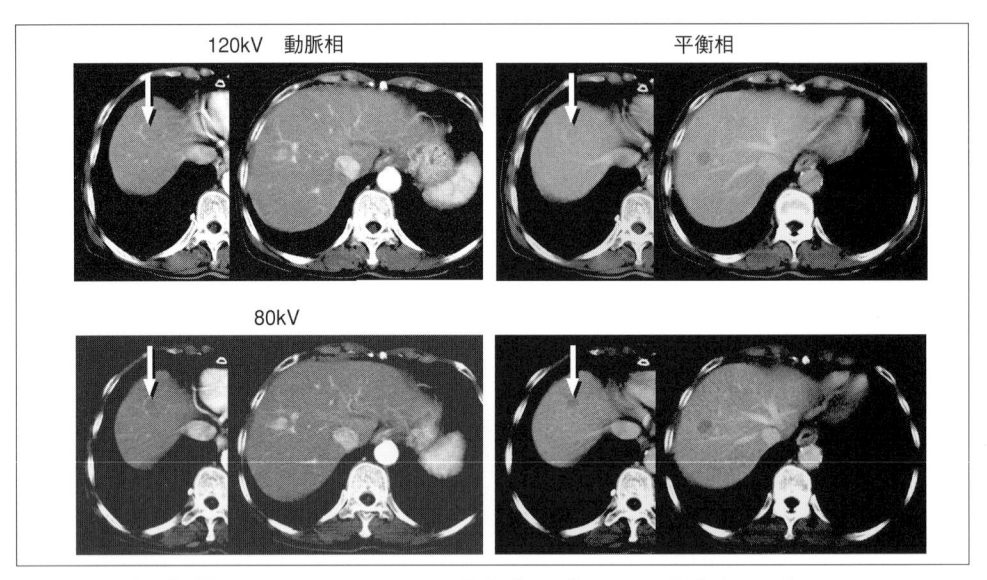

図Ⅱ-50B　撮影管電圧120kV,80kVにおける肝臓ダイナミックCT画像（SDCT）
7mmスライス厚，ヘリカルピッチ1.5，画像再構成関数：soft，300mgI/mL，2.0mL/kg，3.0mL/秒，ディレイタイム：38秒，120秒

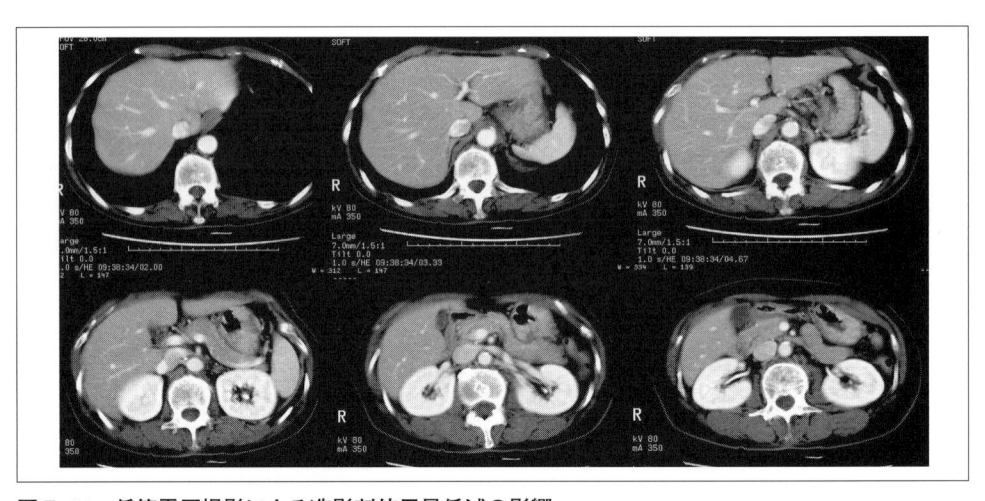

図Ⅱ-51　低管電圧撮影による造影剤使用量低減の影響
80kV，350mAs，7mmスライス厚，画像再構成関数：標準，300mgI/mL，1.0mL/秒，1.3mL/kg，ディレイタイム：100秒

昇を臨床で応用する場合，2つのことが考えられる。1つは，今までと同一造影剤使用量における淡く造影された微小病変の検出である。もう1つは低いX線エネルギーによる造影剤使用量の低減である（図Ⅱ-50A，B）。特にフォローアップ検査では，通常の造影剤総投与量を減らしても造影コントラストは120kVとほぼ同等の画像を得ることが可能である（図Ⅱ-51）[23～25]。

しかし，低い管電圧を用いるとX線透過力が弱くなるため，検出器に入射するX線量

が減少する。またX線検出器は入射X線エネルギーの違いによって検出感度特性が異なるため,画像ノイズの増加が起こる。そのため撮影線量を増加しなければならない。

したがって,撮影管電圧の選定はSN比で信号の増加と画像ノイズの増加の最適化を行い,目的に合わせて設定することが必要である。

(4) 患者の違い(体格)による影響

日常 CT 検査のなかで検査を受けられる患者の体格はさまざまである。体格の小さい,

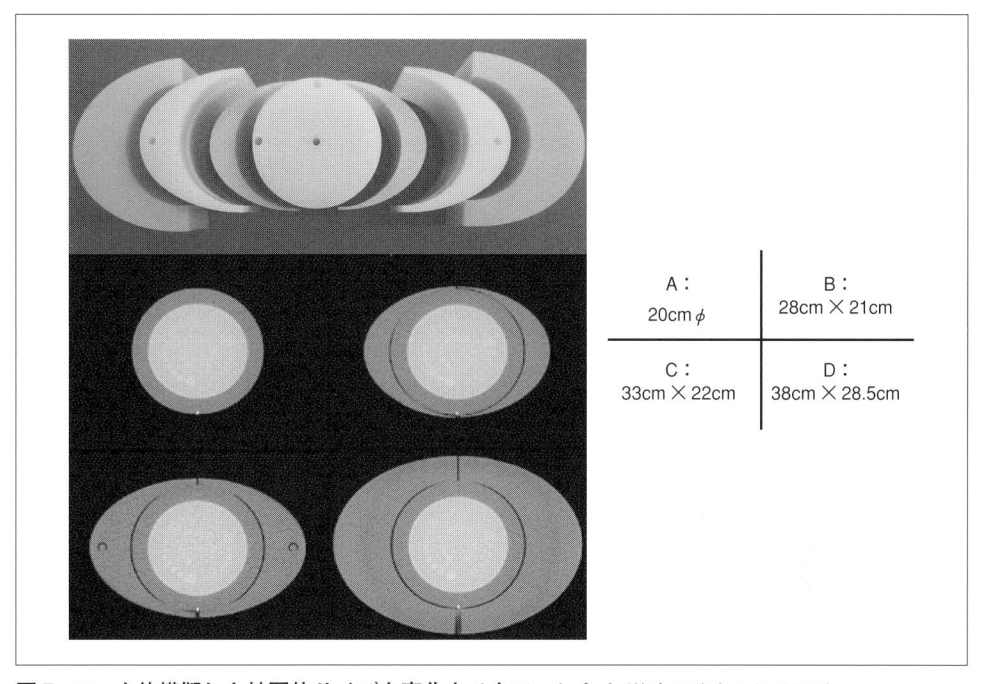

図Ⅱ-52 人体模擬した被写体サイズを変化させたファントム(竹内の論文より引用[25])

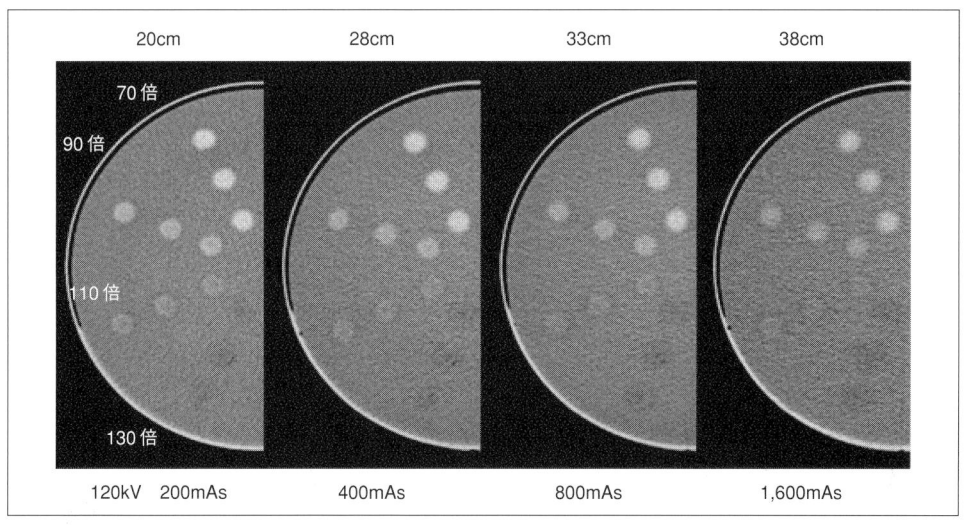

A: 20cmφ
B: 28cm×21cm
C: 33cm×22cm
D: 38cm×28.5cm

図Ⅱ-53 各ファントムサイズの違いによる造影コントラスト

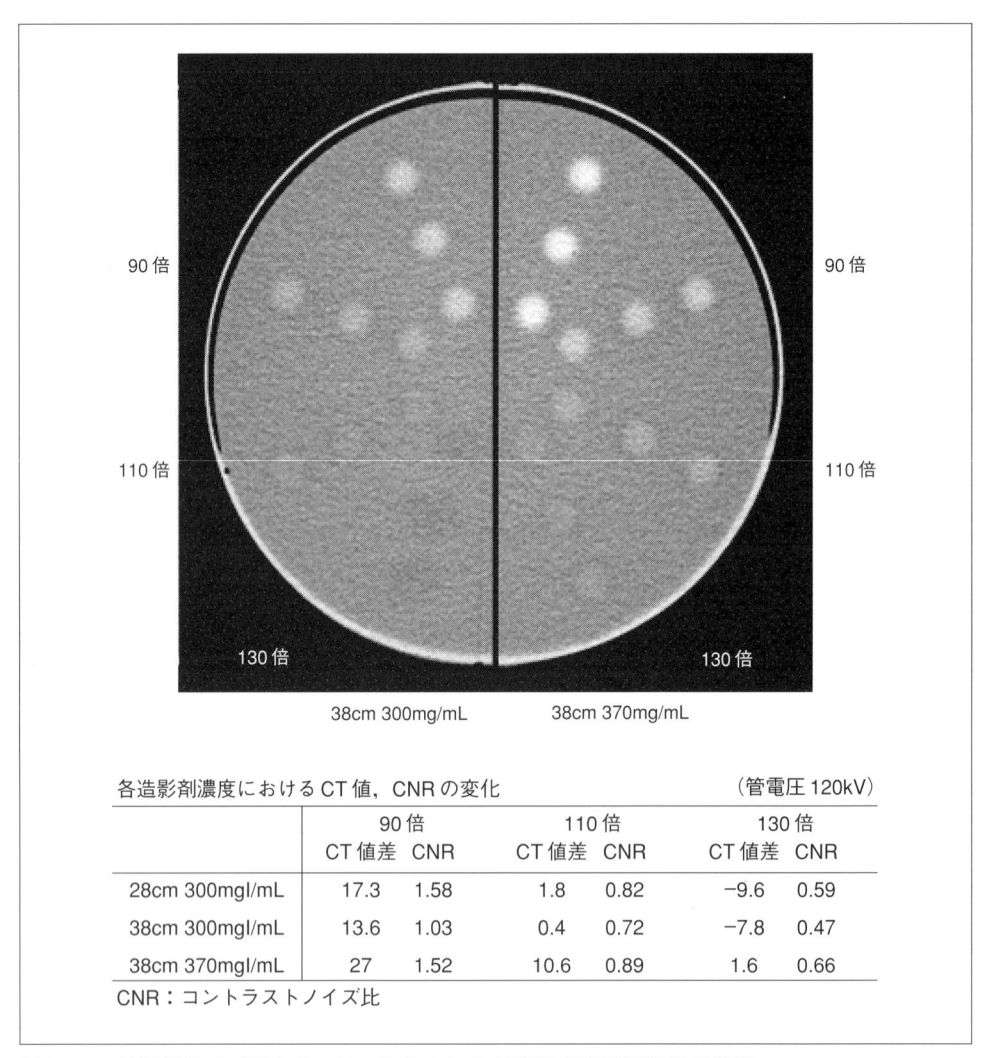

80　Ⅱ．CT造影理論のすべて─基礎編─

各造影剤濃度におけるCT値，CNRの変化						(管電圧120kV)
	90倍		110倍		130倍	
	CT値差	CNR	CT値差	CNR	CT値差	CNR
28cm 300mgI/mL	17.3	1.58	1.8	0.82	−9.6	0.59
38cm 300mgI/mL	13.6	1.03	0.4	0.72	−7.8	0.47
38cm 370mgI/mL	27	1.52	10.6	0.89	1.6	0.66

CNR：コントラストノイズ比

図Ⅱ-54　被写体サイズの大きいファントムによる高濃度造影剤使用の影響

　大きい，また，脂肪の多い，筋肉の多い人など多種多様である．体格により，体内でのX線の吸収，散乱に変化が生じX線エネルギー分布が変化するため造影コントラストの違いとして現れる．

　被写体サイズの違いによる造影コントラストの変化を楕円型ファントムにて測定した結果を示す（**図Ⅱ-52**）．ファントムの中心部としてアクリル20cmの容器に寒天にて各造影剤希釈率の部分と造影剤を入れない部分とを作成して用いた．その周りに人体等価物質のファントムを置き，長径28cm，33cm，38cmの3種類の被写体サイズにおける造影コントラストの変化を測定した．造影剤希釈率70～110倍において被写体サイズが大きくなるにつれて造影剤部分のCT値は下がり，造影剤が入っていない周りのベース部分のCT値はほとんど変化しなかったため，造影コントラストは低下した（**図Ⅱ-53**）．この実験では造影コントラストの変化を調べるために撮影線量はSD値が同一になるように設定したが，実際の臨床では，撮影線量に制限が加わるため，体格が大きい場合には画像ノイズが

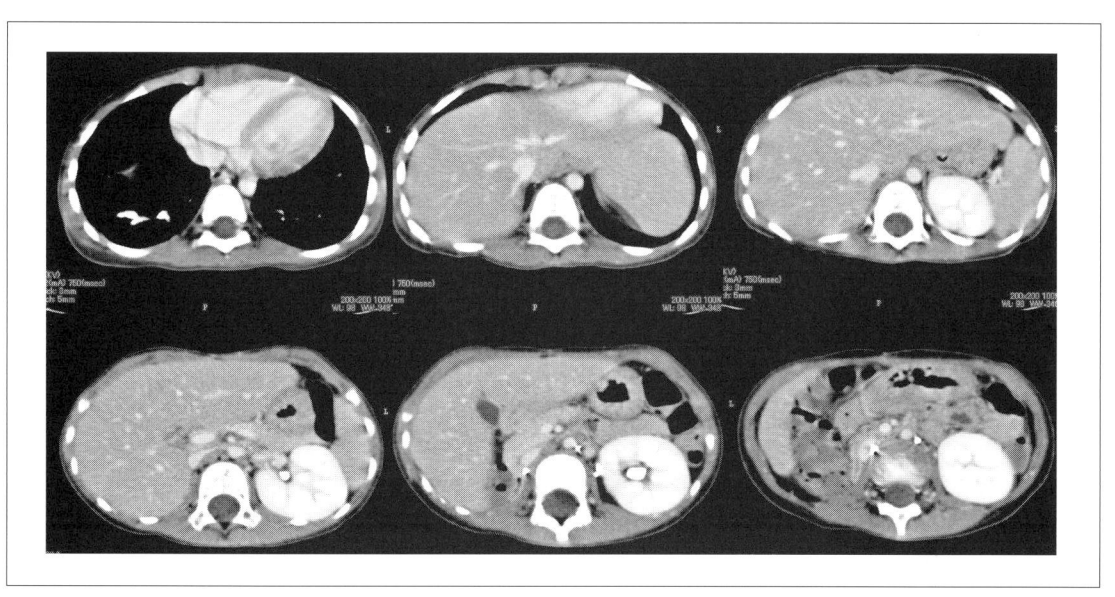

図Ⅱ-55　小児 CT 検査における造影コントラスト（SDCT）
4 歳女児悪性リンパ腫
80kV，150mAs（effective），0.5 秒/rot，5mm スライス厚（0.75mm 検出器幅），B41f，ヘリカルピッチ：0.9，CARE Dose（＋），300mgI/mL，1.2mL/kg，delay time：at the end of the injection

　増加して，さらに造影コントラストを低下させることが考えられる。被写体が大きいまたは筋肉質のような X 線吸収の高い場合，透過してきた X 線エネルギーは，相対的に高いエネルギーが多くなり低いエネルギーの X 線は被写体内で吸収されてしまう（ビームハードニング効果）。さらに被写体を透過し検出器に入射する X 線量が低下するため画像ノイズの増加が起こる。これを臨床に応用すると，ビームハードニング効果による造影コントラストの低下を補うために，高濃度造影剤を使用するか造影剤総投与量を増加することになる（図Ⅱ-54）。また被写体が小さいまたは脂肪のような X 線吸収の比較的低い場合，X 線吸収や散乱が少なく画像ノイズが減少するため造影コントラストは，被写体が大きい場合と比較して高くなる。したがって，低濃度造影剤の使用，造影剤総投与量を減少させることが可能となる。体重と造影剤総投与量の関係は相関関係が成り立ち，比例関係にあることは前項において証明されているが，体重の非常に小さいまた大きい場合の関係は，X 線エネルギーの影響により同様な関係が成り立つことは証明されておらず，決定は非常に難しい[21]。特に小児，乳幼児における造影 CT 検査での造影剤総投与量の決定は被曝線量を低減させることが第一と考えられるため，近年では管電圧 80kV の使用が常識となりつつある[26〜28]。管電圧 80kV の使用は，76 頁で説明したように実効エネルギーが低くなるため造影コントラストは増加する。一般的な大人に比べて被写体が小さく X 線吸収が少ないことから画像ノイズの増加が少ないことを利用して造影剤総投与量を低減することが可能であると考えられる（図Ⅱ-55）。ただしどのくらい造影剤総投与量を低減できるかは使用する CT 装置，性能などにより造影コントラストが変化するため，十分理解したうえで各施設にて考えなければならない。

(5) CT装置の違いによる影響

表Ⅱ-3(76頁)にアルミ吸収法による半価層測定から求めた各CT装置の実効エネルギーを示した。各CT装置によって実効エネルギーが大きく異なっているのがわかる。これは各CT装置間の使用している固有濾過フィルタ(材質，厚さ)，wedgeフィルタ，使用しているX線検出器の検出効率などの違いによるものである。また同一CT装置におけるキャリブレーション領域の違いによっても，使用するwedgeフィルタが異なるため，実効エネルギーが異なる。希釈した造影剤ファントムを各CT装置でスキャンを行い造影剤部分のCT値を測定してみると，すべてのCT装置において撮影管電圧を120kVに設定しても得られるCT値はばらついている。各造影剤の希釈濃度において装置間でのCT値に差が生じ，造影コントラストが異なることがわかる(表Ⅱ-4)。これは臨床で言い換えると，実質臓器においてCT値の低い装置は同一の造影コントラストを得るために造影剤使用量を増やさなければならない。また血管の描出においては造影剤使用量を増やすか注入速度を早くして撮影することになる。注入速度を早くすることは，血中濃度曲線のピーク幅が狭くなり撮影タイミングが限られてくることからMDCTでの検査ではスキャン時間が短いため問題ないが，SDCTでは撮影時間が長いため撮影タイミングを合わせることが重要になる。

このように，原理的にはCT値とは絶対値であるが，現在各装置により異なるために相対的な値としての意味合いが非常に強くなっている。そのためCT装置の違いによって造影コントラストの差が出るのは事実であるが，善悪を評価するものではないことを理解していただきたい。確かにX線エネルギーは，造影コントラストに影響を与えるが使用しているCT装置の特性を知り，どのように造影コントラストを向上させるかが重要である。

(6) その他の因子

造影コントラストに影響するその他の因子としては，スライス厚，画像再構成関数がある。スライス厚が薄くなれば検出器に入射するX線量が減少するため画像ノイズの増加が起こる。3D画像やMPR画像を作成する場合，薄いスライス厚での画像再構成が必須となるため造影コントラストは低下することがわかる。そのため画像再構成関数は軟部組織用(エッジ強調が弱いもの)を用いないといけないことになるため分解能の低下が起こる。

このようにスライス厚と画像再構成関数だけでなく，撮影条件の各項目は密接に関係しており目的に応じた最適化を行わなければならない。

表Ⅱ-4 希釈した造影剤を用いた各CT装置における造影剤CT値の違い

希釈率	a	b	c	d
1/50	129.8	135.5	151	133.4
1/100	70.7	76	86.22	75.8
1/150	40	45.5	53.15	49.5
1/200	29.5	35.7	43.98	35.2

c. ウインドウ幅(window width ; WW)・ウインドウ値(window level ; WL)機能

　造影検査において，造影効果CT値(EU)を考える場合，その検査目的の最終出力方法（利用方法）を考えることが前提になる。大きく分けると，横断面・MPRのように，取得したCT値をウインドウ幅(WW)とウインドウ値(WL)で切り出して使用する場合と，3D-CTAのように，あるCT値で2値化して使用する場合に分けられる。多くの施設では，CT画像を最終的にフィルムに撮影し最終出力として利用する場合が多い。CT装置はX線吸収係数値をCT値に換算し画像データとして持っている。このデータから検査目的に応じ，WW・WLにより切り出したデータをグレイスケール（白から黒に段階的に変化する帯）に従い，輝度信号に変換しモニタに出力する。また，最終的にはフィルムのグレイスケールに従い画像化される。このWW・WLの関係，およびそれぞれが持つ特性から必要CT値(EU)を考えることができる。フィルムに画像化する場合，モニタ信号を10ビット（1024階調）程度に変換し画像書き込みされるが，実際に通常の人がCT画像上で識別可能な濃度は16〜18階調（フィルム濃度0.15）程度である。また，モニタ画面を観察しフィルムに出力するため，濃度管理はしっかりとする必要がある。図Ⅱ-56はWW・WL

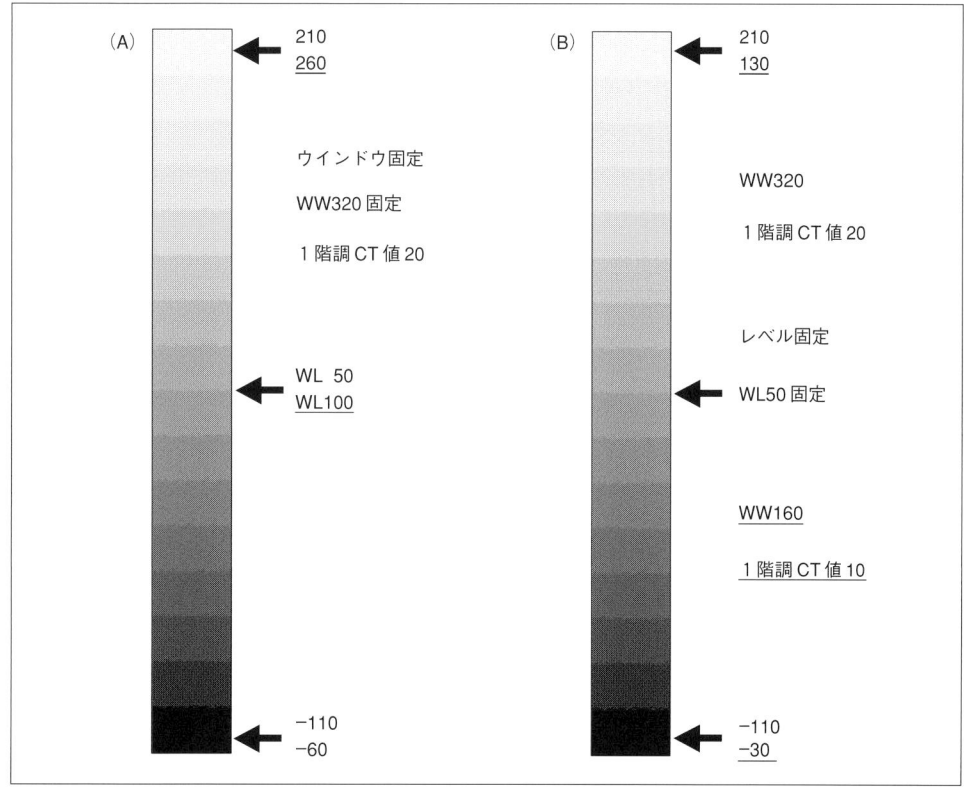

図Ⅱ-56　グレイスケールとWW・WLの関係
WWを変化させることで，1階調に丸められるCT値が変化する。

を変化させた場合のグレイスケールとCT値の変化をまとめたものである。グレイスケールは常に一定であるため，WW・WLを変化させた場合，WLで指定したCT値がグレイスケール中央の濃度となる。また，グレイスケール最大濃度CT値（白）はWW/2 + WLとなり最小濃度CT値（黒）はWW/2 − WLとなる。それを超したCT値はすべて同一濃度の白または黒となり表示不可能となる。

　WWを一定とし，WLを変化させると，表示できるCT値範囲は常に一定となり，WLで指定したCT値を中心に，±同量CT値（WW/2）となる。また，WWに変化がないため1階調当たりのCT値量に変化はない（図Ⅱ-56A）。

　WLを一定としてWWを変化させると，WW値に関係なくWLで指定したCT値がグレイスケール中央の濃度となり，WLで指定したCT値を中心に±同量CT値（WW/2）が増減する。また，WWの値により1階調当たりに丸められるCT値が変化する（図Ⅱ-56B）。これが造影検査において大変重要な点であり，WWの値により造影効果をどの程度確保する必要があるのかを決定する絶対値として使用できる。

(1) 検査目的から見たWW・WL

　図Ⅱ-57は頭部CT画像のWW・WLを変化させた場合のグレイスケールとCT値の関係である。頭部CT画像では，通常白質・灰白質をフィルム上で識別できるよう撮影するが，白質・灰白質はCT値5程度の差でしかない。これをフィルム上で表示するためには，1階調をCT値5にする必要があるため5 × 16 = 80から，WWを80程度に絞る必要がある。これに伴い画像SDを±5以下にする必要があるため，十分な線量が必要になる。

　体幹部CT画像はCT画像中表示する組織のCT値が広い範囲に分布しており，検査目

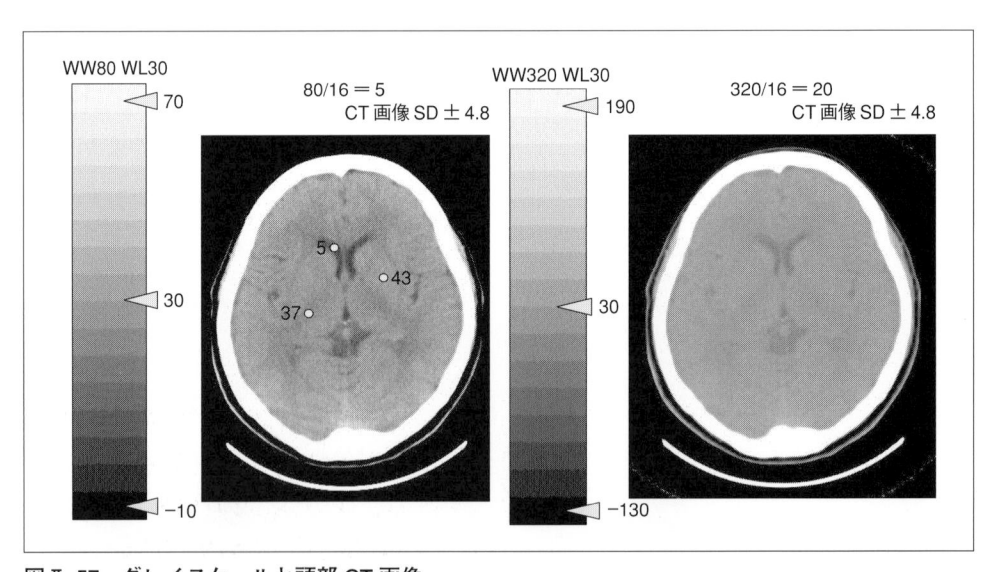

図Ⅱ-57　グレイスケールと頭部CT画像
目的によりWWを変化させるが，不必要なWWの増加は組織間コントラストを低下させる。適切なWW設定が情報を最大限引き出すことができる。

3. 造影剤使用量の適正化　85

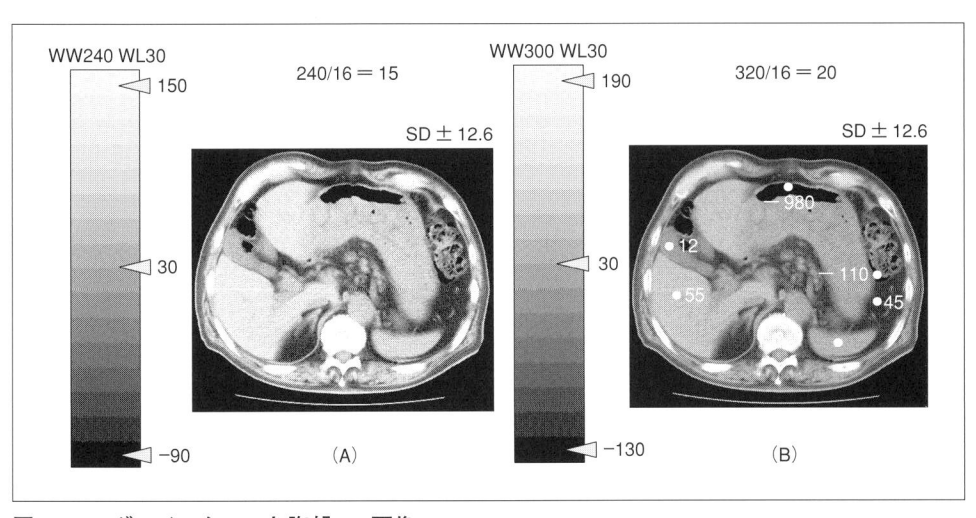

図Ⅱ-58　グレイスケールと腹部 CT 画像
腹部 CT 画像では，肝臓のような実質臓器質的診断を目的とした場合，WW を小さくすることで組織間コントラストをつけることができる。また，腹部全般を観察するような目的では WW を広めに設定する必要があるが，これにより 1 階調に丸められる CT 値が大きくなるため，造影剤による造影効果も高くしなくてはならない。単に腹部検査ということだけで，造影剤使用量を決めては間違いである。また，線量においても検査目的により適正化する必要がある。

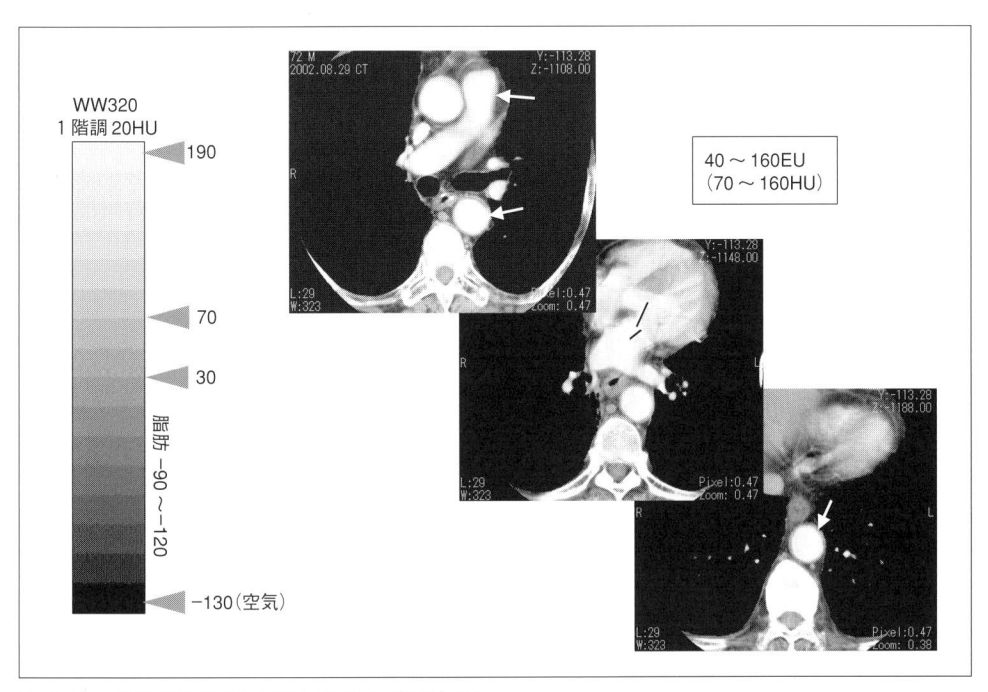

図Ⅱ-59　縦隔部造影検査における造影剤使用量
縦隔部は脂肪と空気を画像上で判別する必要がある。この場合，少なくても WW320 程度必要である。WW320 から 1 階調 20EU の造影効果が必要となり，造影効果を認めるためには，2 階調 40EU の効果が必要となる。また，この場合最大 CT 値が 160EU となるため，造影効果が 160EU を超えた分については不必要となるが，対象とする血管径が細い場合，パーシャルボリュームにより CT 値が降下するため大血管系での使用量より増加させる必要がある。このように，対象とする大きさにも注意が必要となる。また，パーシャルボリュームは使用スライス厚により大きくその関与が変化する。

的に応じWW・WLを変化する必要がある（図Ⅱ-58）。造影検査において，肝臓など実質臓器の質的診断ではWWを狭め，できるだけ少ないEU差を表示させるが，縦隔部・腹部全体を検査目的にした場合，空気（ガス）と脂肪の判別が必要となるため広めのWWを使用する。今仮に腹部CT画像をWW160で画像撮影したとすると，160/16 = 10となる。また，同じ画像をWW320で画像撮影する場合，320/16 = 20となる。WW160を基準とした場合，WW320では2倍の造影効果が必要となる。

　フィルム撮影する場合のWWは画像のSDに大きく左右される。少ない造影効果を可能な限り眼に見える状態としようと考えても画像のSDが悪ければWWを小さくすることができない。SDとWWの関係は，ほぼSD × 16 = WWが最低使用可能WWとなる。このことから，造影剤使用量適正化を図るには線量の適正化が必要となり，使用ヨード量と線量は反比例の関係にある。また，視覚評価法により造影効果判定はWW理論を十分考慮しなければ無意味となりかねない。なお，WWを大きくすると1階調中のCT値が増し，結果としてコントラストを落とすことになるため安易にWWを大きくすることは避けるべきである。

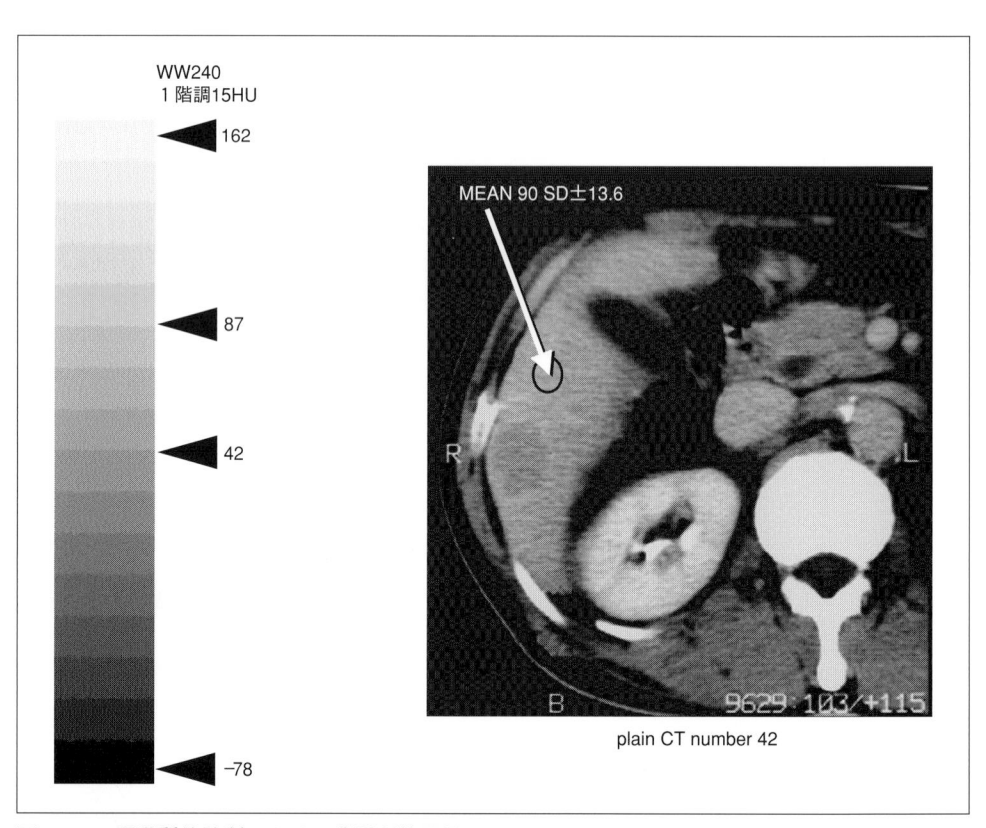

図Ⅱ-60　肝臓質的診断における造影剤使用量
実質臓器質的診断では疑う病変・病期により造影剤による造影効果能が変化する。また，各パラメータの関与により動脈におけるCT値安定性に問題があり適正化は難しい。しかし，平衡相における造影効果は体重と使用ヨード量により決定されるため，WW理論が使用可能となる。平衡相より導き出されたヨード量をいかに動脈相で使用するかである。

(2) フィルム撮影から見た造影濃度

(a) 形態診断(存在診断)

造影剤により CT 値が上昇しすぎるときは，WW・WL により画像濃度補正し検査目的に合わせた画像とする。しかし，このことは造影剤の過剰投与からくる結果ともいえる。図Ⅱ-59 は縦隔部造影検査とグレイスケールの関係である。画像上脂肪と空気の判別が必要となるため WW を 320 とした場合，最大 CT 値は 320/2 + 30 = 190 となり，190 以上の CT 値はすべて同一濃度になる。これから造影剤による CT 値増加分(EU)は 190 − 30 = 160 となり，この値を超さない造影剤量を投与すればよい。また，最低でも血管と認識するためには 2 階調分の EU が必要となる。このことから，WW320・16 階調では 1 階調分が 320/16 = 20，2 階調分 20 × 2 = 40EU が最低必要 CT 値(EU)となる。

(b) 質的診断

質的診断において動脈相での動脈 CT 値は 2 次的な結果と考えられる。これは，動脈相での動脈 CT 値を目標値としても多くのパラメータにより動脈 CT 値が変化するため，絶

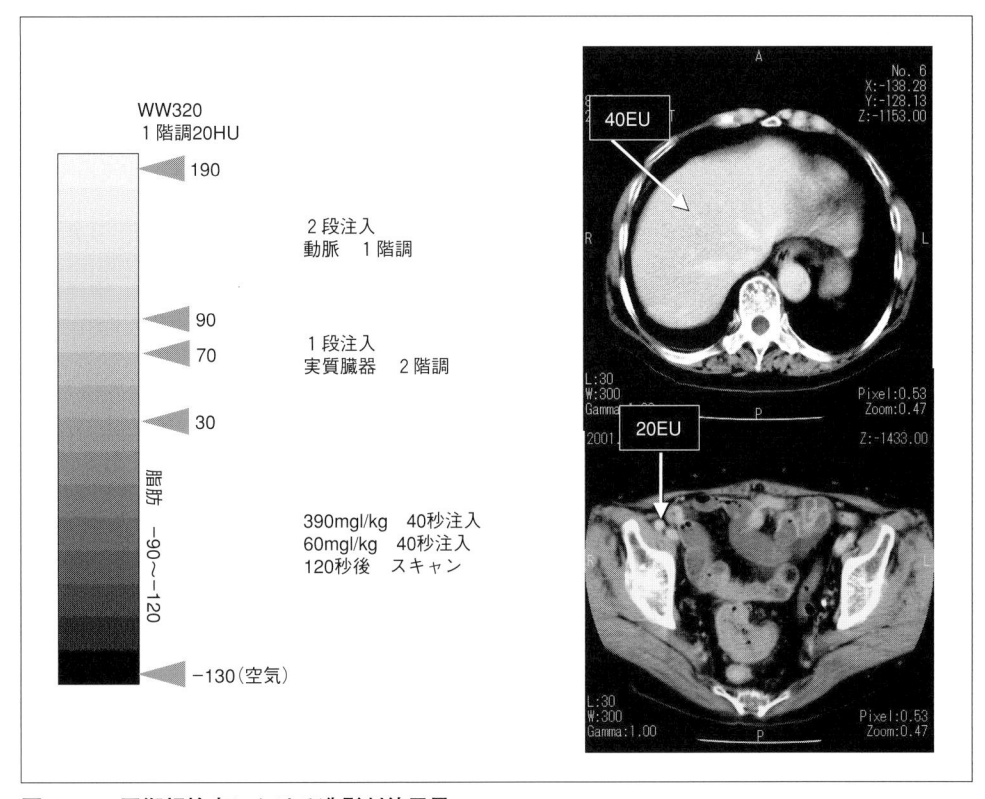

図Ⅱ-61 平衡相検査における造影剤使用量
平衡相存在診断では，時間的スケールで造影効果を見るのではなく，造影効果の有無を検出する。このため，全体に均一な造影効果を与える必要があるため動脈相成分を極力避ける必要がある。このため，ゆっくりと時間をかける注入方法では動脈相成分が関与するため亜急速注入後，休止時間をとることで動脈相成分を排除し均一な造影効果を得る。なお，休止時間後動脈相成分が関与しない程度の少量の造影剤投与により，動脈 CT 値を上昇させることで画像上動脈の同定がしやすくなる。

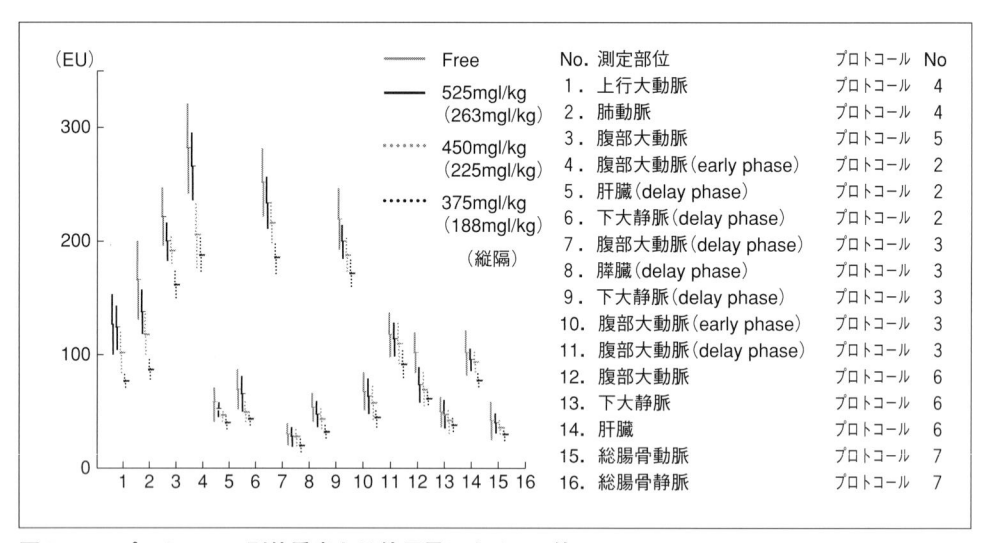

Ⅱ．CT造影理論のすべて─基礎編─

図Ⅱ-62 プロトコール別体重当たり使用量によるCT値
（1994:RSNAより）

凡例:
- Free
- 525mgI/kg (263mgI/kg)
- 450mgI/kg (225mgI/kg)
- 375mgI/kg (188mgI/kg)
- （縦隔）

No.	測定部位	プロトコール No
1	上行大動脈	プロトコール 4
2	肺動脈	プロトコール 4
3	腹部大動脈	プロトコール 5
4	腹部大動脈(early phase)	プロトコール 2
5	肝臓(delay phase)	プロトコール 2
6	下大静脈(delay phase)	プロトコール 2
7	腹部大動脈(delay phase)	プロトコール 3
8	膵臓(delay phase)	プロトコール 3
9	下大静脈(delay phase)	プロトコール 3
10	腹部大動脈(early phase)	プロトコール 3
11	腹部大動脈(delay phase)	プロトコール 3
12	腹部大動脈	プロトコール 6
13	下大静脈	プロトコール 6
14	肝臓	プロトコール 6
15	総腸骨動脈	プロトコール 7
16	総腸骨静脈	プロトコール 7

表Ⅱ-5 シングルスライスCT(SDCT)用プロトコール

プロトコール	主検査部位	可変定数	注入時間（秒）	注入遅延時間（秒）	スキャン開始時間（秒）	使用造影剤量（mgI/Kg）
1	肝臓・膵臓	0.3	30		30 / 70 / 180	450
2	肝臓	0.3	35		30 / 180	450
3	膵臓	0.3	50		35 / 180	450
	腎臓・頸部	0.3	50		35 / 180 or 300	375
4	縦隔	0.5	45		35	250
6	頸部	1	40			315
		1	40	70	100	60
	上腹部	1	40			390
		1	40	70	100	60
7	下腹部(1)	1	50		50	525
		1			180	
	下腹部(2)	1	40			465
		1	40	90	120	60
8	ヘリカル×1（広範囲）	1	40			390
		1	検査時間＋10	70	100	60
	ヘリカル×3	1	40			315
		1	40	70	100	60
		1	40		30	60
			40		30	60
9	静脈系	1	180		210	525

対的な指標には成り得ないからである。一方，平衡相での肝臓 CT 値は体重当たり使用ヨード量により変化する。このため，平衡相肝臓 CT 値は絶対的指標と成り得る。図Ⅱ-60は肝臓の質的診断法での平衡相画像である。厳密には体格に等価な水ファントムを検査時と同じ条件（スライス厚・ヘリカルピッチ・線量）により撮影した画像の SD をもって決定する必要があるが，極力均一に染まっている肝臓正常部位での CT 値を使用しても大きな誤差はない。図Ⅱ-60 の場合 SD ± 13.6 から，これを画像化する場合最低 2 階調以上の差が必要となるが安全を取り 3 階調分の EU を確保する必要がある。これから，最低 CT 値増加分が 13.6 × 3 = 40.8EU となる。また，SD × 16 より 13.6 × 16 = 218 となり，この画像を撮影する場合 WW218 で撮影することが必要である。

(c) 平衡相

リンパ腫など全身的検査が必要な場合，平衡相での検査を 1 回のみ行う場合が多い。脂肪と空気を判別できるよう撮影 WW を 320 とすると，1 階調 320/16 = 20 となる。図Ⅱ-61 のように第 1 注入において実質臓器を 2 階調分上昇させる必要があるため，40EU 必要となる。次に第 2 注入として動脈の CT 値を上昇させ画像上で識別しやすくするため，

表Ⅱ-6 マルチスライス CT（MDCT）用プロトコール

プロトコール	主検査部位	可変定数	注入時間（秒）	注入遅延時間（第1注入が0）	スキャン開始時間（秒）	使用造影剤量（mgI/kg）
1	肝臓・膵臓	0.3	35		30	450
					60	
					180	
2	肝臓	0.3	35		30	450
					180	
	肝臓＋全腹部	0.3	35		35	450
					120	
3	膵臓	0.3	35		35	450
					180	
	腎臓・頸部	0.3	35		45	375
					180	
4	縦隔	0.5	45		35	225
5	3D-CTA	0.5	50		インジェクター同期＋PR	450
6	頸部	1	40			315
	（平衡相）	1	40	70	100	60
	頸部〜骨盤	1	40			390
	（平衡相）	1	40	70	100	60
7	下腹部(1)	1	50		50	525
					180	
	下腹部(2)	1	40			465
	（平衡相）	1	40	90	120	60
8	静脈系	1	180		210	525

少量の造影剤を注入する。この場合，1階調分上昇させれば十分識別可能となるため，20EU上昇させるのに必要な造影剤量を注入する。なお，均一に造影効果を与えるにはゆっくりと造影剤を注入した場合，動脈相成分が影響する。このため亜急速注入後，休止時間を入れることで均一な平衡相となる。

(d) 3D-CTA

3Dは形態診断であり，十分な造影効果を得る必要がある。しかし，造影剤過剰投与は身体的負荷からも避けるべきである。3D画像を造影から見た場合，増加CT値(EU)および画像SDに画質が左右される。SDは多くのパラメータにより左右されるが，SDが造影剤使用量に大きく関与する。

(3) 使用ヨード量の適正化

TDCの再現性はY軸にあたるヨード量と，X軸にあたる注入時間で成り立つ。初めにX軸にあたる注入時間および検査開始時間を検査目的別にプロトコール化する。このとき，使用CT装置性能により検査時間が左右されるため，想定検査範囲に対するスライス厚を決定し，平均体格に対する線量を水ファントムより求めることによりSDが求められる。このデータから作成した検査プロトコールにより，臨床において体重当たりヨード量を変化させプロトコールごとに測定点を決定しておき，増加CT値(EU)データを取得する。図Ⅱ-62は実際に求めた当施設のプロトコール別体重当たりヨード量である。このデータから先に求めておいたSDより必要増加CT値をヨード量に変換する。なお，質的診断法ではこの方法により求めたヨード量を何秒で注入するかは装置性能に依存するため，結果より注入時間にフィードバックさせることで動脈相での検出能を決定する。表Ⅱ-5および表Ⅱ-6はこの方法により作成した当施設でのSDCT用プロトコールと，MDCT用プロトコールである。

4. 撮影タイミングの適正化

a. TDC同一化の意義およびポイント

TDCについて述べてきたが画像診断において必要不可欠な条件として再現性がある。一般撮影系において胸部撮影・骨撮影では撮影側として，フィルム濃度(フォトマル)およびポジショニングにより日常的に再現性を得るよう努力している。また，読影側でも常時一定レベルの画像を必要としている。この一定レベルには，病変を見つける・その病変の質を判定する，そしてその病変の経時的変化が含まれる。このどの項目においても再現性が関わっている。ではCT造影検査においてはどうか。ヘリカルCTが世に出現するまでCT検査は時間がかかるものとの認識があった。この検査時間と再現性には密接な関係があり，当時のCT装置性能では再現性を犠牲にしてでも，先に述べた「病変を見つける」に全精力を注ぐ必要があった。その後，ヘリカルCT装置の出現を見たが造影検査においてその流れが完成されていたため，マルチスライスCTが出現した現在までその考え方が

継続している。現在のマルチスライスCT装置性能をもってすれば「病変を見つける・その病変の質を判定する，そしてその病変の経時的変化を観察する」を満たしてもまだ余りある。CT造影検査も間違いなく画像を伴う。しかるに，その余りある性能を再現性に傾けてはどうか。再現性を考えるにあたりどうしても避けて通れないのが描出能（検出能）である。造影剤使用量を多くすればそれなりに造影効果は高くなり，見えないものが見えるようになる。しかし，現在の描出能は造影理論を理解せず量の勢いで行っている可能性がある。今の医療において適正化は必須事項であるが，造影剤使用量の適正化は再現性を考慮しなければ達成不可能である。適正化を施行するにあたり，想定した病変を検出するために必要な量との考え方から導き出す適正化理論もあるが，今回はCT画像をもとにした適正化理論を述べる。

(1) 被検者間での再現性

図Ⅱ-63はシングルスライスCT（SDCT）により肝臓質的検査法で撮影した画像である。現在，同一検査目的の場合，通常検査時間固定での検査法を施行するが，このとき重要なことはTDCが同一であることが前提である。図Ⅱ-64はこの方法とヨード量一定とし注入時間を変化させたTDCである。肝臓質的検査目的において造影注入方法が施行者側の考え方やそのときの気分でそのつど変わっていたら図Ⅱ-63の画像を常時得ることは不可能である。被検者間での再現性において注入時間と検査タイミングをそろえる必要がある。

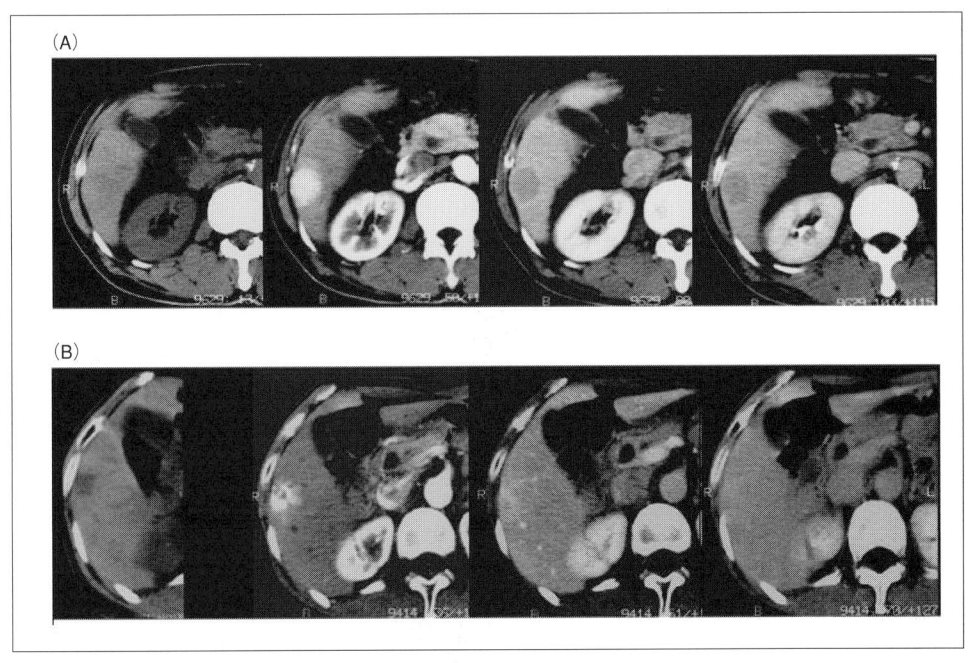

図Ⅱ-63　SDCTによる肝臓質的診断
(CT装置:900S　5mm 7.5mm/秒，撮影タイミング：造影前・30秒・70秒・180秒，造影剤使用量：450mgI/kg)
(A)肝細胞癌　体重55kg　24.8gI（300mgI 82mL）
(B)肝血管腫　体重62kg　27.9gI（300mgI 93mL）

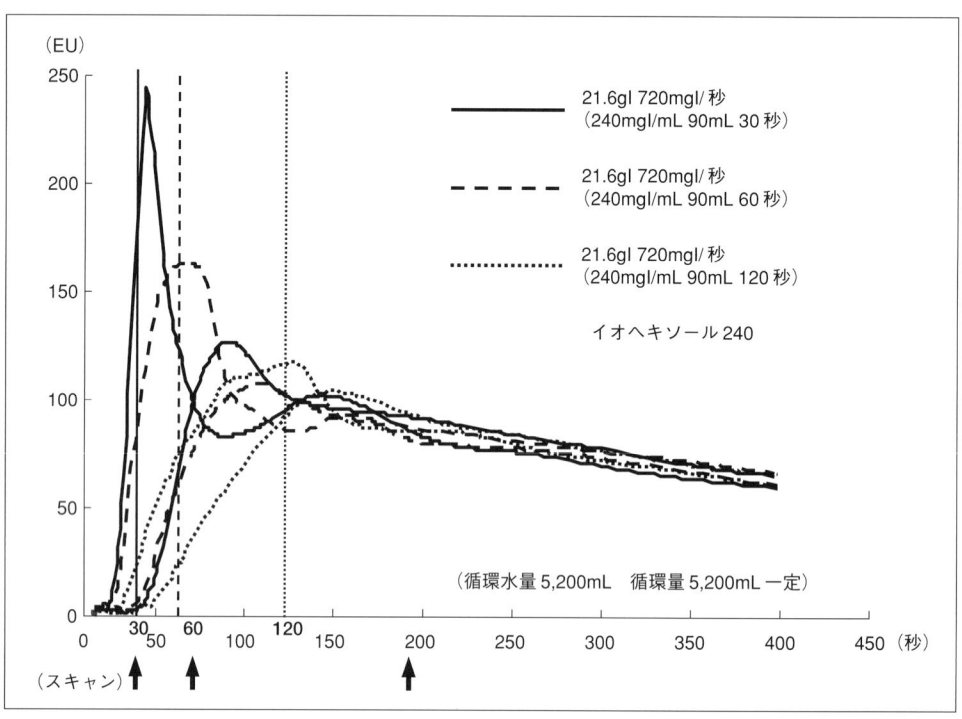

図Ⅱ-64　検査開始固定法とTDC

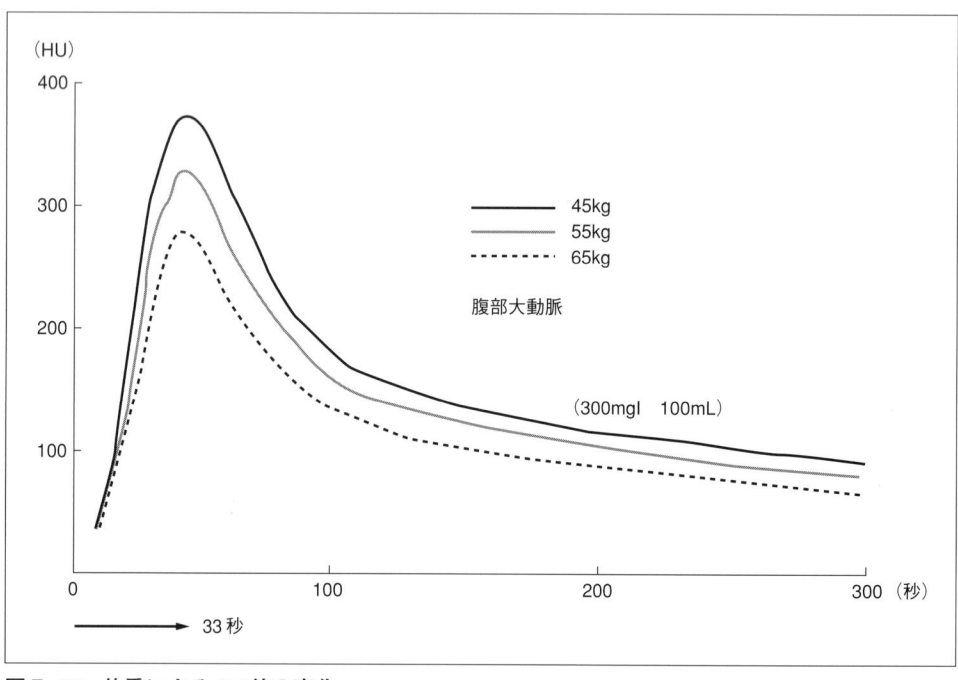

図Ⅱ-65　体重によるCT値の変化
（ノンヘリカルCT装置によるテーブル固定ダイナミックスキャンによる）

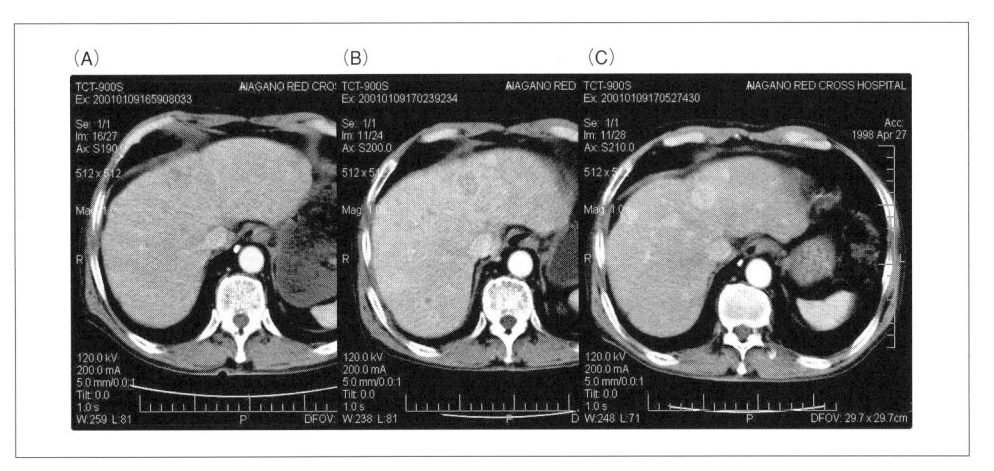

図Ⅱ-66　肝転移（胃癌）の経時的変化
CT装置：900S　5mm　7.5mm/秒
撮影タイミング：30秒
造影剤使用量：450mgI/kg
（A）1997/11/03　体重：65kg　29.3gI
（B）1998/01/09　体重：60kg　27.0gI
（C）1998/04/27　体重：50kg　22.5gI

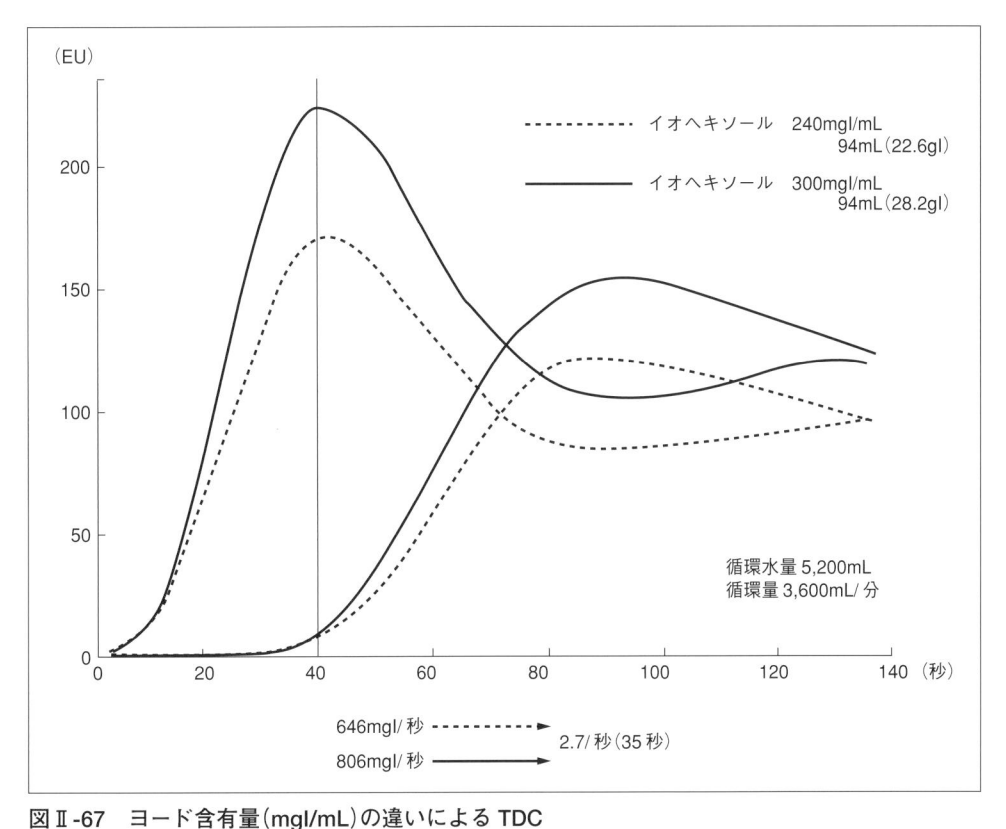

図Ⅱ-67　ヨード含有量(mgI/mL)の違いによるTDC
現在多く実施されている使用量(mL)と注入速度(mL/秒)を中心に考えた方法では，TDCが変化する。

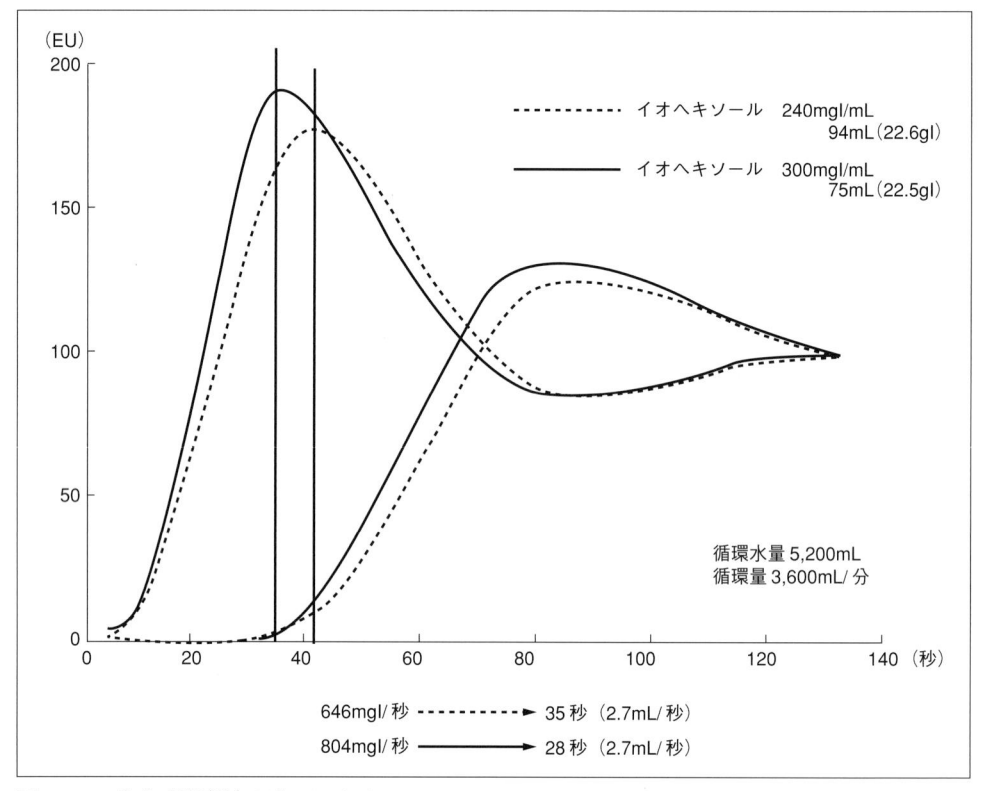

図Ⅱ-68　注入時間（秒）の違いによるTDC
使用ヨード量を同一にした。
使用量が違う。これにより，注入速度を固定すると注入時間が変化するためTDCが変化する。

(2) 同一被検者間での再現性

　図Ⅱ-65は使用ヨード量および注入時間を一定とし，ノンヘリカルCT装置で行ったテーブル固定によるダイナミックスキャンのデータを体重によりまとめたものである。体重が軽いほどCT値が上昇し，造影剤による造影効果が体重に依存している。図Ⅱ-66は同一被検者の変化を経時的に撮影したものである。5か月で15kgの体重低下を認めたが，使用ヨード量一定で検査していた場合，この結果を病期進行により造影効果が上昇しているとみるのか。それとも体重低下による造影効果上昇とみるのか。当施設では体重でヨード量を変化させており，図Ⅱ-66の結果から病期進行による造影効果亢進とみるはずである。同一被検者間の再現性では使用ヨード量と注入時間をそろえる必要がある。

　再現性と適正化は分けて考えられないが，造影検査における再現性はいかにTDCをそろえることができるかである。また，TDCをX軸方向（注入時間）だけそろえても再現性は得られず，Y軸方法（CT値：使用ヨード量）もそろえて初めて再現性が得られる。

(3) 再現性を得るための注入方法

　図Ⅱ-67は注入時間（秒）・体重（kg）・使用量（mL）を一定として造影剤濃度（mgI/mL）の違う造影剤を使用したTDCである。このTDCの見方を少々変えると，注入速度（mgI/秒）

である単位体重・時間当たりのヨード量が違うことから，使用ヨード量(gI)・注入時間(秒)を固定とした現在多くで実施されている注入方法とみなすことができる。このTDCをそろえることができる注入方法が再現性を得るための方法となる。この図から，注入時間35秒一定となっているため最大CT値到達時間(秒)がそろっているが，使用量(mL)は一定だが使用ヨード量(gI)が違うため，最大CT値が変化している。この使用量(mL)をそろえるのではなく使用ヨード量をそろえる必要がある。図Ⅱ-68は使用量(mL)ではなく使用ヨード量(gI)をそろえ，注入速度(mL/秒)を一定としたものである〔ただし，注入速度(mgI/秒)で見ると違っている〕。造影剤濃度(mgI/mL)が違うため使用ヨード量(gI)をそろえると，使用量(mL)が違うのに注入速度(mL/秒)を一定としているため，注入時間(秒)が違うため最大CT値到達時間がそろわなくなった。また，使用ヨード量(gI)を一定としたため，最大CT値がそろってきている。図Ⅱ-69はこの違っていた注入時間(秒)をそろえるため，注入速度(mL/秒)を変化させた。これにより，TDCをそろえることができた〔このとき，注入速度(mgI/秒)がそろっている〕。このことから，TDCの再現性を得る注入方法として，体重当たりヨード使用量(mgI/kg)・注入時間(秒)を一定とすることで再現性を得ることができる。

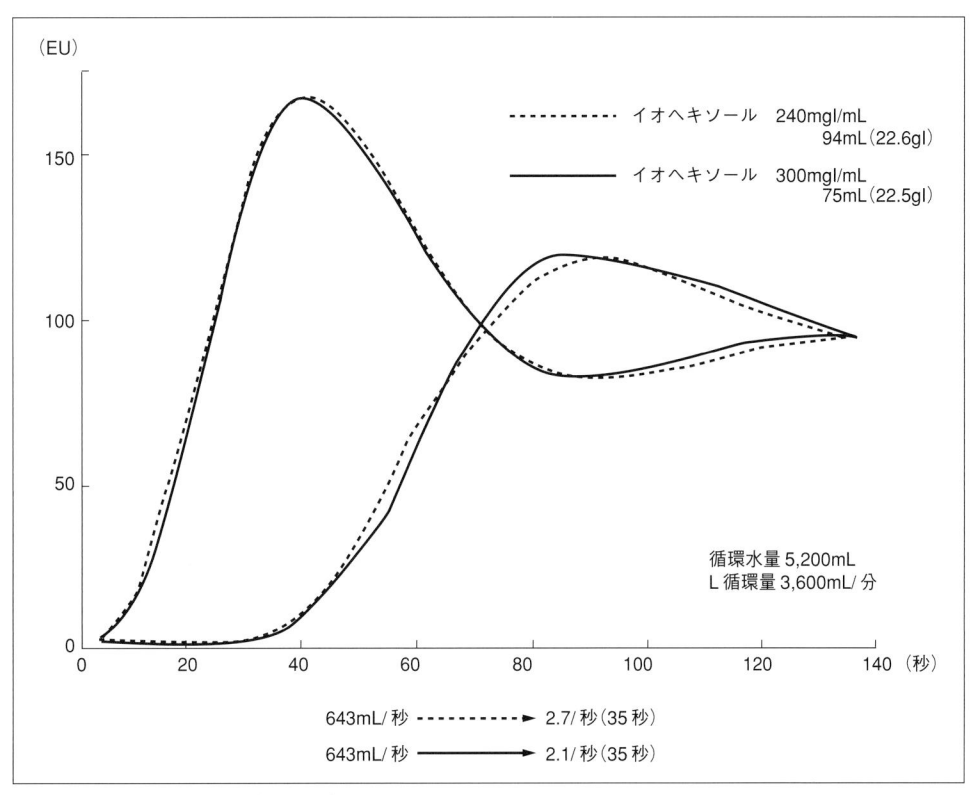

図Ⅱ-69 フローレート(mL/秒)の違いによるTDC
ヨード量一定・注入時間一定にすることでTDCを一定にできる。

b. 撮影タイミングの予測

近年，ルーチン検査で使用されるようになったマルチスライスCT（MDCT）は，シングルスライスCT（SDCT）と比較して広範囲を短時間で撮影可能となったことから撮影タイミングの厳密な設定が要求されるようになった。適正なタイミングを設定することで診断能の高い情報が得られる反面，タイミングを誤ると全く無意味な検査になりかねない。特に肝臓や膵臓などで代表される動態機能検査（dynamic study）や血管系の3D-CTではその影響を強く受けることになる。

造影CT検査において撮影タイミングを設定する方法には，固定法[29]，test bolus injection法[30〜32]，computer-assisted bolus tracking法[33,34]がある。また，computer-assisted bolus tracking法には画像やグラフでリアルタイムに，ある位置のCT値をモニタリングしながら，定めた閾値（threshold）を超えたところで手動によって撮影を開始するsemiautomatic bolus tracking法[35]，visual cue triggering[36]とthresholdを超えた時点で自動的にスタートするautomatic bolus tracking法[29,37〜40]やautomated ROI threshold triggering[36]，real-time bolus tracking法[41]がある。

(1) test bolus injection法

test bolus injection法とは，本検査とは別に10〜20mLの造影剤を本検査と同一の注入速度で注入し，同一断面を低線量で連続的にスキャンして大血管におけるCT値の経時的

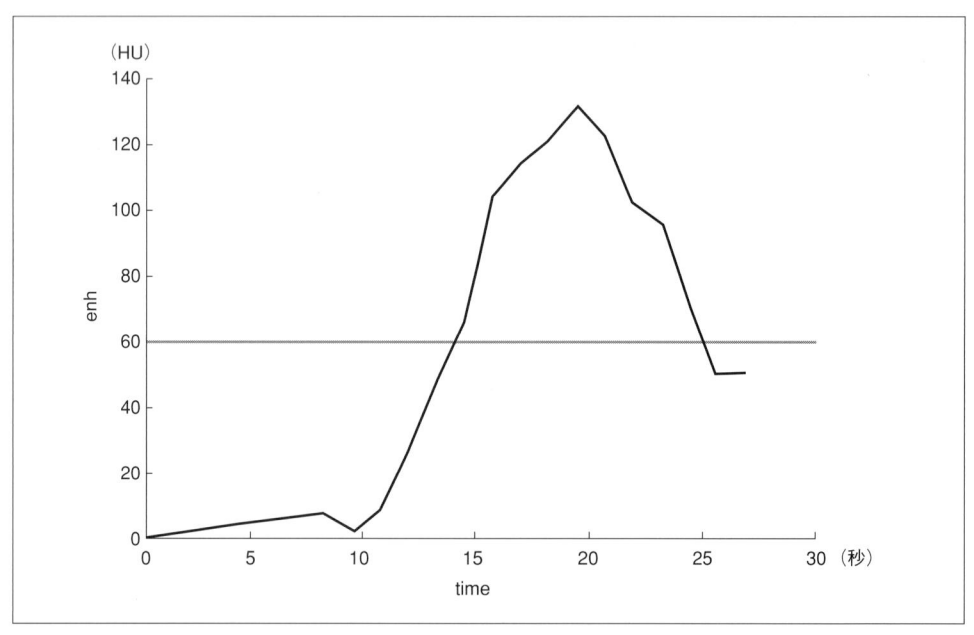

図Ⅱ-70　test bolus injection法によるTDC（SIEMENS CARE bolus）
test bolus injection法で得られた腹部大動脈腹腔動脈分岐部レベルのTDC。
20mLの造影剤を2.0mL/秒で注入。
このグラフより造影剤到達時間が約10秒であることが読み取れる。

変化(図Ⅱ-70)をモニタリングする方法のことである。この方法は，モニタリング機能や専用のソフトウエアを有していない装置でも利用可能であるが，造影剤の総使用量の増加，検査時間の延長などが生じてしまう。また，投与された造影剤が本検査で腎盂，尿管に排泄され，障害陰影となることもある。

詳細については，「造影剤の動態を知るTDCの成り立ち」の項でふれるが，このtest bolus injection法でとらえられる因子は，モニタリングした位置での造影剤の到達時間のみであってピークの時間は一致するものではない。

(2) computer-assisted bolus tracking法

この方法には，前記したようにsemiautomatic bolus tracking法とautomatic bolus tracking法があり，本検査の一連として，ある目的断面のCT値変化を経時的にモニタリングしてthresholdを超えたところから撮影を開始する方法である。両者は，スタートする手段が違うのみで基本的には同一の使用がなされ，本検査の一連で行うためtest bolus injection法のように造影剤の総使用量の増加や検査時間の延長などが生じることはない。しかし，専用の機能(モニタリング機能や専用のソフトウエア)が必要であり，また，造影剤注入開始10秒程度から低線量スキャンを行うため注入時の造影剤漏出の監視が十分にできないという問題がある。

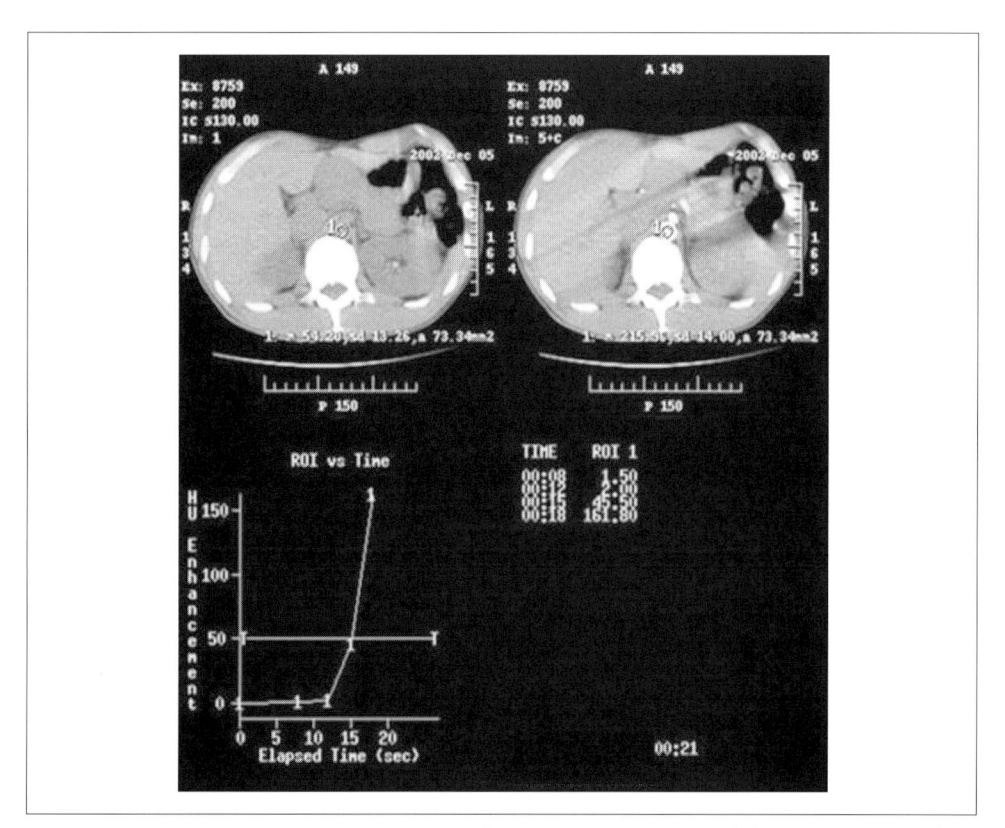

図Ⅱ-71 computer-assisted bolus tracking法によるTDCとモニタ画像(GEMS Smart prep)

この方法は，test bolus injection 法と同様に大血管の CT 値変化をモニタリング（図Ⅱ-71）して造影剤の到達時間を検知するために多くの場合使用される。しかし，門脈などの静脈血管，肝臓や脾臓または膵臓といった実質臓器に関心領域（ROI）を設定して，必要な造影効果が得られたところから撮影を開始することも可能である。このように目的臓器に ROI を設定することで適正なコントラストが得られるタイミングをとらえることもできる [33, 35, 37, 38, 42]。

(3) 造影剤の動態を知る time density curve（TDC）の成り立ち

適切な造影検査を行うためには造影剤の体内動態を理解しておく必要がある。図Ⅱ-72 は，秒間 2mL で 80mL の造影剤を右上肢静脈より注入したときに得られた腹部大動脈腹腔動脈分岐部レベルでの TDC を示したものである。通常の1段注入で造影剤をボーラス注入した場合の TDC は，ある時間経過してから急峻な立ち上がりで上昇した後，その傾きをやわらげ上昇を続ける。そして，ピークに達した後，速やかに低下していく一連のパターンを示す。しかし，これは造影剤のファーストパスでの濃度変化であって，再還流した造影剤によって影響を受ける可能性のあるゆっくりした注入の場合は同様にならないと考えられる。

造影剤がある位置を通過して TDC を形成する過程は，小さい造影剤のかたまりが連な

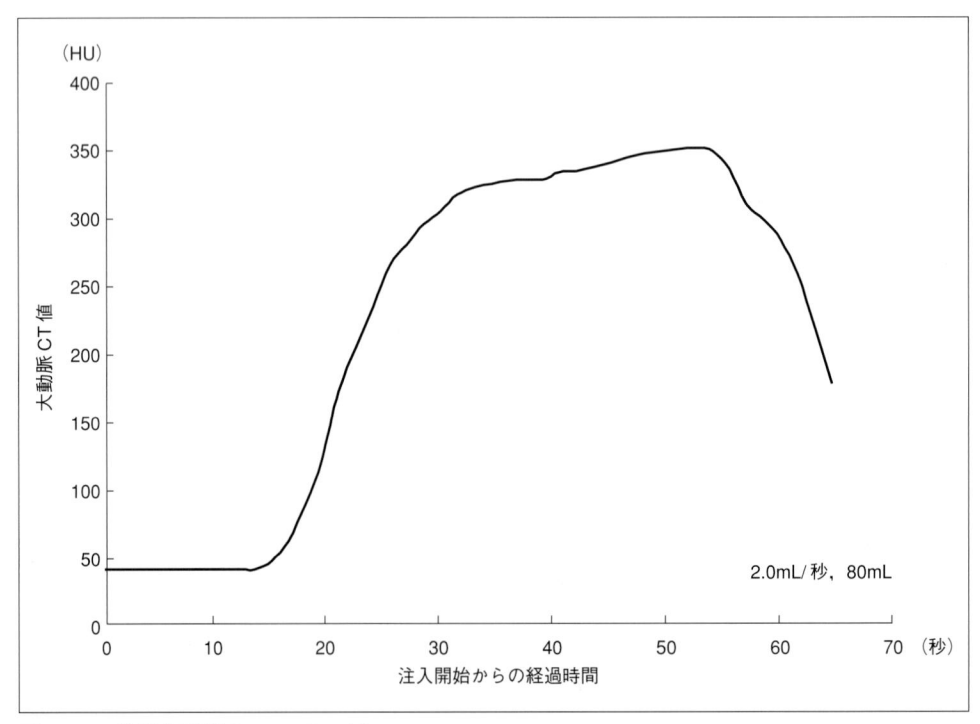

図Ⅱ-72 腹部大動脈の TDC の一例
80mL の造影剤を 2.0mL/秒で注入。
ある時間経過してから急峻な立ち上がりで上昇した後，その傾きをやわらげ上昇を続ける。そして，ピークに達した後，速やかに低下していく。

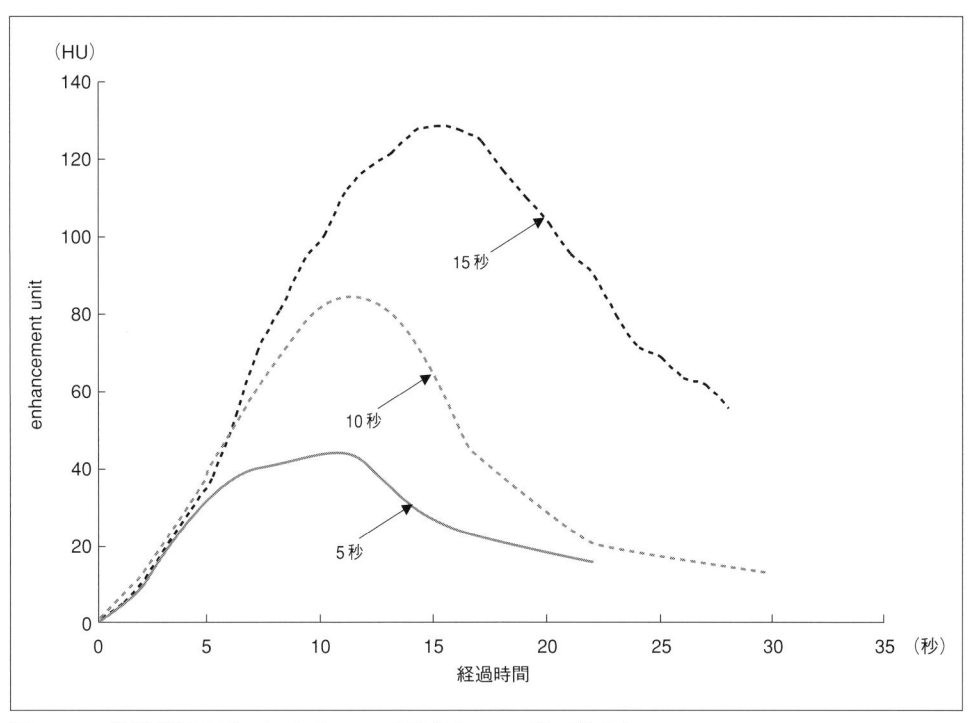

図Ⅱ-73 造影剤量の違いによるTDCの変化（1.0mL/秒で注入）
注入時間が延長するのに伴いピークが高くなり，立ち上がり時間も延長する。

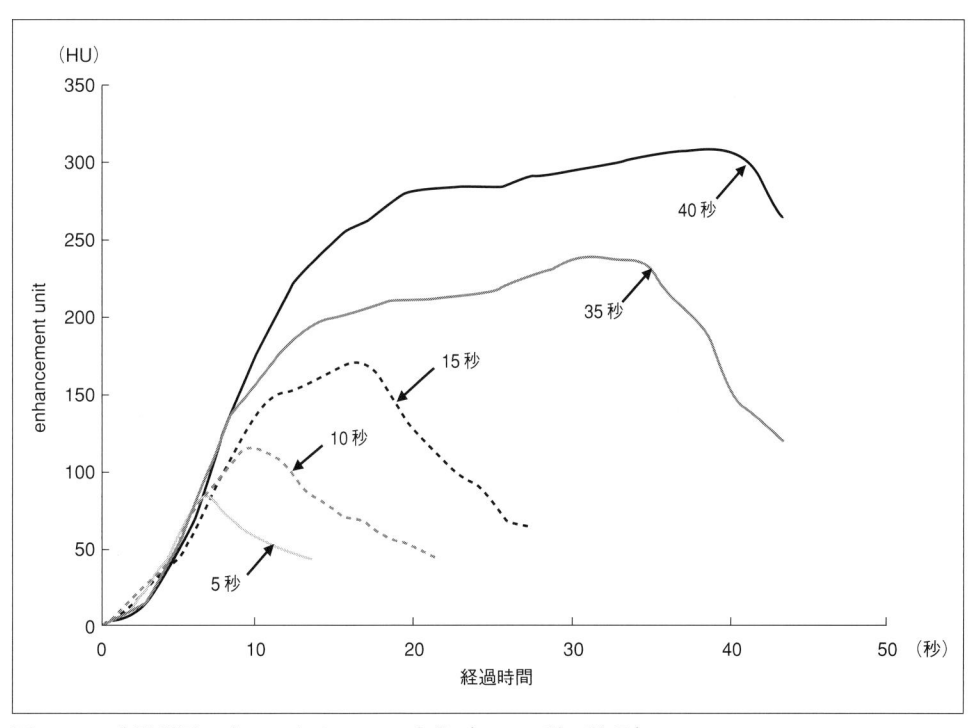

図Ⅱ-74 造影剤量の違いによるTDCの変化（2.0mL/秒で注入）
1.0mL/秒と同様に注入時間が延長するのに伴いピークが高くなり，立ち上がり時間も延長する。
それぞれの注入時間のグラフは，きれいに重なり合い，TDCの形成過程が理解できる。

って通過したものと考えることができる。すなわち，少ない造影剤で形成されるTDCの積分になることが推測できる。Baeは，シミュレーションとブタを使った実験で詳細な分析を行っている[43]。それによると注入時間が長いほど造影効果の持続時間の幅を広げ，また，立ち上がり時間[44] (CT値が上昇を始めてピークになるまでの時間)は，注入時間とほぼ一致するとしている。

図Ⅱ-73, 74は通常の臨床においてCT値モニタリング機能にて検査を実施したデータをもとに解析した，注入時間の変化に伴うTDCを示したグラフである。それぞれの注入速度は，秒間1.0mLと秒間2.0mLで固定したものを使用し，CT値については被検者の体重により補正係数を乗じている。また，人体の血行動態に個人差があるため造影剤到達時間(腹部大動脈腹腔動脈分岐部レベルのCT値が上昇を始める時間)を0として表示している。造影剤到達時間からの立ち上がりの傾きは，ほぼ一致し注入時間が比較的長いものについてはCT値上昇の傾きをやわらげてピークに達している。このグラフよりそれぞれの注入量によって形成されたTDCが重なり合っていることから，少ない造影剤注入によるTDCの積み重ねから注入条件全体のTDCが形成されていることが理解できる。

(4) 注入時間と立ち上がり時間

　TDCの成り立ちの項でふれたように理想的には注入時間と立ち上がり時間は一致するはずである。それを検証した結果を図Ⅱ-75に示した。このグラフよりそれらは，重相関係数0.98と高い相関を示すものの，若干，注入時間よりも早い立ち上がり時間でピーク

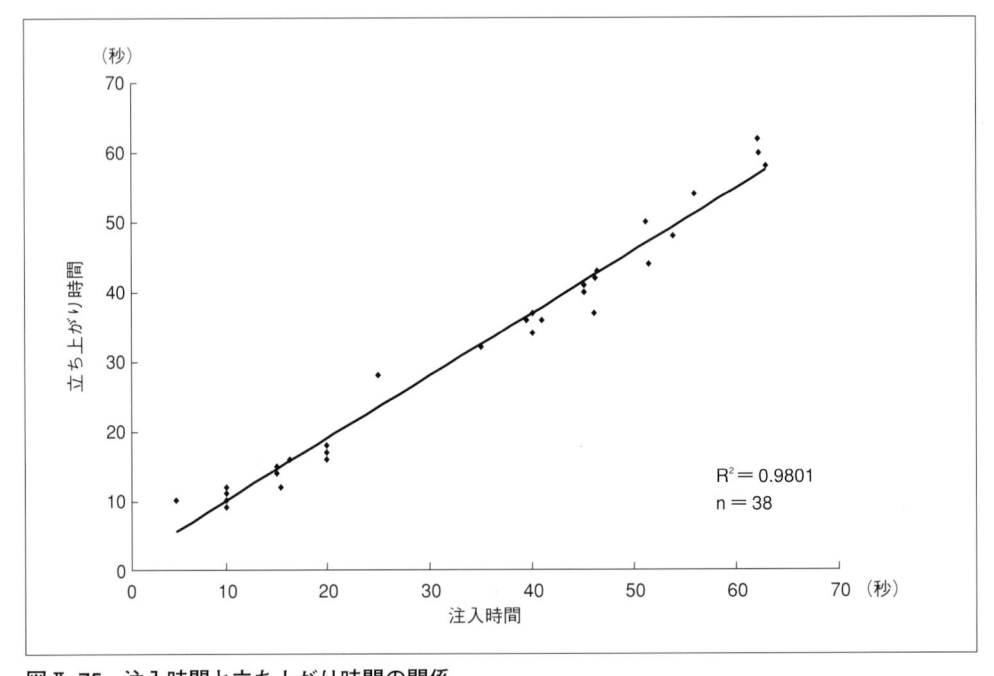

図Ⅱ-75　注入時間と立ち上がり時間の関係
注入時間と立ち上がり時間は正の相関を示しており，注入時間からピーク時間を予測することが可能であることを証明できる($n = 38$)。

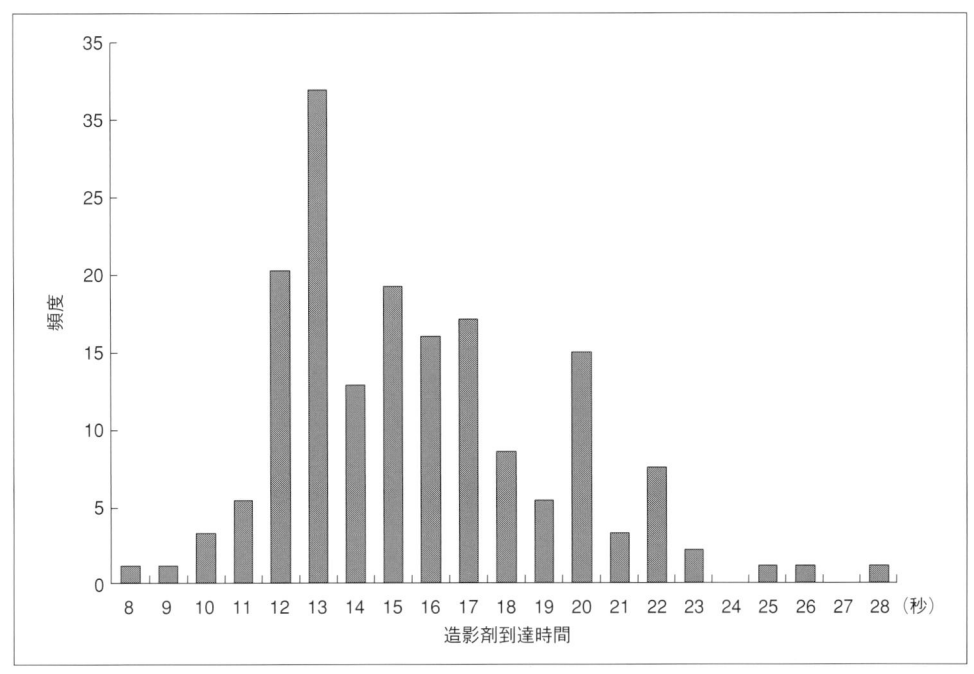

図Ⅱ-76　被検者による造影剤到達時間の違い
造影剤到達時間の平均は，15.6 ± 5.55 秒（8 〜 28 秒）
被検者による違いが大きいことが理解できる。
注入時間 25 秒一定（n = 162）

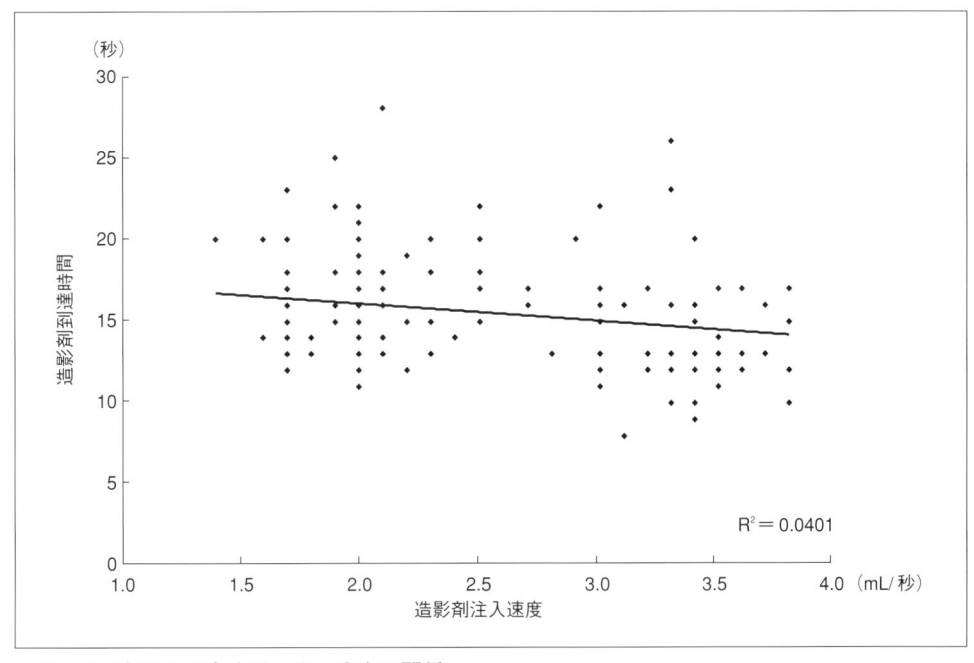

図Ⅱ-77　造影剤到達時間と注入速度の関係
造影剤到達時間と注入速度には有意な関係はみられない。

に達していることが理解できる。この原因としては，上肢静脈から投与した造影剤が心臓までの静脈内に残留したためと考えられる。そのため，生理食塩水の後押し注入（saline flush）[42]や手のひらの伸縮運動（hand exercise）[45]によって残留造影剤をなくし，有効に使用する手段を講じることでより一致したものになると考えられる。

日常的な検査では立ち上がり時間の若干の差異はあまり問題になるものではないと考える。それよりもなんらかの方法で造影剤到達時間を確認することが重要であり，それによってピーク時間の大まかな予測が可能となる。

(5) 造影剤到達時間

test bolus injection法やcomputer-assisted bolus tracking法の必要性については現在一致した見解は得られていないが，10秒程度もしくはそれ以下で撮影が終了してしまうMDCTにおいては血液循環動態の影響を強く受けるため必須と思われる。また，造影剤到達時間を検知することで，その造影剤注入条件でのTDCが予測できることから最適な造影時相を設定するために必要なアイテムであると考える。この造影剤到達時間には，かなりの個人差があり，腹部大動脈のCT値が100HUになるまでの時間を計測した松原らの報告では，最小14秒，最大36秒と20秒以上の違いが発生している[46]。図Ⅱ-76に著者らがCT値モニタリング機能を用いて測定した造影剤到達時間の分布を示した。この結果からも20秒以上の違いが生じることが理解でき，心機能などのさまざまな因子の影響を受けて大きな個人差が発生するものと予測される。この造影剤到達時間を予測する因子として，臨床で容易に把握できる性別，年齢，血圧，体重，注入速度（図Ⅱ-77）で検討をしたが，有意な相関を認めるものはなかった。また，心拍数と弱い相関（図Ⅱ-78）を認めるものの正確に造影剤到達時間を予測する因子としては不十分であった。すなわち，最適な造影時相をとらえるためにはtest bolus injection法やcomputer-assisted bolus tracking法を使用して造影剤到達時間を正確に把握することが重要である。そして，撮影開始時間はこの「造影剤到達時間を正確に検知し，その時点からの経過時間で規定する」ことが最も合理的な方法と考える。

(6) 造影剤到達時間から撮影開始までの時間（ディレイタイム）の設定

ある造影剤注入条件で検査を行う場合，造影剤到達時間からTDCがどのような形状になり変化していくかを把握することが必要である。その1つの方法として著者らはピークになる時間を予測して，それを基準にディレイタイムを設定することを行っている。また，そのためには，目的とする血管もしくは臓器のoptimal temporal window[47]（最適撮影時間帯）を理解しておくことが重要である。

以下にsemiautomatic bolus tracking法を用いた脳血管3D-CT angiographyと肝動態機能検査（dynamic study）の設定方法の例を示す。

(a) 脳血管3D-CTA（図Ⅱ-79）

3D-CTAの場合，目的動脈および撮影範囲内にある他の動脈の造影剤濃度ができるだけ高いところでとらえることが必要になる。図Ⅱ-72からピークをむかえたTDCは急激に

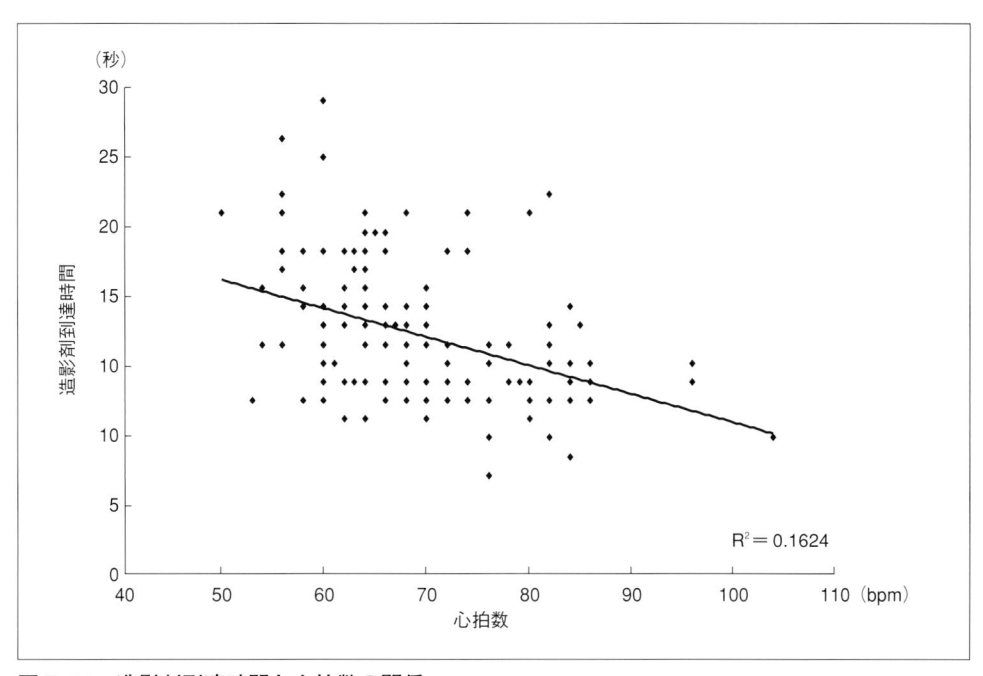

図Ⅱ-78 造影剤到達時間と心拍数の関係
造影剤到達時間と心拍数には，弱い負の相関を認めるが，造影剤到達時間を予測する因子としては不十分である。

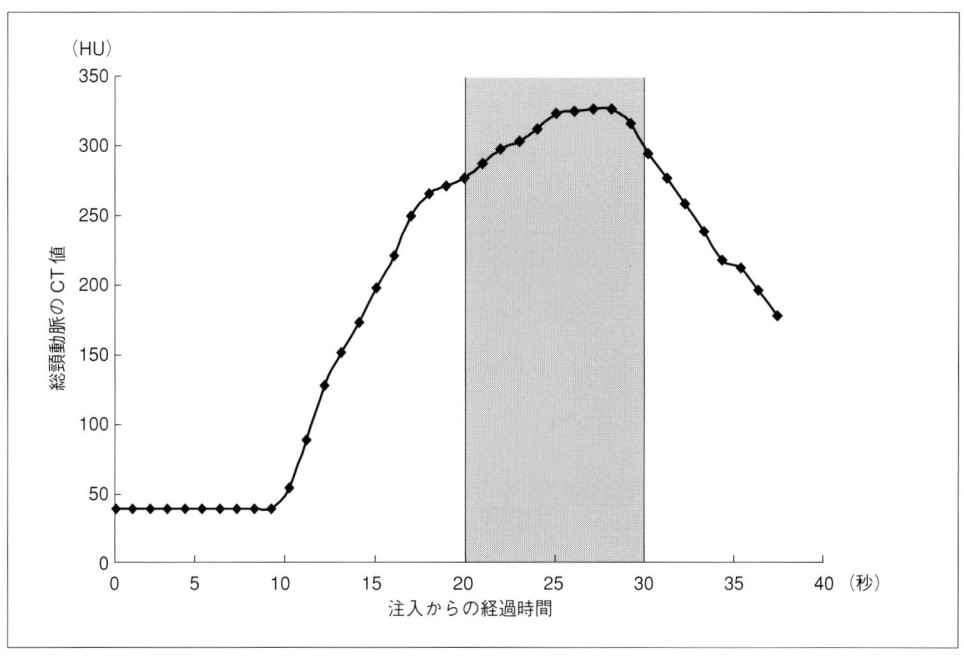

図Ⅱ-79 脳血管 3D-CTA を目的とした TDC と optimal temporal window
体重 65kg　300mgI/mL の造影剤 76mL を 20 秒で注入（3.8mL/秒）
造影剤到達時間は，約 10 秒であったため，20 〜 30 秒が optimal temporal window と考えられる。

低下することから撮影終了がピーク時間の少し後になるようにディレイタイムを設定することが必要となる。被検者体重1kg当たり350mgIの造影剤を20秒間で注入，撮影に必要な時間が10秒だと仮にすると，造影剤濃度がピークになる時間は，造影剤到達時間＋18秒程度と予測できる。また，ピーク時間の2秒後に撮影を終了するように設定するためには，手動でスタートする時間が造影剤到達時間＋2秒程度であることからディレイタイムを10秒程度にすることでピーク前8秒からピーク後2秒までの撮影ができることになる。

(b)肝動態機能検査（図Ⅱ-80）

肝動態機能検査の場合，その大部分は，hypervascularな肝細胞癌の描出を目的とすることが多いため，そこをターゲットにディレイタイムを設定することが必要である。村上らは，注入開始後20, 30, 40秒のディレイタイムでの検出能の比較において30秒が最も優れていたとしている[48]。また，hypervascularな肝細胞癌の検出においては動脈優位相2相の撮影で検出能が向上したという報告[40]と検出のみを目的とした場合，後期動脈優位相だけで十分な検出ができ，2相撮影の有効性はなかったとする報告がある[49]。

通常，造影4相（第1相：早期動脈優位相，第2相：後期動脈優位相，第3相：肝実質相（門脈相），第4相：平衡相）のうち臨床目的に応じて2〜3相程度の撮影を行う場合が多い。著者らはhypervascularな肝細胞癌が高いコントラストで描出されるタイミングを

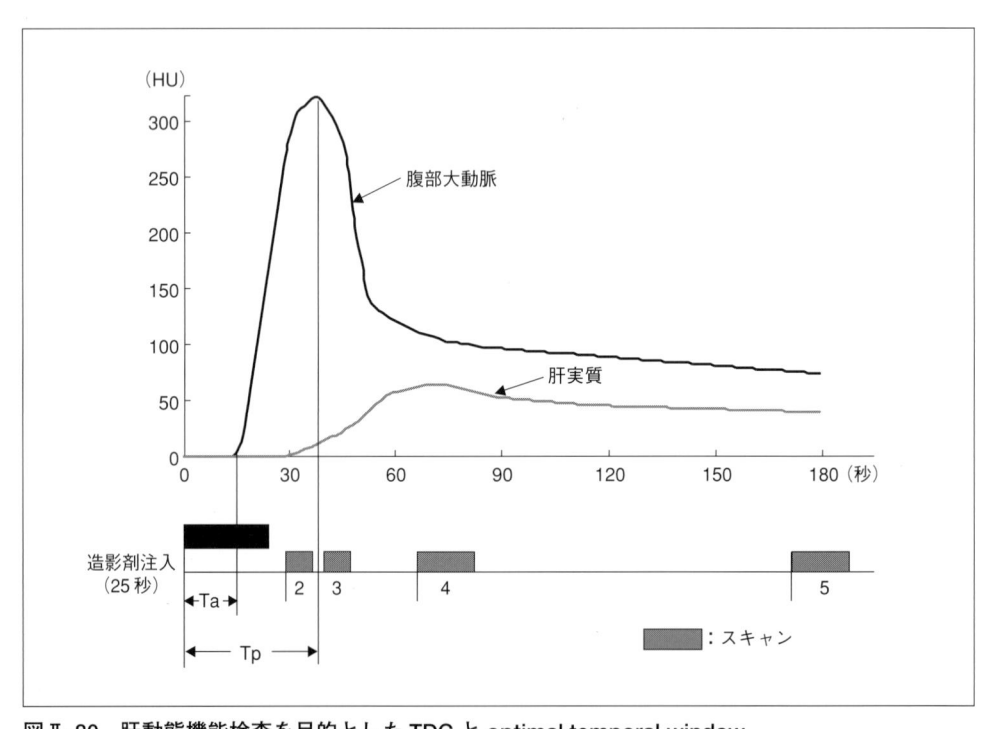

図Ⅱ-80 肝動態機能検査を目的としたTDCとoptimal temporal window
肝動態機能検査における各時相の適正な撮影タイミングを模式的に示した（注入時間25秒）。
Ta：造影剤到達時間，Tp：造影剤到達時間＋立ち上がり時間，早期動脈優位相：Ta＋15秒，後期動脈優位相：Ta＋25秒，門脈相：Tp＋30秒，平衡相：Tp＋130秒と規定している。

血管造影の腹腔動脈造影より検討した。その結果，良好なコントラストが得られたのは造影剤注入開始から5〜8秒程度であり，適正時間帯に大きな違いはなかった。したがって後期動脈優位相をこのタイミングで撮影するために図Ⅱ-80のピークから数秒遅れで撮影することが適正と考えられる。被検者体重1kg当たり500〜550mgIの造影剤を25秒間で注入するプロトコールでは後期動脈優位相のディレイタイムは造影剤到達時間＋25秒とすることで適正な時相で撮影することができる。門脈相，平衡相については，ピーク到達時間＋30秒と130秒と規定しているが，optimal temporal windowが比較的広いため検査の煩雑さを避ける目的で後期動脈優位相撮影後，それぞれ20秒と120秒としている。

　図Ⅱ-81はsemiautomatic bolus tracking法にて撮影をした肝細胞癌の動態機能検査とCTAP，CTAを示したものであるが，上記のように動脈優位相の撮影タイミングを厳密に設定することによって，後期動脈優位相のみの撮影においてもhypervascularな肝細胞癌の検出能は，低下しない可能性が示唆される。

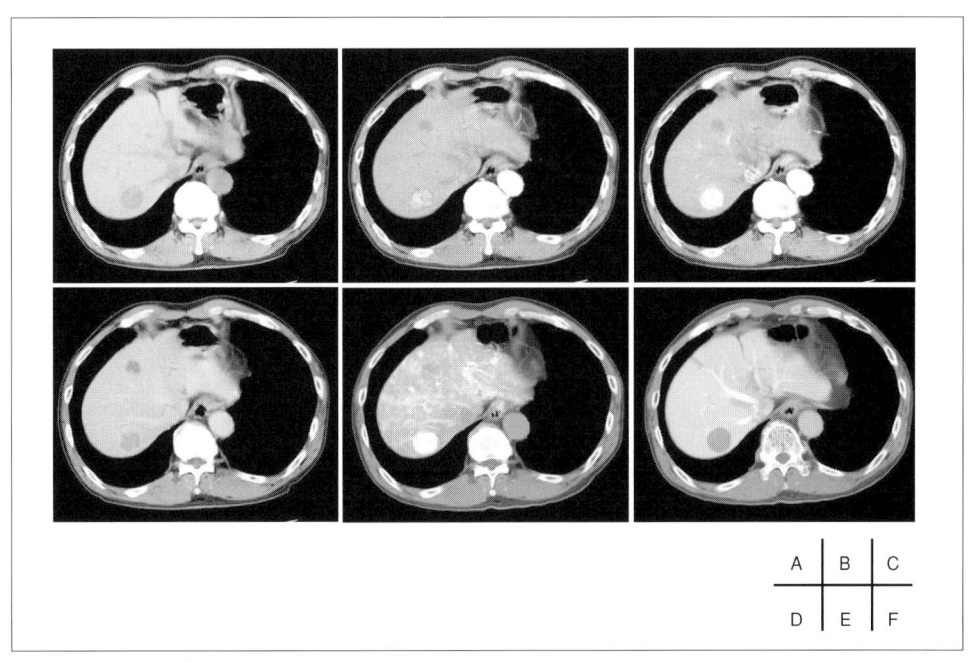

図Ⅱ-81　肝細胞癌
HCV(＋)，AFP上昇のためCTを実施。
体重53kg，300mgI/mLの造影剤を88mL使用して，単純(A)の後，ダイナミックCT(B，C，D)を行った。造影剤は25秒で注入(注入速度3.4mL/秒)し，semiautomatic bolus tracking法にて撮影開始時間を設定した。腹部大動脈腹腔動脈分岐部レベルの造影剤到達時間は17秒であったため，各時相の撮影開始時間は，B(早期動脈相)：32秒，C(後期動脈相)：42秒，D(平衡相)：172秒であった。
A〜D：肝右葉S7に2.5cm大のSOLを認め，動脈優位相(B，C)で早期濃染され，平衡相(D)では洗い出しされて低吸収域を示している。また，低吸収域の周辺は輪状の被膜濃染を認める。
E，F：CTA(E)でコントラスト・エンハンスメントCTと同部位が濃染像として認められ，CTAP(F)にて門脈血流欠損域を確認できる。

5. 造影剤自動注入器

a．CT用インジェクターの変遷

　　CT用インジェクターの変遷は，まさにCT装置の進歩とともにその形を変えてきた。

　　全身用CT装置が普及するようになった当時，血管造影用のインジェクターは多くの施設で使用されていたがこれはカテーテルを使用して経動脈性に造影剤を注入するため高耐圧性に設計されていた。経静脈性に造影剤を注入するCT検査には大きく，操作性が複雑で不向きであった。

　　当初はCTの造影方法は点滴が主流でダイナミックCT検査においては手押しやエアー加圧注入方式で急速注入が行われていた。しかし，点滴法では人により注入される時間がまちまちで血中の造影剤濃度を上げるには限界があり，均一で優れた造影効果で診断能を高め，再現性のある画像を撮像するには限界があった。

　　そして造影効果の高い，再現性のある画像を撮像するのには造影方法に工夫が必要であり器械での注入をしなければ不可能であった。このような状況ではやがて器械による注入の必要性が高まり，必需品になると予想されるなか，我々（根本杏林堂）は世界で初めてCT専用造影剤自動注入器（インジェクター）を開発した。

　　CT専用である以上，CT室にあって場所を取らないコンパクト性，血管造影用のように高速注入の仕様ではなく持続注入を主眼とした高い安全性，そして簡単な操作性が必要であった。なかでも簡単な操作性を実現するための大きなポイントとなったのがシリンジであり，手でも簡単に造影剤を吸引でき，器械に容易にセットできる点であった。そのほかには注入速度をスキャン時間に合わせ注入時間をコントロールして造影効果の均一性を保つ2段階注入，間欠注入機能，撮影開始時間がわかるようにスキャンタイマーを採用した。開発当初は従来の点滴法や手押し注入法がすでに広まっており，注入器を普及するには努力と時間がかかった。

　　造影剤の進歩（非イオン性の発売）やCT装置の進歩，特にヘリカルCTの発売が造影剤を器械での注入へと進ませ，普及させていった。そして，造影剤注入器も天井懸垂式にすることにより操作性が格段に良くなり，造影剤注入時に針先の漏れを観察する注入圧力センサーでのグラフ表示の開発で性能が向上した。

　　CT用造影剤自動注入器が必需品となったもう1つの大きな要因はシリンジ製剤（造影剤入りシリンジ）の商品化であり，このことが，これまでのようにシリンジに造影剤を詰める手間や，衛生面，経済性の面からもインジェクターで注入することの普及，拡大に大きなインパクトを与えた。このような環境が整ったことがCTの造影検査における器械注入を主流にし，便利になり，安定した造影効果が得られるようになった。

　　そしてさらなるCT装置の進歩，マルチスライスCTの時代に入り，CTの造影検査数も増え，シリンジ製剤が威力を発揮している。

　　マルチスライスCTの性能，価値を十分に引き出し，造影剤をより有効に利用するため生理的食塩水後押しが可能なデュアルインジェクターが開発され残留造影剤によるアーチ

ファクトの軽減や造影効果の向上に役立っている。

今後もさらなる造影検査の環境の変化ともにインジェクターも進化していくと考えられる。

b. 今後のインジェクター

CT装置のめざましい速さでの進歩で，さまざまな検査がCTで可能になった。CTの性能を十分に引き出すために造影剤の注入方法も検査目的別に最適な注入条件の設定が重要となる。今までの注入条件は造影剤の注入速度，量だけを設定する方法であり，それでは最適な注入という目的を達するには限界があった。

そこで多様化してきた理想的な造影法に対応可能な注入器が要望される。

そのなかの1つとして検査目的とする部位の条件(たとえば体重当たりのヨード使用量，注入時間など)と，患者さんごとの情報(たとえば体重)を入力すると最適な注入条件が設定される。これによって常に再現性のある造影効果，造影検査の適正化を可能にする注入方式が簡単に実現できる。

また，いかなる複雑で難しい設定(たとえば可変注入や多段階注入)であっても検査目的部位を選択するだけで3D画像などに必要で最適なCT値を得られる造影剤の注入条件が簡単に設定できる部位選択方式などである。

また，今後のマルチスライスCTの進歩は予想がつきにくく，その将来においても現状の設定では不十分になることが考えられる，そこで常に理想的なプロトコールを提供できることが重要になる。それを視野に入れ可能にしたのがCFカード(メモリーカード)方式であり，カードを差し込むだけで常に最新のプロトコールでの注入設定の使用を可能にしたシステムを開発した。

c. CT同期システム

CT装置とインジェクターを同期させることで注入開始，撮影開始時の情報を交換することを可能にしたシステムである。このシステムを利用することにより，CT値監視機能を利用しての撮影の場合，事前に設定されたCT値に達して自動的に撮影が開始されたときの信号を受け取ることにより撮影終了と同時，または終了数秒前にインジェクターを自動停止することが可能になる。これにより確実なスキャンタイミングと造影剤の節約に貢献する。今後は体重や注入条件などの情報の交換ができればより理想的である。

d. 新発想のインジェクターの開発

CT装置の進歩によりさまざまな検査がCTで可能になってきたなか，検査目的別に造影剤の注入方法も多様化してきている。今までの注入速度，量を一定にしての注入法以外，さまざまな機能が必要になってきている。

108　Ⅱ．CT造影理論のすべて─基礎編─

　そこでインジェクターも多様化してきた造影法に対応可能にするため，ハードは今までのままで，ソフトを追加することでさまざまな造影法に対応できるようなインジェクターを開発した。今までのようにインジェクターの性能に制限されることがなくなるのである。
　そのなかの1つのソフトが「再現性を考慮した注入法」のソフトである。
　その特徴の1つは，今までのような注入速度，量といった考え方ではなく，検査目的別に1kg当たりの使用ヨード量を登録し，検査に必要な注入時間を登録しておけば，あとは体重を入力さえすれば最適な注入条件が自動的に設定されるようになった。

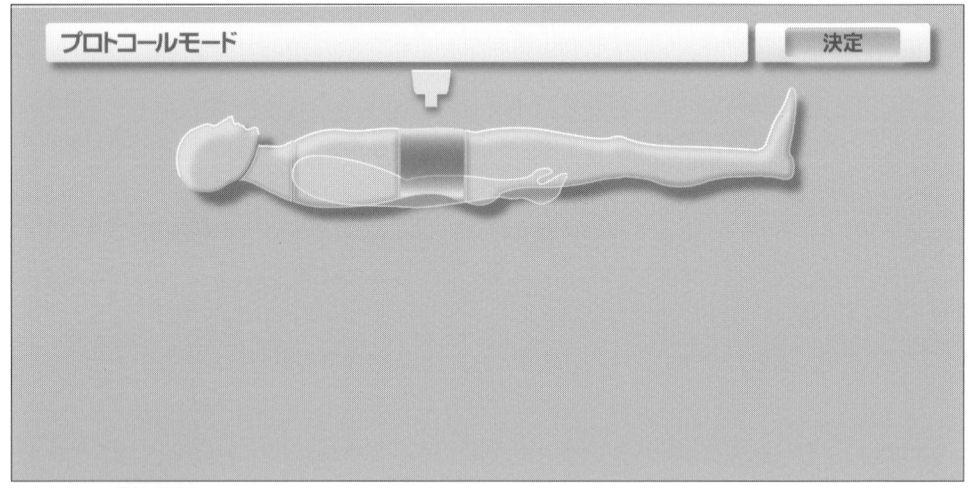

図Ⅱ-82　選択画面

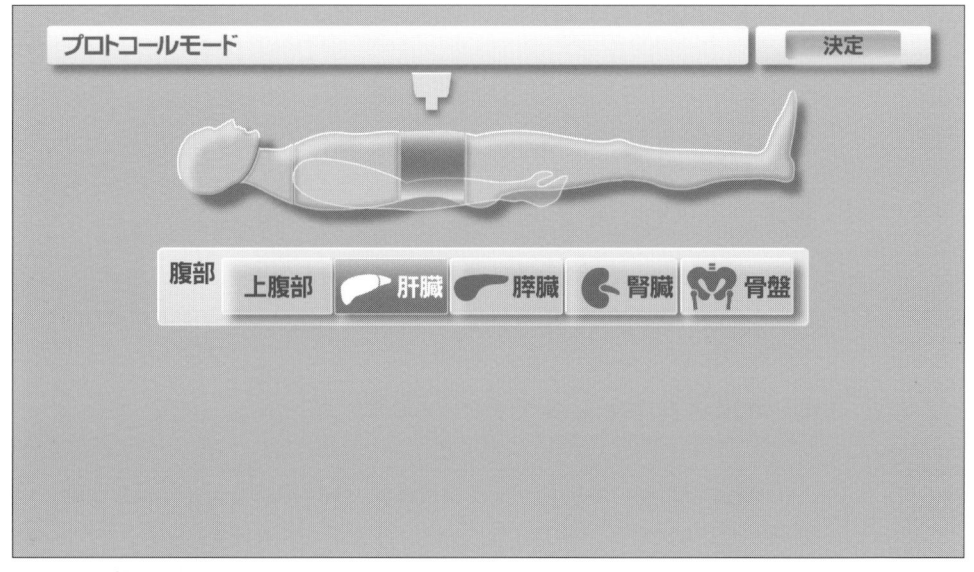

図Ⅱ-83　部位選択画面

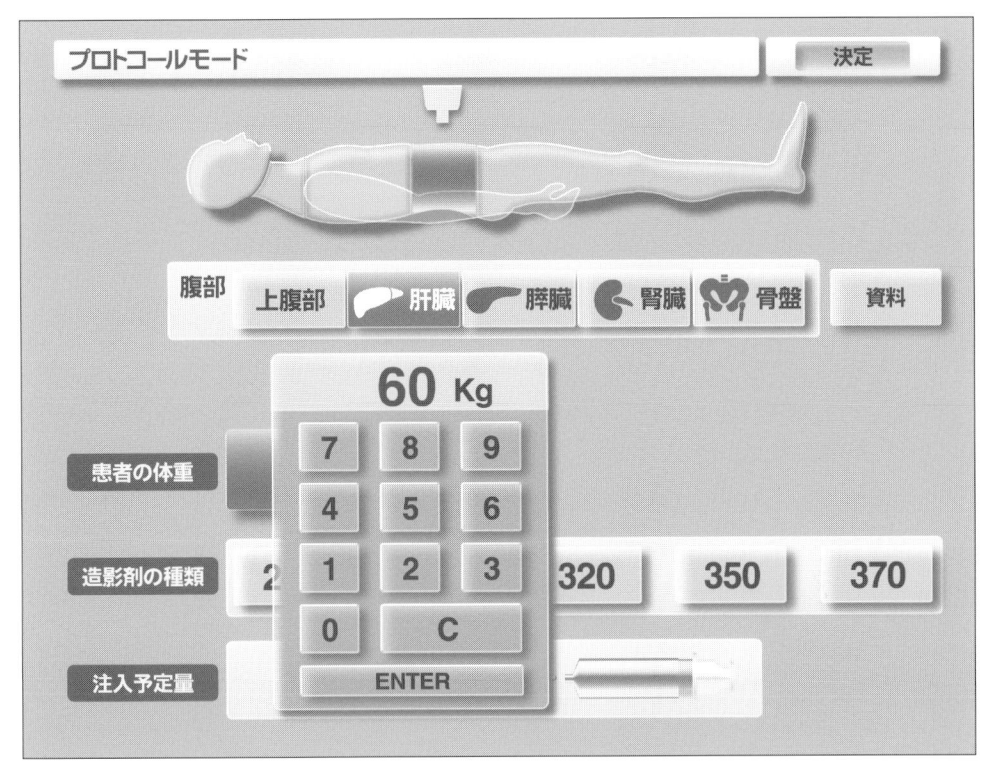

図Ⅱ-84　体重入力画面

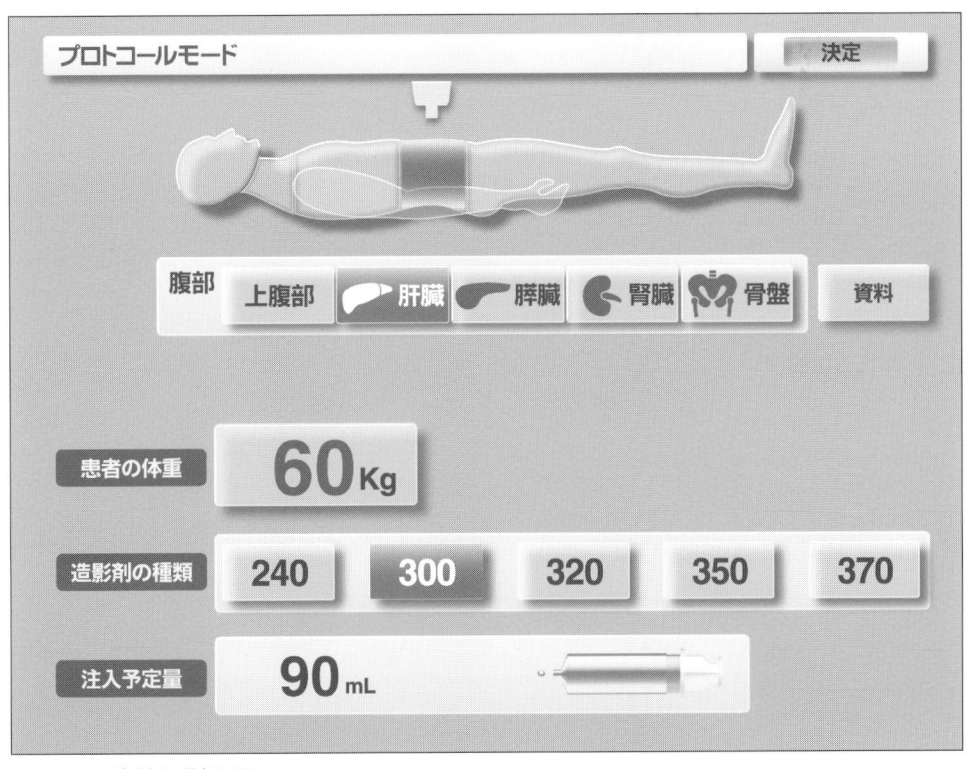

図Ⅱ-85　造影剤選択画面

110　Ⅱ．CT造影理論のすべて―基礎編―

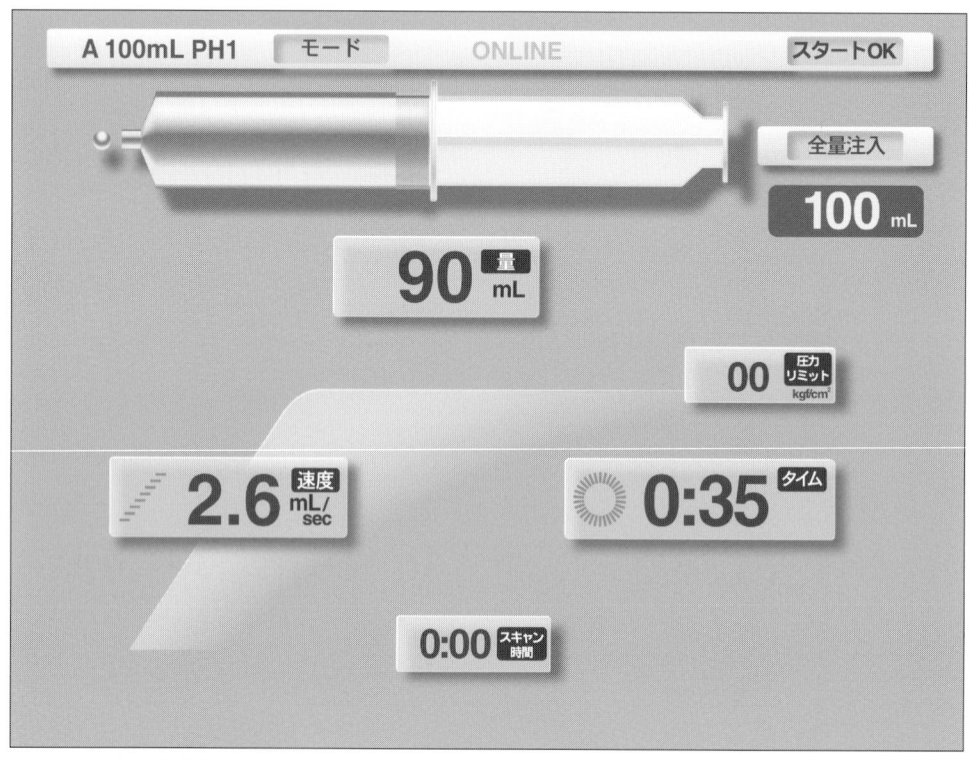

図Ⅱ-86　注入条件表示画面

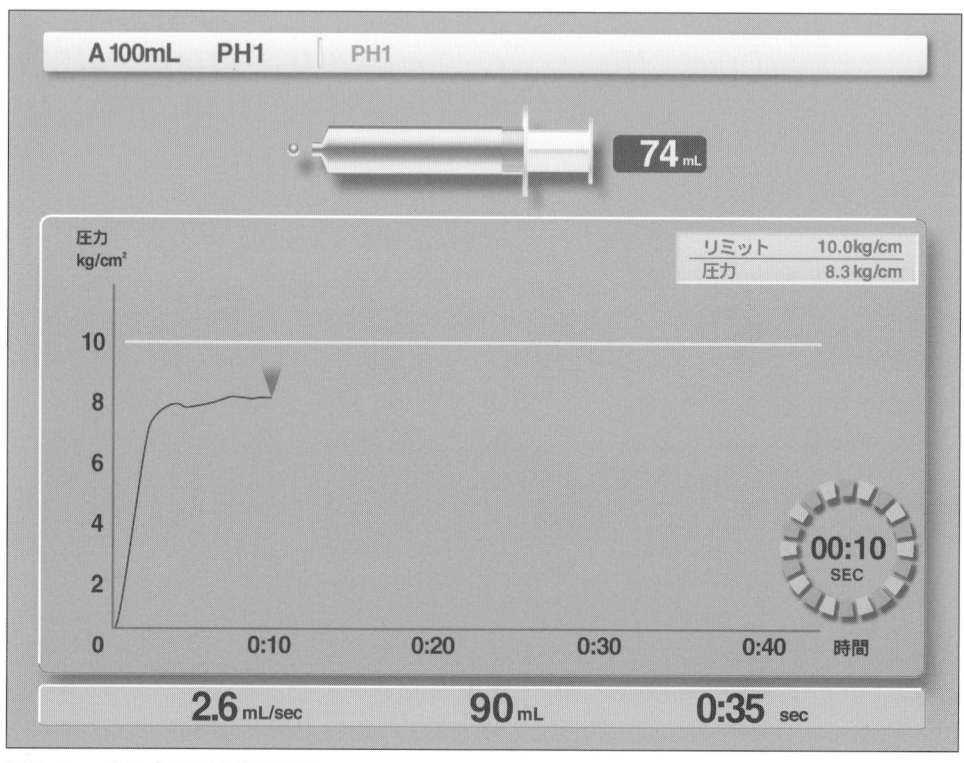

図Ⅱ-87　注入中の圧力表示画面

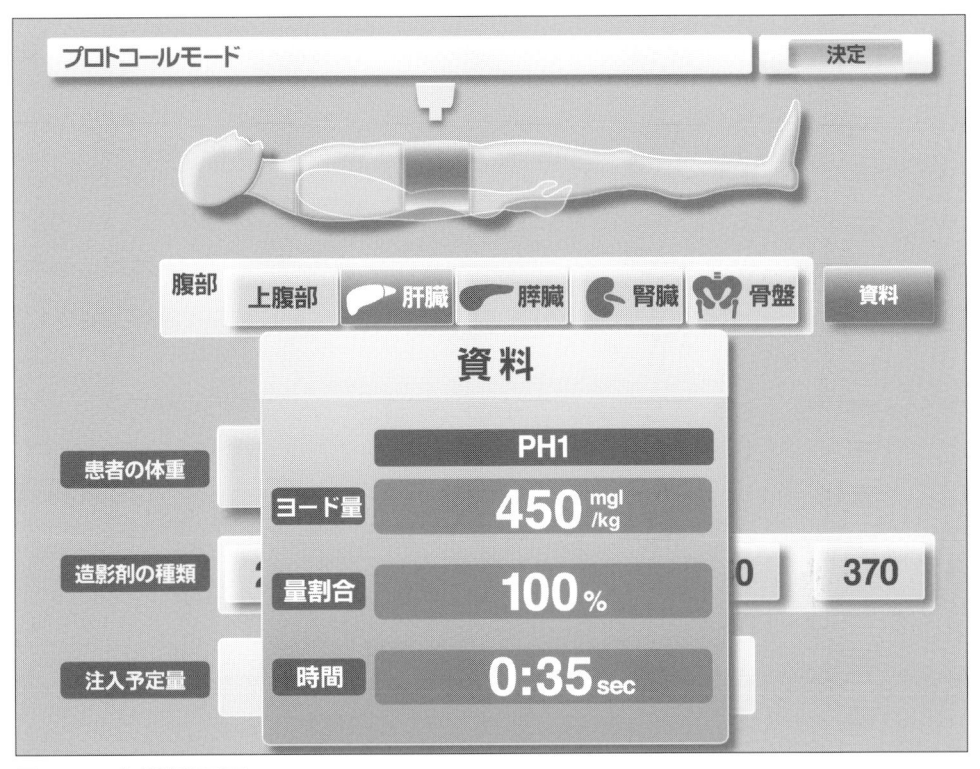

図Ⅱ-88　条件確認画面

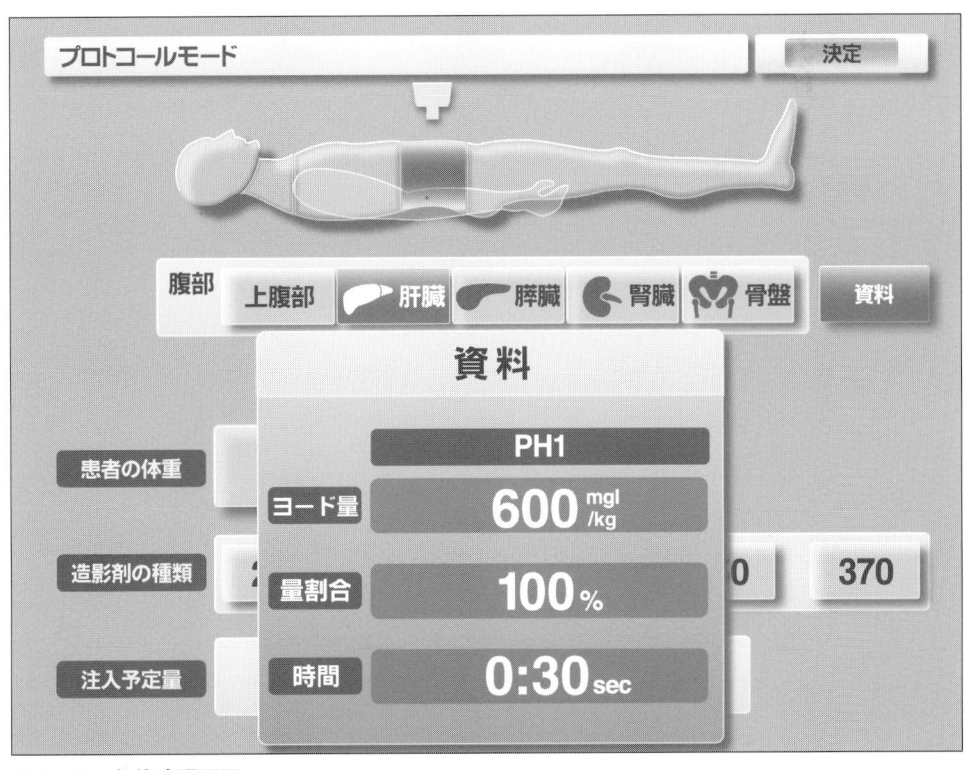

図Ⅱ-89　条件確認画面

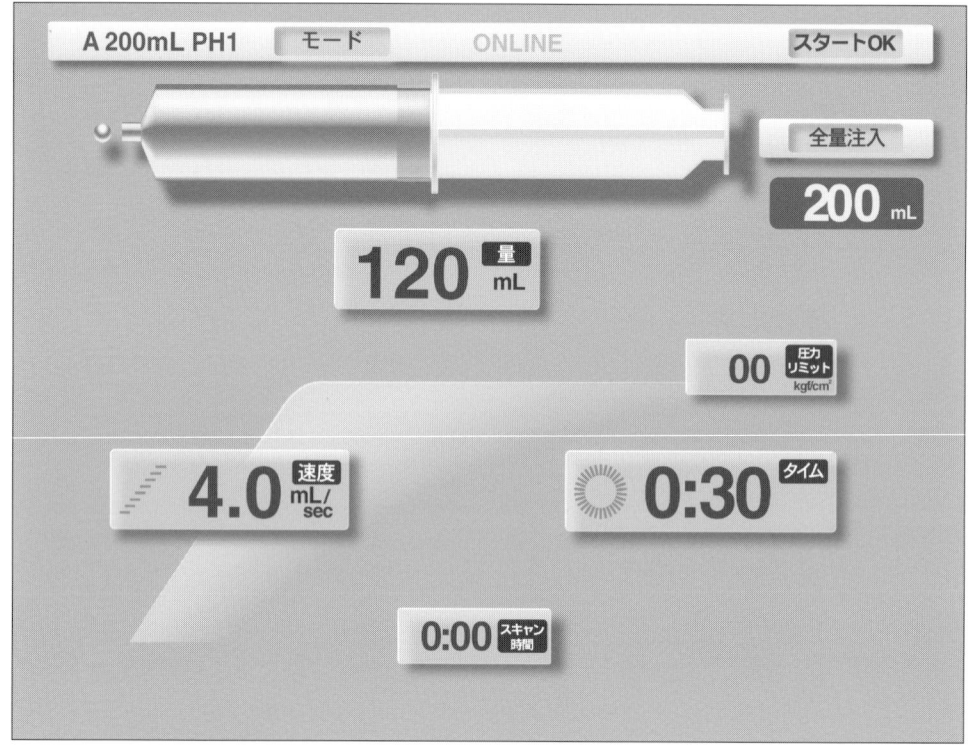

図Ⅱ-90　注入条件表示画面

　　　最初に図Ⅱ-82のような画面が表示される。
　　　ここで検査目的の部位を選択する。
　　　たとえば腹部の検査であれば「腹部」を選択する。
　　　すると図Ⅱ-83のようにさらに詳細な部位が表示されるので，
　　　目的部位を選択する。
　　　ここでは「肝臓」を選択するとする。
　　　次に図Ⅱ-84から体重をテンキーで入力する。
　　　これでこの検査の使用ヨード量が自動計算される。
　　　あとは図Ⅱ-85の画面から使用する造影剤を選択すると，
　　　その検査の必要な注入条件が表示される。
　　　そして図Ⅱ-86の画面で確認して造影剤を注入すると図Ⅱ-87の画面のように注入中の圧力を表示する。
　　　図Ⅱ-88のように事前に設定されている条件(使用ヨード量，注入時間など)も表示可能である。
　　　図Ⅱ-89，90のように設定値は施設，使用装置などの環境に合った設定をすることが可能である。
　　　また，この設定に生理的食塩水を後押しする機能も設定可能である。
　　　これにより検査部位ごとの造影剤の注入方法をそのつど，考えなくてよく，違う部位で

の注入方法で注入してしまう条件の間違いや，設定の間違いを軽減することができる。また，本書のなかで解説されているTDCカーブを一定にする造影法が簡便に実現できる。

◆ おわりに ◆

　今回，4名にてCT造影技術を装置中心に述べた。それぞれが研究対象としている分野を担当したが，同じ項目について記載されている箇所がある。装置を中心としても，それぞれが「何を」中心としてその事項を検証するかで見方が変わってくる。また，述べたいことの流れから必要と思われるものについては，そのつど記載したため繰り返し述べられている。その意味で繰り返し述べられている事項が重要事項とも考えられると受け取っていただきご理解頂きたい。

　CT装置性能はここへきて飛躍的に向上している。また，造影剤自動注入器も変化の兆しを見せている。ある面でここまでの性能が必要なのか疑問に思うときもある。しかし，使うからには性能を十二分に引き出すことが使う側の使命である。ただここまでCT検査の質が充実してきたのは，非イオン性造影剤が開発され安全性が確保された上に成り立っているが，だからといって量に頼っていては，なんのために専門家がそこにいるのかその存在価値を疑われる。少なくとも各施設が現在使用している使用量を，なぜ必要としているかを説明できることが重要であると考える。この書がそんな考え方の参考になれば幸いである。

◆参考文献

1) 山下康行，中山義晴，門田正貴，ほか：Multidetector Helical CTにおける造影剤の用い方．日獨医報 45(1)：8-15, 2000.
2) 山口　功，森本　章，庄賀一彦，ほか：造影剤増強効果に影響を与える被検者因子および造影剤因子について．日本放射線技術学会雑誌 58(4), 2002.
3) 中屋良宏，八町　淳，山口　功，ほか：造影剤使用量適正化への取り組みとその展望．Curie座談会，1-10, 2002.
4) 轟　英彦，田畑則之，中田克哉，ほか：肝臓ダイナミックCTにおける造影法の検討．日本放射線技術学会雑誌 53(1)：97, 1997.
5) Rowe JW, Andres R, Tobin JD, et al：The Effect of Age on Creatinine Clearance in men: A Cross-Sectional and Longitudinal Study. Journal of Geromology 31(2)：155-163, 1976.
6) Hosoya T, Toshima R, Ichida K, et al：Changes in Renal Function with Aging among Japanese. Inter Med 34(6)：520-527, 1995.
7) 今井裕一：高齢者の腎不全．日本醫事新報 3911：26-32, 1999.
8) Birnbaum BA, Jacobs JE, Langlotz CP, et al：Assessment of a bolus-tracking technique in helical renal CT to optimize nephrographic phase imaging. Radiology 211(1)：87-94, 1999.

◆参考資料

9) 山下康行編著：極めるマルチスライスCT．中外医学社，2001.
10) Chew E, Weiss GH, et al：Effect of CT noise on detectability of test objects. Am J Roentgenol 131

: 681-685, 1978.
11) Hanson KM : Detectability in computed tomographic images. Med Phys 6(5), 1979.
12) Tack D, et al : Dose reduction in multidetector CT using attenuation-based online tube current modulation. AJR 181 : 331-334, 2003.
13) Wagner LK, Cohen G : Energy dependence of contrast ; detail dose and object-detectability-dose curves for CT scanners. J Comput Assist Tomogr 6(2) : 378-382, 1982.
14) Cohen G : Contrast-detail-dose analysis of six different computed tomographic scanner. J Comput Assist Tomogr 3 : 197-203, 1979.
15) Tatz LM : The effect of the kVp level on EMI values. Radiology 119 : 683-688, 1976.
16) Millner MR, Payne WH, et al : Determination of effective energies in CT calibration. Med Phys 5 : 543-548, 1978.
17) Cohen M, Fischer H, et al : CT of the head by use of reduces current and kilovoltage: relationship between image quality and dose reduction. AJNR 21 : 1654-1660, 2000.
18) Hemmingsson A, Jung B, et al : Dual energy computed tomography : simulated monoenergetic and material-selective imaging. JCAT 10(3) : 490-49, 1986.
19) Fetterly KA, Hangiandreou NJ : Effects of X-ray spectra on the DQE of a computed radiography system. Med Phys 28(2) : 241-249, 2001.
20) Nicholoff EL, Dutta AK, et al : Influence of phantom diameter, kVp scan mode upon computed tomography dose index. Med Phys 30(3) : 395-402, 2003.
21) Huda W, Scalzetti EM, et al : Technique facters and image quality as functions of patient weight at abdominal CT. Radiology 217 : 430-435, 2000.
22) Wintermark M, Maeder P, et al : Using 80kVp versus 120kVp in perfusion CT measurement of regional cerebral blood flow. AJNR 21 : 1881-1884, 2000.
23) 石田智一：臨床に役立つ撮影技術を追求する―シングルスライスCTの限界を求めて，腹部領域．Innervision 15. 12,41-48, 2000.
24) 石田智一：第7回X線CT技術サミット―シンポジウムCT装置からみた造影剤．Innervision 18.11,10 -14, 2003.
25) 竹内美穂，東村享治：被検者の体格が腹部CT検査に及ぼす影響．映像情報 Medical 34 : 1, 2002.
26) Boone JM, Geraphty EM, et al : Dose reduction in pediatric CT : a rational approach. Radiology 228 : 352-360, 2003.
27) Hollingsworth C, Frush DP, et al : Helical CT of the body : a survey of techniques used for pediatric patients. AJR 180 : 401-406, 2003.
28) Vada A , Demos TC, et al : Evaluation of image quality using 1 : 1 pitch and 1.5 : 1 pitch helical CT in children : acomparative study. Pediatr Radiol 26 : 891-893, 1996.
29) 金　東石，村上卓道，村上仁信：腹部のマルチスライスCT（上腹部を中心に）．63(8)：369-377, 2003.
30) 杉山直久，市川秀男，安田鋭介，ほか：test injection法における大動脈到達時間の再現性の検討．日本医学放射線学会雑誌 60(9)：540, 2000.
31) 新宅香恵子，中重　綾，小野千秋，ほか：Multidetector-row CTによる肝動脈描出の試み；test bolus injectionを使用して．日本医学放射線学会雑誌 61(3)：100 -102, 2002.
32) Kaatee R, Van Leeuwen MS, De Lange EE, et al : Spiral CT angiography of the renal arteries: should a scan delay based on a test bolus injection or a fixed scan delay be used to obtain maximum enhancement of the vessels? J Comput Assist Tomogr 22(4) : 541-547, 1998.

33) Paulson EK, Fisher AJ, DeLong DM, et al : Helical liver CT with computer-assisted bolus tracking technology : is it possible to predict which patients will not achieve a threshold of enhancement? Radiology 209(3) : 787-792, 1998.

34) Shimizu T, Misaki T, Yamamoto K, et al : Helical CT of the liver with computer-assisted bolus-tracking technology : scan delay of arterial phase scanning and effect of flow rates. J Comput Assist Tomogr 24(2) : 219-223, 2000.

35) Kopka L, Rodenwaldt J, Fischer U, et al : Dual-phase helical CT of the liver. Effects of bolus tracking and different volumes of contrast material. Radiology 201(2) : 321-326, 1996.

36) Schweiger GD, Chang PJ, Brown BP : Optimizing contrast enhancement during helical CT of the liver : a comparison of two bolus tracking techniques. AJR 171(6) : 1551-1558, 1998.

37) Mehnert F, Pereira PL, Trubenbach J, et al : Biphasic spiral CT of the liver. automatic bolus tracking or time delay? Eur Radiol 11(3) : 427-431, 2001.

38) Mehnert F, Pereira PL, Trubenbach J, et al : Automatic bolus tracking in monophasic spiral CT of the liver. Liver-to-lesion conspicuity. Eur Radiol 11(4) : 580-584, 2001.

39) Sandstede JJ, Tschammler A, Beer M, et al : Optimization of automatic bolus tracking for timing of the arterial phase of helical liver CT. Eur Radiol 11(8) : 1396-1400, 2001.

40) Kim T, Murakami T, Hori M, et al : Small hypervascular hepatocellular carcinoma revealed by double arterial phase CT performed with single-breath-hold scanning and automatic bolus tracking. AJR 178(4) : 899-904, 2002.

41) Dinkel Hp, Fieger M, Knupffer J, et al : Optimizing liver contrast in helical liver CT ; value of a real-time bolus-triggering technique. Eur Radiol 8(9) : 1608-1612, 1998.

42) Schoellnast H, Tillich M, Deutschmann HA, et al : Abdominal multidetector row computed tomography ; reduction of cost and contrast material dose using saline flush. J Comput Assist Tomogr 27(6) : 847-853, 2003.

43) Bae T : Peak contrast enhancement in CT and MR angiography ; when dose it occur and why? pharmacokinetic study in a porcine model. Radiology 227(3) : 809-816, 2003.

44) 粟井和夫：マルチスライスCTの基礎と臨床プロトコル．造影の基礎 24-31, 診断と治療社, 東京, 2000.

45) Nakayama M, Yamashita Y, Oyama Y, et al : Hand exercise during contrast medium delivery at thoracic helical CT ; a simple method to minimize perivenous artifact. J Comput Assist Tomogr 24(3) : 432-436, 2000.

46) 松原　進, 内田千晴, 佐藤　整, ほか：肝造影ダイナミックCT検査における動脈優位相と造影剤到達時間の検討．日本放射線技師会雑誌 48(10) : 1400-1411, 2001.

47) Silverman PM, Cooper C, Trock B, et al : The optimal temporal window for CT of the liver using a time-density analysis: implications for helical(spiral)CT. J Comput Assist Tomogr 19(1) : 73-79, 1995.

48) Murakami T, Kim T, Kawata S, et al : Evaluation of optimal timing of arterial phase imaging for detection of hypervascular hepatocellular carcinoma by using triple arterial phase imaging with multidetector-row helical computed tomography. Invest Radiol 38(8) : 497-503, 2003.

49) Ichikawa T, Kitamura T, Nakajima H, et al : Hypervascular hepatocellular carcinoma : can double arterial phase imaging with multidetector CT improve tumor depiction in the cirrhotic liver? AJR 179(3) : 751-758, 2002.

III CT造影理論のすべて ―臨床編―

A. 肝

◆ はじめに ◆

　造影CTで病変があるかないかを診断する場合，それは多分に使用されている造影技術に依存する．しかし，現実には造影理論を熟知することなく造影プロトコールが作成されていることがほとんどであり，不適切な造影法の結果としてCT読影においてかなりの頻度でテクニカル・エラーが存在するにもかかわらず，これに注意が払われることは少ない．撮影タイミングの是非など考えもせず，「肝動脈優位相で肝内に濃染が見られないので多血性肝細胞癌は否定的である」と平気でレポートを書く診断医は実際にかなり多いのではないだろうか．多時相造影CTにおいて，各時相における造影パターンは非常に有用な診断根拠であるが，これを信用しすぎて思考を使わなくなった結果，造影パターンが得られる根拠となる造影技術がおろそかにされているのである．「造影画像は嘘をつく」が，「造影理論は装置が変わろうとも不変である」ので，一度自分の中でしっかりCT造影理論を理解していただきたい．本稿では「肝多時相CTの理論と実際」について，我々が持ち合わせているデータをもとに，肝多時相造影CTにおける造影理論を体系化してみたい．

1. 肝多時相造影CT ―総論―

a. 造影CT検査の常識

　造影理論を勉強する前に，まず肝多時相造影CT検査を行う上で常識として知っていなくてはいけない事項について列挙する．これらのことは理想的な造影プロトコールを実現する大前提となるので，しっかりと確認しておいてほしい．

(1) 注射針の種類―使ってはいけない翼状針―

　これは造影剤漏出などに代表される事故を防ぐ意味で，ずばり，プラスチック製の外筒を有する留置針でなくてはいけない．翼状針は不可である．翼状針を使って造影CTを行う人に本書は必要ない．翼状針のほうが安価で，手技が面倒でないのは確かだが，留置部位の血管損傷は圧倒的に翼状針の場合に起こるのである．もし，翼状針を使用して造影剤の血管外漏出 (extravasation) の事故が起きた場合，翼状針使用に直接の原因がなかったとしても (これを特定することは不可能である)，造影施行者に責任が問われても仕方なかろう．

(2) 造影剤注入圧に対する誤解―注入圧，流圧，血管内流入圧の違い―

(a) 押筒圧力(注入圧)

まず，造影 CT 検査に不可欠な造影剤の自動注入に関して述べるが，一般的に造影剤の注入圧には，自動注入器に表示される押筒圧力と特殊なデジタルマノメーターで測定する流圧がある。一般的に我々が用いている「注入圧」は「押筒圧力」のことを指し，血管内へ直接的にかかる圧力を表すものではないことを知っておかなくてはならない。この押筒圧力は，主として使用する注射針と造影剤に依存するが，注射針側の因子としてはその種類・径が，造影剤因子としては，造影剤注入速度および粘稠度(種類・濃度・使用時の造影時温度に依存)，などの影響が大きい。このように決定される押筒圧力は，直接的に自動注入器の負荷となるわけだが，自動注入器自体の耐圧能力はきわめて高いので，どのような条件でも自動注入器が破損することはない。問題は造影剤ごとに異なるシリンジの耐圧である。シリンジ外筒の材質は製剤ごとに異なり，これが造影剤メーカーごとにシリンジ外筒の耐圧が異なる理由となっている。造影剤の注入条件により，押筒圧力が使用するシリンジ外筒の耐圧値を超えると，シリンジ外筒の破損の危険があることから，あらかじめ自動注入器の圧力リミットを使用するシリンジ外筒に規定された耐圧値以下に設定する必要がある。したがって，造影剤自動注入器の圧力リミットを設定するのは，被検者への圧力付加を防ぐ目的ではなく，シリンジ破壊による事故を防ぐ意味合いが大きいのである。各製剤のシリンジ外筒の耐圧は製剤の添付文書に記載されているので，造影前に一度確認する必要がある。

(b) 流圧

押筒圧力に対し，「流圧」とは注入ルート内の圧力であり，シリンジ外筒とは比べものにならないほど径が小さな接続チューブや注射針の内圧であるから，当然のことながら押筒圧力より低い。流圧は特殊な測定器で計測でき，注入ルートの耐圧性を保証する圧力表示として使われることがある。流圧はさほど大きくないので，造影剤の注入条件によらず通常の耐圧性チューブや注射針を使用していれば問題はない。

(c) 血管内流入圧

造影施行者が誤解しているのは，上記の「押筒圧力(注入圧)」，「流圧」と最終的に被検者にかかる「血管内流入圧」とを混同していることである。シリンジ外筒，接続チューブ，注射針・被検者静脈とその管径は劇的に小さくなるので，注入圧，流圧，血管内流入圧の順にかかる圧力は小さくなる。造影剤注入速度を上げたり，自動注入器の圧力リミットを高く設定したりすることに抵抗を感じる人は，これらの「圧力」を混同しており，造影剤注入時に自動注入器に示される注入圧がそのまま被検者の注入血管にかかっているとか，自動注入器のリミッターが作動したとき，その圧力オーバーが被検者の血管内抵抗によると考えているからであることが多い。このように血管内流入圧とは非常に小さなものなので，一般臨床の場で造影条件を考える場合，被検者の血管内流入圧を考慮する必要はないと考えてよいであろう。

(3) 造影剤注入速度と副作用の関係

これも誤解が多い事項である。まず，造影剤注入速度と血管外漏出（extravasation）の関係であるが，両者の相関を示唆する報告は存在しない。しっかりとした多時相造影 CT 検査では 3 〜 5mL/秒程度の高速注入を行うことが前提となるが（後述），「注入速度を上げるのが怖いから」と従来の不適切な造影法を変えることに難色を示す人がいる。この傾向は看護師が造影ルート確保の注射業務を行う一般病院で特に強い。血管外漏出が起こるか起こらないかは，造影剤を速く入れたか遅く入れたかで決まるのではなく，血管を傷つけたか傷つけないかで決まるのである。血管を傷つければ，点滴でも血管外漏出は起きるのである（みなさん，病棟の看護師から「点滴が漏れたから刺しなおしてもらえませんか」とよく呼ばれませんか？）。これに関してはいくつか論文があるが，いずれも「造影剤注入速度と血管外漏出の頻度の間に相関はない」と結論づけている[1]。

注入造影剤容量と重篤な副作用発現との間に相関がないことはよく知られているが，造影剤注入速度とアレルギー性副作用発現との間にも相関はない。Federle らは，イオン性造影剤と非イオン性造影剤に分けて，造影剤注入速度と副作用発現との関係を報告しているが，彼らは，イオン性造影剤の場合，1 〜 2mL/秒の低速注入と 3mL/秒以上の高速注入では，後者で副作用が多いが，非イオン性造影剤の場合，副作用発現率と造影剤注入速度との間に相関は見られなかった，と結論づけている[2]。

b. 一相性造影剤注入における時間−濃度曲線（TDC）の成り立ち（図Ⅲ-1）

CT 装置の進歩に伴う撮像時間の短縮により，肝臓の濃度を長時間診断可能なレベルに維持する必要がなくなった現在，造影剤注入法は一相性（monophasic）注入が基本となる。特に腫瘍の経時的造影パターンが診断に不可欠な肝臓では，造影剤の一相性注入は本質的なものである。したがってここでは一相性造影剤注入における肝臓の時間−濃度曲線（time-density curve; TDC）について，基本的事項を述べる。

(1) 造影剤注入相（動脈相）

造影剤を急速静注すると造影剤は心肺組織を経由した後，大動脈内に分布する。このとき大動脈の濃度曲線は右肩上がりに急激に立ち上がり，ある一定時間後ピークを形成する。この相は「造影剤注入相」と呼ばれ，臨床的には「動脈相」と定義される。

(2) 高灌流分布相（肝動脈優位相）

一相性のピークを打った大動脈濃度はその後急激に濃度が低下するが，この時造影剤は大動脈から高灌流（多血性）組織に急速に流入する。したがってこの相は「高灌流分布相」と呼ばれ，臨床的には多血性肝細胞癌が濃染してくる「肝動脈優位相」に相当する。

(3) 低灌流分布相（肝実質相，平衡相）

大動脈濃度はその後低下の一途をたどるが，肝臓濃度がピークを迎えるのと同時に変曲

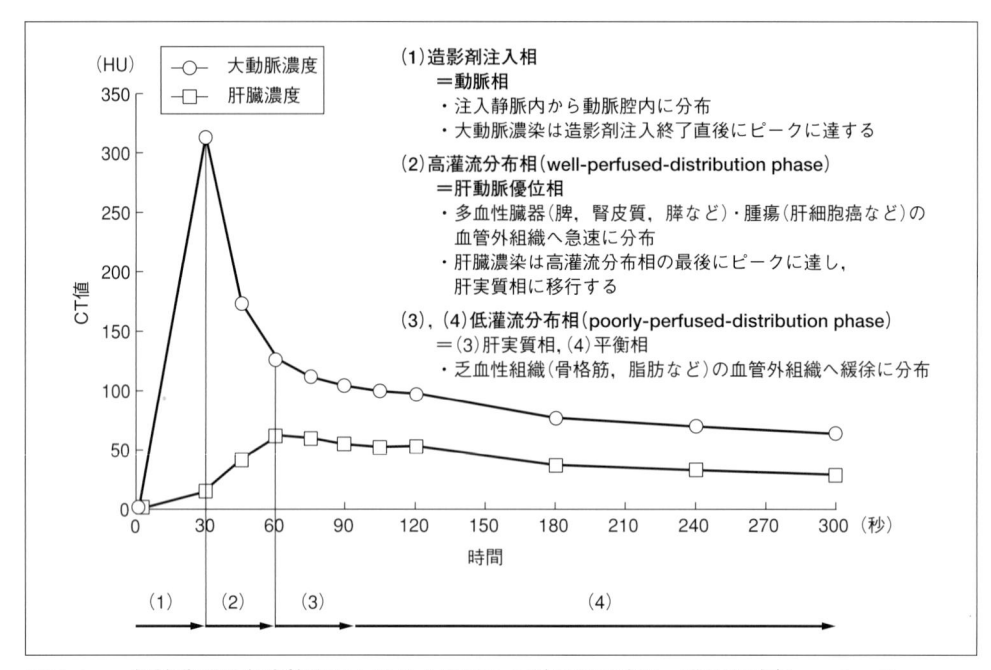

図Ⅲ-1　一相性造影剤急速静注における大動脈および肝臓の時間－濃度曲線(time-density curve; TDC)

(1) 造影剤注入相
　＝動脈相
　・注入静脈内から動脈腔内に分布
　・大動脈濃染は造影剤注入終了直後にピークに達する

(2) 高灌流分布相(well-perfused-distribution phase)
　＝肝動脈優位相
　・多血性臓器(脾, 腎皮質, 膵など)・腫瘍(肝細胞癌など)の血管外組織へ急速に分布
　・肝臓濃染は高灌流分布相の最後にピークに達し, 肝実質相に移行する

(3), (4) 低灌流分布相(poorly-perfused-distribution phase)
　＝(3)肝実質相, (4)平衡相
　・乏血性組織(骨格筋, 脂肪など)の血管外組織へ緩徐に分布

点を示し，造影剤が低灌流(乏血性)組織に移行するに伴い，緩やかな下降線に移行する。したがってこの変曲点(≒肝濃度ピーク時間)以降は「低灌流分布相」と呼ばれる。低灌流分布相において，この変曲点が臨床的に「平衡相」開始時間に相当するが，肝造影濃度がピークを示す変曲点付近は「肝実質相(以前は門脈優位相と呼ばれていた)」として区別される。

　以上のTDCの成り立ちと各時相の意義は造影剤が一相性で注入される限り変わらないが，造影剤の注入法を変化させることにより，各臓器のTDCの形状は人為的に変化させることができる。

c. 肝動脈優位相(HAP)の持続時間(図Ⅲ-2)

　上述したように，TDCにおいて肝動脈優位相(hepatic arterial-dominant phase; HAP)は大動脈濃度ピーク時間(A)以降，肝濃度ピーク時間(H)までの間に存在することになる。この間の時間をA-H時間と呼ぶ[3]。図Ⅲ-2は多血性肝細胞癌を有する1患者において実測したTDCであるが，多血性肝細胞癌のTDCにおけるピークは，このA-H時間範囲内に存在していることがわかる。

　それではこのHAPの持続時間はどれくらいだろうか。過去の報告では撮影に適したHAPは10〜15秒程度とされており，実際のA-H時間より短い[4]。これは，背景肝の造影効果との兼ね合いにより決定される多血性肝腫瘍の造影コントラストは，A-H時間内であっても肝濃度ピーク時間に近くなると腫瘍の濃度上昇効果より背景肝の濃度上昇の影響が

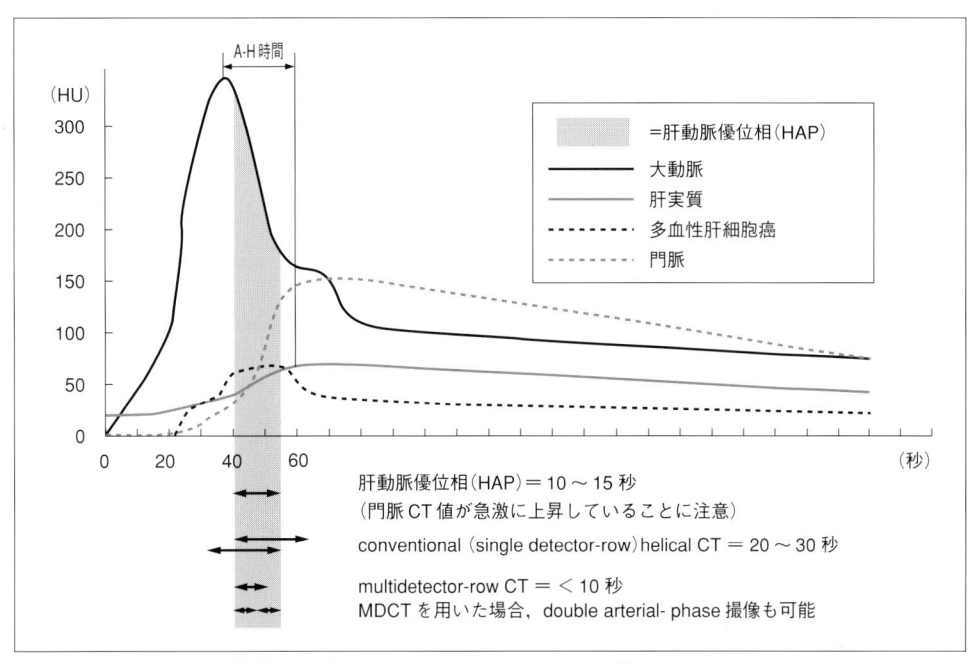

図Ⅲ-2 肝および多血性肝細胞癌のTDC(1症例における実測値)

大きくなり失われてしまうことによる。

　我々の検討からは，造影剤注入時間を一定にした場合，A-H時間の実測値はほぼ20秒となるので[5]，これから考えても多血性肝腫瘍と背景肝の至適コントラストが持続する時間帯，すなわち至適HAPは，過去の報告にあるように10〜15秒ということになろう。全肝撮像時間が20〜30秒かかるsingle-detector helical CT装置では全肝を至適HAP内で撮影できないという根拠はこのHAP持続時間による。したがって，全肝を至適HAP内で撮像するためには，multidetector helical CT(MDCT)の使用が前提となる。MDCTでは全肝撮像を10秒以下で設定することが可能であることから，double arterial-phase撮像という考え方も浮上してくる[6,7]。

d. HAP撮像を成功させるポイント(図Ⅲ-3)

　HAP撮像を成功させるポイントは，①全肝撮像時間を10〜15秒以内で設定する，②TDCにおいてA-H時間が延長するように工夫する，③大動脈濃度ピーク値を大きくする，ということになる。①はHAP持続時間を考えて決定される時間であり，②を達成できれば，HAP撮像可能な時間帯(time window)が広がることになる。高灌流分布相における多血性組織(腫瘍)の造影効果は，HAP時間内に流入してくるヨード量の大小，すなわち大動脈の造影効果の大小に依存するので，③も大事なポイントとなる。②，③は主として造影剤注入時間を短縮する，または注入速度を速くすることにより，同時に達成することが可能である。

　一般に注入速度を速くする(造影剤注入時間を短縮する)と大動脈濃度ピーク値は大きく

```
撮像時間は15秒以下に設定
    通常，適切な肝動脈優位相は10～15秒程しか続かない。

A-H時間を長くする（左の図）
    大動脈濃度ピーク時間をできるだけ造影開始早期に持ってくる。
    造影法の違いによる濃度時間の変化：大動脈濃度ピーク時間＞肝造影開始時間

大動脈濃度ピーク値をできるだけ大きくする（右の図）
    多血性肝細胞癌の造影効果に影響
```

[左図] A-H時間は大動脈濃度ピーク時間を短くする（A1）ことにより延長する

[右図] 大動脈濃度ピーク値が大きいほど（A1）肝動脈優位相における多血性腫瘍と肝臓のコントラストは大きくなる

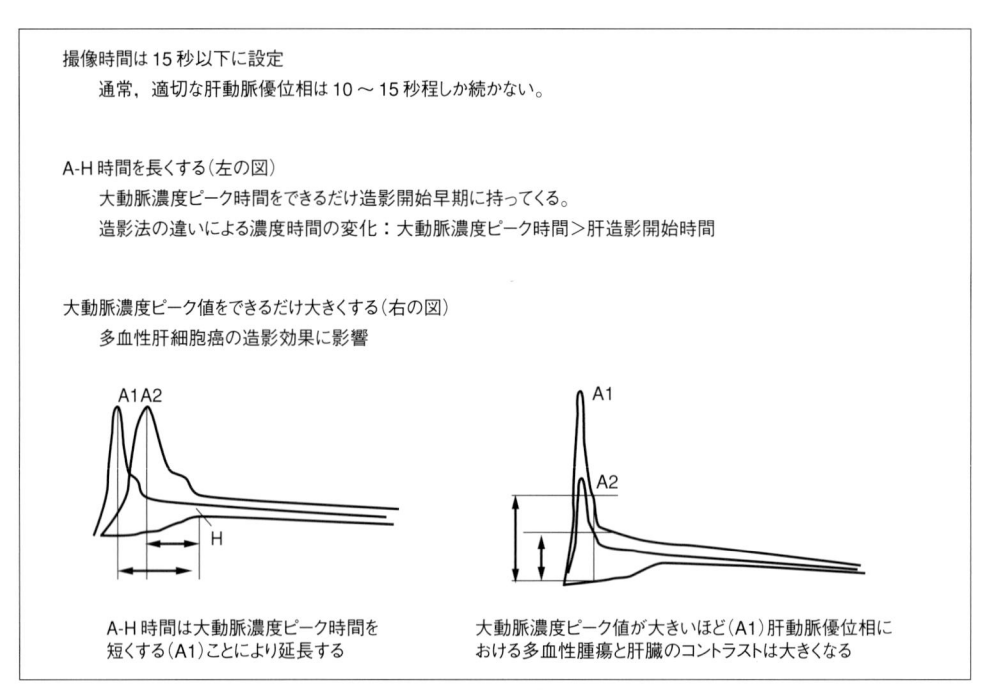

図Ⅲ-3 肝動脈優位相撮像から見た造影剤注入法のポイント

なり，大動脈濃度ピーク時間（A）は前にシフトする。このとき，肝濃度ピーク時間（H）も前にシフトするが，AのシフトにくらべHのシフトのほうが少なく，結果としてA-H時間は延長することになるのである[3]。これについては今後詳細に述べることにする。

e．至適撮像時間の視覚的確認法（図Ⅲ-4）

　読影に際し，そのCT画像がどのような造影プロトコールで撮られたかわからないことも臨床の場ではよくあることであろう。HAP画像として供覧された画像が，至適HAPで撮像されているかどうかを視覚的に判断するには，門脈と肝静脈の造影に注目するとよい（図Ⅲ-4）。図Ⅲ-2において，至適HAP時間に一致し，門脈造影効果が急速に増大していることがおわかりであろう。HAPは肝濃度ピーク時間の直前に存在することを考えると，これは至極当然のことである。

　これに対し，肝静脈が造影されるのは，門脈から流入する造影剤のfirst passがすでに肝臓を通過し終わった時点，すなわち肝臓のCT値がある程度上昇した後であるので，肝静脈の造影は撮像タイミングが遅いことの指標となる。したがって，①門脈が中程度以上濃染している，②肝静脈が造影されていない，の2点を満たしていない肝造影CT画像はHAPとして読影してはならない。

f．造影剤注入法が注入ヨード量に及ぼす影響（表Ⅲ-1）

　造影剤注入法において，実際我々が変化させることのできる因子は，造影剤の①容量，

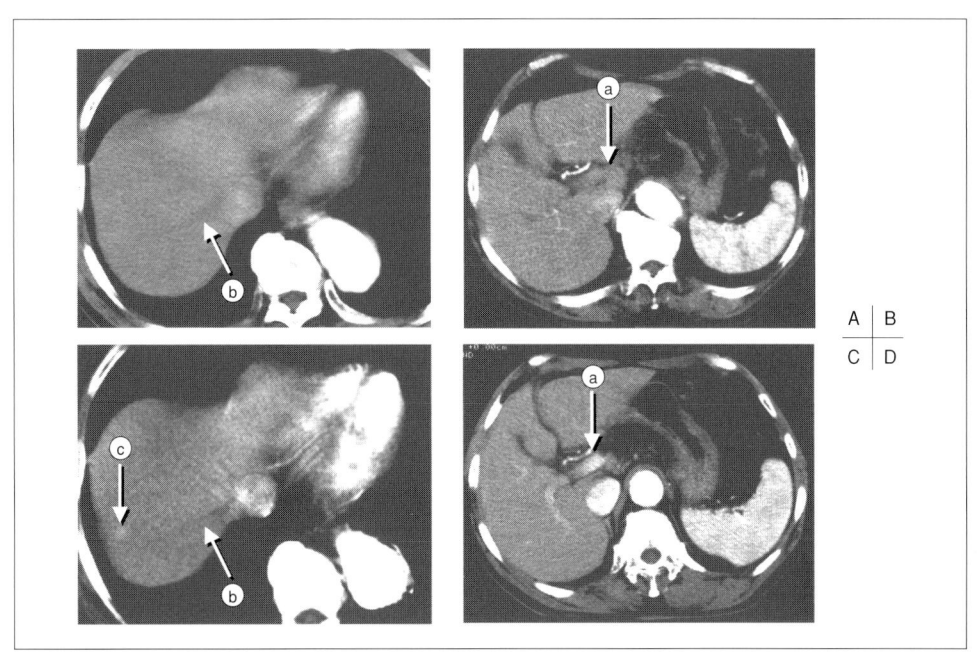

図Ⅲ-4　69歳，男性。多血性肝細胞癌

A, B：造影剤急速静注後 25 秒より撮像，C, D：造影剤急速静注後 30 秒より撮像された肝造影 CT 画像。これらの画像は肝細胞癌のスクリーニングで撮られたダイナミック CT 画像である。上段の画像 A, B は肝動脈優位相（HAP）の至適撮像タイミングで撮影されているだろうか。大動脈，肝動脈，および脾臓は強く濃染されており，一見至適 HAP で撮られた画像のようだが，B の画像で門脈本幹矢印 ⓐ が造影されていないことに気づいてほしい。図Ⅲ-2 からわかるように，HAP は門脈本幹が急速に造影されてくる相であるので，この画像は撮像タイミングが早すぎる。下段は上記撮像タイミングから 5 秒遅らせて再撮した画像である。D の画像で門脈本幹が造影されていることがわかる。さらに C の画像において，肝静脈（矢印 ⓑ）がまだ造影されていないことも重要なポイントである。なぜなら肝静脈の造影は，門脈から肝内に流入する造影剤の first pass が肝実質内を循環し終わった（肝実質の造影が進んでいる），すなわち撮像タイミングが遅すぎることを意味するからである。

このように，読影画像が至適 HAP で撮像されているかいないかの判断は，①門脈が造影されている，②肝静脈にはまだ造影効果が見られない，ことで大まかに見当をつけることができる。A の画像では指摘できないが，C の画像では，肝ドーム下に多血性肝細胞癌結節（矢印 ⓒ）が確認できる。

②濃度，③注入速度，④注入時間の 4 つである。診断の目的により，理想的な TDC は異なるので，上記の 4 つの因子を調節することにより，自分が得たいと思う TDC を作り出すことになる。TDC における CT 値の変化はいうまでもなく造影剤内のヨード量を反映しているわけであるが，ヨード量を考える場合，大きく 2 つに分けて考える必要がある。1 つは単位時間あたりに注入されるヨード量（時間比ヨード量）であり，これは主として造影剤注入相から高灌流分布相にかけての TDC の形を決定する。2 つ目は投与方法いかんによらず最終的に投与されたヨード量（総投与ヨード量）である。これは主として TDC の後半部分，すなわち肝実質相から平衡相にかけての TDC の形を決定する。したがって造影剤投与時に上記の因子を変化させた場合，それが時間比ヨード量に影響するのか総投与ヨード量に影響するのかをしっかり把握することがまず最初のステップとなる。次に TDC における各因子の直接的および間接的効果を理解することが必要となるが，最初か

表Ⅲ-1　使用造影剤決定におけるポイント(原則)

時間比ヨード量[TDCの縦軸(濃度軸)前半部を規定]
動脈相における大動脈造影能および肝動脈優位相における多血性組織の造影能に影響

造影剤容量，造影剤濃度，注入速度
（「造影剤容量」に△印）

総投与ヨード量[TDCの縦軸後半部を規定]
門脈優位相・平衡相における肝造影能に影響

造影剤容量，造影剤濃度，注入速度
（「注入速度」に×印）

造影剤注入時間[TDCの横軸(時間軸)を規定]
各時相(特に肝動脈優位相)の撮像タイミングを決定

ら話を複雑にすることはCT造影理論を体系的に理解するためには適切ではないので(最初から例外や特殊事項など細かなことにとらわれて一見緻密に見えるが結果としてまったく体系化できないのが日本人の研究および議論の欠点である!)，ここでは時間比ヨード量および総投与ヨード量に対する各因子の直接的効果(原則的効果)を主に考えていくことにする。

(1) 時間比ヨード量と総投与ヨード量

(a) 時間比ヨード量(図Ⅲ-5A)

上述したように(大)動脈内造影効果の大小を規定するのは，主として時間比ヨード量である。したがって，動脈内造影効果に依存する高灌流分布相における多血性組織(腫瘍)の造影効果も時間比ヨード量により規定されることになる。時間比ヨード量に直接的に影響する因子は造影剤注入速度と造影剤濃度である。

ちなみに，時間比ヨード量を考える場合，注入速度を1mL/秒上昇させる効果は，造影剤濃度を300mgI/mL製剤から400mgI/mL製剤に変更する効果とだいたい同じであるので，臨床上調節可能な範囲を考えると，時間比ヨード量に最も影響が大きい因子は造影剤注入速度であり，造影剤濃度は微調節用ということになる。肝動脈優位相における多血性肝細胞癌の検出能について論じた過去の論文において，常に造影剤注入速度を中心にプロトコールが検討されてきたのはこの理屈による。

これに対し，造影剤注入速度および濃度が一定の場合，造影剤容量は原則として時間比ヨード量に影響を及ぼさない。したがってHAP撮像における至適な大動脈および多血性肝腫瘍のTDC(大動脈濃度ピーク値に達するまでのTDCの傾き)を考える上で，この因子のみを変化させる意義は少ない。

時間比ヨード量は通常，便宜的に注入速度と同じく秒間当たりに注入された造影剤量

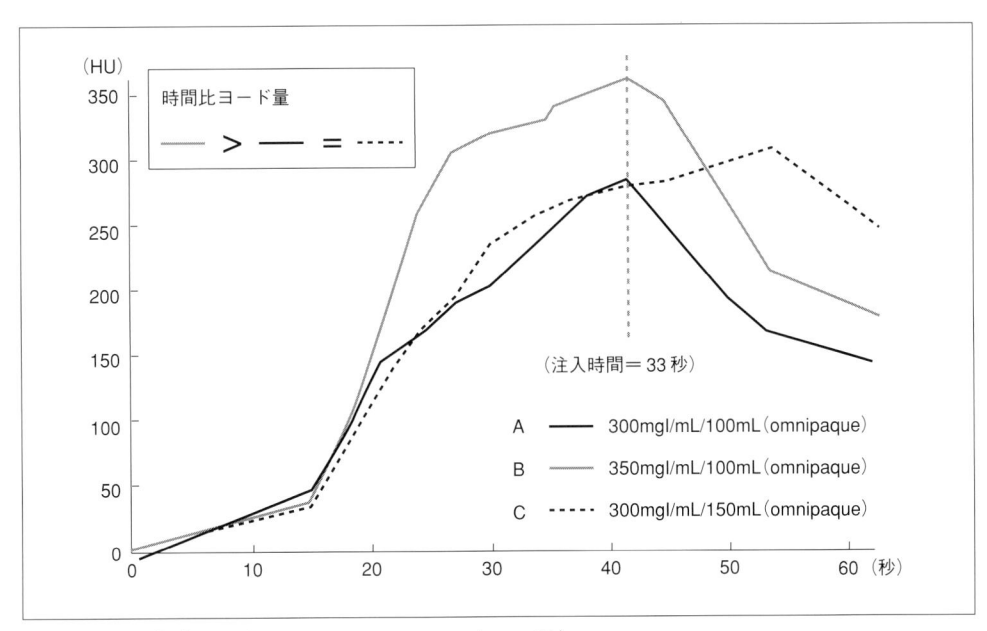

図Ⅲ-5A　大動脈における time-density curve（3mL/秒）

この図において，注入速度は一定であるから，AとBは造影剤濃度の違い，AとCは造影剤容量の違いによる影響を表すことになる．時間比ヨード量は，B＞A＝Cであり，時間比ヨード量が最大であるBにおいて，大動脈濃度ピーク値までの立ち上がりおよび大動脈濃度ピーク値は最も大きくなる．B，Cでは造影剤容量は異なるが，時間比ヨード量は同じであるので，両者における大動脈濃度ピーク値までの立ち上がりおよび大動脈濃度ピーク値はほぼ同じになる．実際は注入された造影剤による造影効果は時間比注入造影剤容量の波の重なり（積分値）として考えられるので，造影剤容量が大きいと造影効果は多少増幅される．これを容量効果（volume effect）と呼ぶ．この効果のため，Cにおける大動脈濃度ピーク値は若干，Aのそれより大きくなっている．しかし，その影響は時間比ヨード量が変化した場合（AとB）より小さく，臨床的にはこの効果を狙ってプロトコールを作成することはない．したがって初学者はあまりこの効果にとらわれない方がよい．

さらに，AとBでは注入時間が同じである結果，大動脈濃度ピーク時間が同じであることにも注意してほしい（詳細は後述）．

(mL/秒)で表すことが多く，実際 mgI/秒で表すより感覚的にイメージしやすい．しかし，mL/秒を用いる場合，使用した造影剤濃度により時間比ヨード量は異なるため，「○○mgI/mL 製剤を用いて○○ mL/秒」というように製剤濃度を明らかにする必要がある．

(b)総投与ヨード量（図Ⅲ-5B）

基本的に腸管の毛細血管を通過した後の造影剤の血行動態に造影剤注入法（主として造影剤注入速度）は関係しない．腸管から門脈内に流入した造影剤は門脈圧に依存して順次肝臓に到達する．したがって，肝臓の造影能を決定するのは最終的に投与されたヨード量（総投与ヨード量）である．

当然，first pass 以降体内を循環するヨード量に規定される平衡相での肝造影能も総投与ヨード量に規定される．MDCT 導入により撮像時間が短縮されても，肝臓をはじめとする実質臓器の造影効果が診断に必要な領域では，造影剤量は減らせないという根拠はまさにここにある．

まとめると，総投与ヨード量に寄与する因子は造影剤容量と造影剤濃度であり，注入速

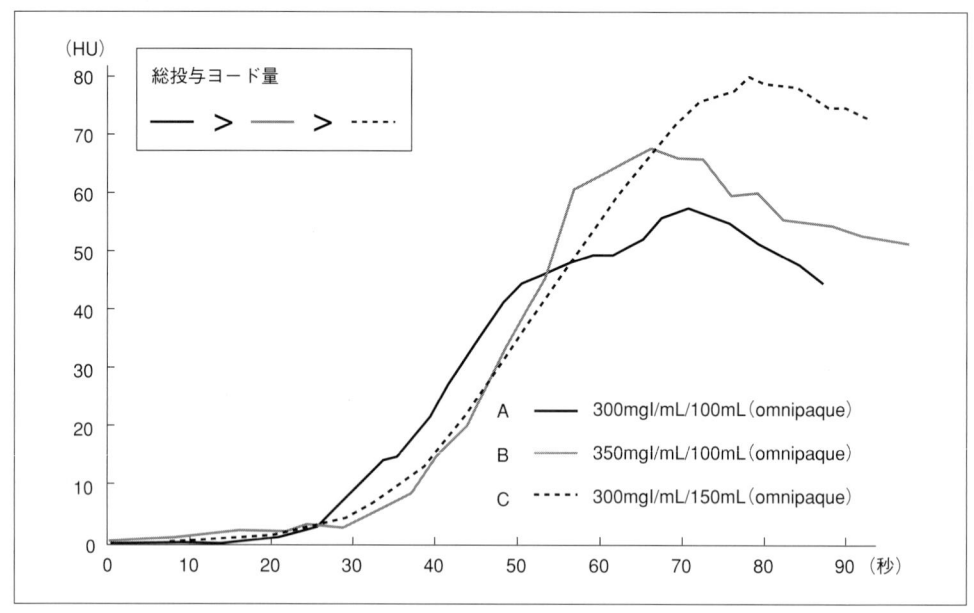

図Ⅲ-5B　肝実質における time-density curve（3mL/秒）
総投与ヨード量は，C＞B＞Aであり，総投与ヨード量に準じて肝濃度ピーク値が決定されていることがわかる。A，Bでは時間比ヨード量が異なるが，両者における肝造影開始時間，肝濃度ピーク値までの立ち上がりに差はなく，肝造影能における時間比ヨード量の影響はないと考えてよい。ただし，注入時間が長いCでは，肝濃度ピーク時間がA，Bより若干遅れることに注意してほしい（詳細は後述）。

度は原則的に関与しないということになる（これも後になって"嘘"だということになるのだが，まずは原則を押さえてほしい）。過去の論文において，肝実質相における肝造影能を基準に至適造影剤容量が議論されてきたのは，総投与ヨード量が肝造影能を規定することによる。

　総投与ヨード量は mgI/body で表すが，時間比ヨード量と同じく感覚的にイメージしやすいことから，実際に注入された総容量（mL）で表すか，体重1kgあたりに注入された造影剤量（mL/kg）で表すことが多い。この場合も使用した造影剤濃度により総投与ヨード量は異なるので，「〇〇 mgI/mL 製剤を用いて〇〇 mL（または mL/kg）」というように製剤濃度を明らかにする必要がある。

g. 各造影因子が TDC に与える影響（表Ⅲ-2）

(1) 造影剤容量

　造影剤容量のみを変化させた場合の基本的事項として，時間比ヨードは変化せず総投与ヨード量のみが変化することを押さえておくことが重要である。したがって，造影剤容量は原則的に TDC の前半部分（大動脈濃度ピーク時間以前）の CT 値にはあまり影響を与えず，後半部分のみに影響を与えることになるので，大動脈の CT 値への影響は少ない。最も影響が現れるのは肝濃度ピーク値および平衡相での CT 値と肝造影能に直結する門脈濃度ピーク値であり，これらの CT 値は造影剤容量の増減に呼応して直接的に変化する。こ

表Ⅲ-2 造影剤容量

容量↑ ＝ 時間比ヨード量➡
　　　　　総投与ヨード量↑

1）大動脈濃度ピーク値 ➚（原則的には「変化しない」と覚えよう）
2）大動脈濃度ピークまでの傾き➡
3）大動脈濃度ピークまでの到達時間↑
4）門脈濃度ピーク値↑
5）肝濃度ピーク値↑

のように，造影剤容量を変化させる目的は，肝実質相および平衡相での肝造影能を上昇させることにあるので，臨床的には乏血性肝転移の診断を想定した場合に造影剤容量を変化させるということになろう。乏血性肝転移の診断は主として肝実質相にて行われるので，至適造影剤量は肝実質相での肝濃度ピーク値を基準に決定されるべきである。

　以上がTDCにおける造影剤容量の原則的かつ重要な影響であるが，その他の影響についてもふれておく。たしかに造影剤容量は時間比ヨード量を変化させないので動脈相における大動脈のTDCの傾きには影響を与えない。しかし，前述したように，動脈相における大動脈のCT値曲線は単位時間当たりに注入されたヨード量が連続的に加算されることにより上昇するので，たとえ時間比ヨード量が同じであっても，注入時間が長ければそれだけヨード量の加算が増加し［これを容量効果（volume effect）と定義する］，実際には大動脈濃度ピーク値は造影剤容量を増加させると高くなるのである。ただ実際には，この容量効果による大動脈濃度ピーク値の変化量は，容量変化に正比例するほど大きなものではない。さらに造影剤容量を増加させることは，注入時間が長くなることにより大動脈濃度ピーク時間が遅れる，すなわちA-H時間が短くなる（場合によっては逆転する）デメリットのほうが大きいので，初学者は「造影剤容量は時間比ヨード量に影響を及ぼさないので，大動脈のTDCには影響を与えない」と覚えたほうがとりあえずはよいであろう。さほど重要でない現象にとらわれて本質的なことが曖昧になることは避けなくてはいけない。

　上述したように，注入速度一定の条件下で造影剤容量を変化させると造影剤注入時間が変化することになる。造影剤注入時間は大動脈濃度ピーク時間を規定するので，造影剤容量を増加させると大動脈濃度ピーク時間は遅れることになる。この現象は重要であるが，ここで論じられることではなく，後述する「造影剤注入時間」の項でしっかりと覚えてほしい。

(2) 造影剤濃度（表Ⅲ-3）

　造影剤濃度は時間比ヨード量と総投与ヨード量の両方に影響を与える因子であるが，現在使用可能な造影剤規格内で我々が変化させることができる濃度（300〜400mgI/mL）の

表Ⅲ-3　造影剤濃度

濃度↑ = 時間比ヨード量↑ / 総投与ヨード量↑

1) 大動脈濃度ピーク値↑
2) 大動脈濃度ピークまでの傾き↑
3) 大動脈濃度ピークまでの到達時間→
4) 門脈濃度ピーク値↑
5) 肝濃度ピーク値↑

影響は，前者に与える造影剤注入速度の影響，後者に与える造影剤容量の影響と比べるといずれも小さい。したがって，私の考えでは，造影剤濃度より造影剤容量と造影剤注入速度（実際は造影剤注入時間）でプロトコールを決定するほうが適切と考えている。

　ところで，同じ時間比・総投与ヨード量のプロトコールを異なる造影剤濃度で構築する場合，高濃度造影剤使用では，低・中濃度造影剤使用時より，造影剤容量・注入速度ともに減少することになる。しかし，肝動脈優位相における多血性腫瘍の濃染，肝実質相前後における門脈および肝実質の濃染を良好に保つためには，ある一定以上の造影剤容量と造影剤注入速度が必要になる（158頁参照）。したがって，造影剤濃度を上げれば，造影剤容量と造影剤注入速度を増加させることなく，時間比ヨード量と総投与ヨード量の両方を増加させることができる（注入速度が上昇することに抵抗がある看護師が造影業務を行っている施設では，これを根拠に高濃度造影剤を選択する傾向がある）という考えは，必ずしもメリットとはいえない。ただし，造影剤容量と造影剤注入速度を増加させることが困難または不可能な被検者は存在するし，100mLシリンジの規格しか使用できない施設が多いのも確かなので，造影剤容量と造影剤注入速度のみの選択で理想的なプロトコールが実施困難な場合は，造影剤濃度で時間比ヨード量と総投与ヨード量を調節することになる。

(3) 造影剤注入速度（表Ⅲ-4）

　造影剤注入速度は時間比ヨード量に影響を与える最も大きな因子であり，大動脈および多血性組織（腫瘍）の濃度ピーク値は，造影剤注入速度を変化させることにより大きく変化する。基本的には臨床上使用する常識的な注入速度範囲（≦5mL/秒）であれば，造影剤注入速度を上げれば上げるほど，大動脈および多血性組織（腫瘍）の濃度ピーク値は上昇する。

　ちなみに我々の検討では，体重比造影剤を使用した時の平均速度（60kgの人を平均とした場合）が6mL/秒となると，大動脈の造影剤濃度はプラトーに達するという結果であった[5]（159～160頁）。十分な量の造影剤流入がある場合において，大動脈濃度の最大値を最終的に規定する因子はおそらく心腔内容量（心拍出量における造影剤濃度）であると推定さ

表Ⅲ-4　造影剤注入速度

```
注入速度↑  =  時間比ヨード量↑
              総投与ヨード量→
```

1) 大動脈濃度ピーク値↑
2) 大動脈濃度ピークまでの傾き↑
3) 大動脈濃度ピークまでの到達時間↓
4) 門脈濃度ピーク値→
5) 肝濃度ピーク値→

れる。上記の結果は，平均速度が6mL/秒以上では心腔内の血液がもはや造影濃度が上昇しないまでに造影剤により置換されることを意味する。したがって，CTパーフュージョン検査において，できるだけ造影剤を短時間に入れるために非常に高い注入速度（8〜10mL/秒）を用いることがあるが，これは無意味である。5mL/秒以上で注入された造影剤の多くは心腔内に入れずに下大静脈に突き抜けることになるからである。

図Ⅲ-2に示した大動脈の実測TDCにおいて，大動脈濃度が下降して変曲点を形成する際にいったん大動脈濃度のリバウンドが見られるが，これは注入後，心腔内に直接入らずに下大静脈にいったん突き抜けて，その後遅れて心臓に帰ってくる造影剤による影響が大きいと考えられる（174〜175頁も参照）。

2. 肝多時相造影CT検査における各造影因子の至適化

a. 至適造影剤容量（表Ⅲ-5）

(1) 固定造影剤量と体重比造影剤量

シリンジ製剤の登場は検査効率を上げたり，シリンジ容器を保険点数内に組み込む上では有利であったが，肝造影CT検査の本質からすれば，容量調節の機会を失うことになった点で歓迎されるものではなかった。あえてバイアル製剤を残し，体重比造影剤量を使用し続けている頭の下がる施設もあるが，多くの施設ではシリンジ製剤導入により体重比造影剤量を使用することが困難になった。シリンジ製剤の普及に加え，人種的に体重が軽く100mLの固定造影剤量の使用でも造影剤不足が直接的に感じにくいという背景があったため，わが国では，一部の見識者を除いては体重比造影剤量の重要性は長らく論じてこられなかった。ようやく最近になり，医療費包括化に代表される医療経済の変化の中で各メーカーが患者個々の体重に対応できるいろいろな容量のシリンジ製剤を発売し始めたことと，造影CT検査における知識が普及してきたことに伴い，体重比造影剤量を使用する重

表Ⅲ-5　至適造影剤容量決定におけるポイント

・造影剤容量は体重比使用（体重により可変）がトレンド
・臨床的基準：「造影後，造影前に比し肝CT値が50HU以上上昇する」量
・至適造影剤容量は300mgI/mL製剤で，2mL/kg
・固定造影剤容量を使用する場合，300mgI/mL製剤で100mLでは不足

要性が認知されてきている。

　最近の多施設共同研究報告[8]において，100mL固定造影剤量（シリンジ製剤）と体重比造影剤量（2.5mL/kg）を使用した群において，体重比造影剤量を使用した群で優位に門脈および肝造影能が優れていたという結論が導き出されているのでもわかるように，肝造影CT検査において，造影剤容量は体重により可変にすることが今後のスタンダードになることは間違いなかろう。

(2) 造影剤容量を決定する臨床基準とそれに基づく至適造影剤容量

　それでは至適造影剤容量は体重比でどれくらいだろうか？これに関しては米国を中心にいくつかの報告があるが，造影剤容量を決定する上での基準が曖昧なために，いまだはっきりしないのが現状である。なぜなら，総投与ヨード量の項目で述べたように，肝造影能を決定する重要因子である造影剤容量は，肝実質相における至適肝造影能を得るために必要な造影剤量を推定することにより決定されるわけだが，乏血性肝転移巣の検出において，肝実質相でいったいどれくらいの肝造影能が得られれば十分なのか証明することが事実上不可能であるからである。

　したがって，多くの報告で，「造影前に比べ肝のCT値が50HU上昇する」ということを造影剤容量決定の基準としているが，この基準に対する医学的根拠はなく，今後さらに検討が必要であろう。といってもある程度の指標がなくては本稿でも話が進まないので，ここでは代表的な過去の報告と我々の検討結果を基に至適造影剤容量を決定することにする。

　門脈優位相における乏血性腫瘍（主として転移性肝腫瘍）の同定に必要な肝造影効果を50HU程度とした場合，その至適造影剤容量は，Megibowらの報告[9]で1.5mL/kg，Heikenらの報告[10]で1.5〜1.7mL/kg，山下らの報告[11]で2.0〜2.5mL/kgと報告によりかなり幅がある。我々の結果（図Ⅲ-6）は，山下らの結果とほぼ同じであり，基準肝造影効果を得るためには最低でも2.0mL/kg（300mgI/mL製剤）の造影剤容量が，安全域を持たせつつ，ある程度至適肝造影能を持続させるのであれば，2.5mL/kgが必要であった。

　しかし現在の医療経済を考えると，必要最低限の造影剤容量を探ることが重要と思われ，また後々記載するが，造影法を工夫することにより肝濃度ピーク値をある程度上昇させることが可能であるので，我々の結論としては基準肝造影効果に届く最低ラインであった300mgI/mL濃度製剤換算で2.0mL/kgという量を至適造影剤容量としている。

　ここで示した至適造影剤容量決定のプロセスは，あくまで画像診断医が病変を検出する

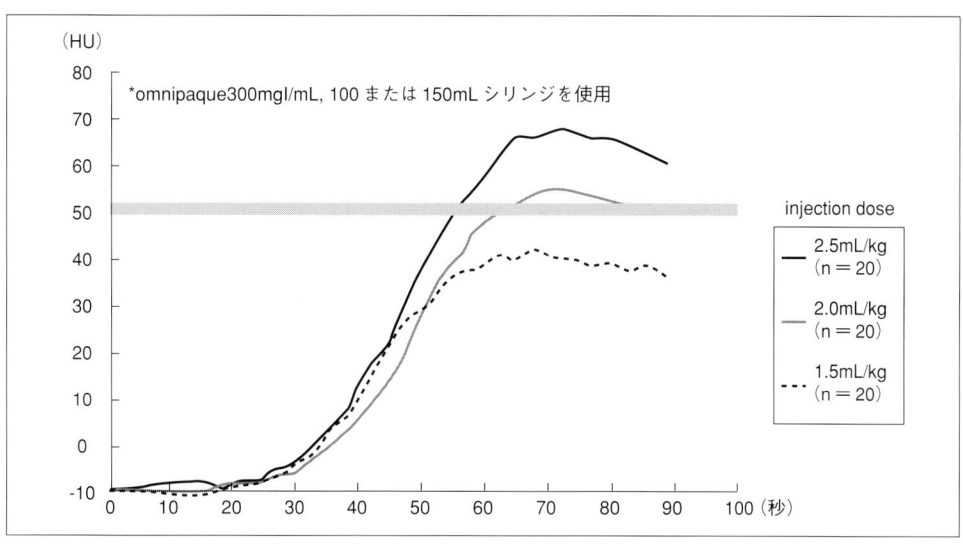

図Ⅲ-6　肝実質の造影効果に及ぼす造影剤投与量の影響
至適造影剤容量を決定する客観的指標はいまだ明確ではないが、臨床的には「最大肝造影濃度が造影前より50HU以上昇する量」がその指標として使われることが多い。この場合、グラフからは、最低2mL/kgが必要であることになる。

という視点に立っての主観的アプローチであるが、八町らが報告しているように、画像のウインドウ幅・レベルより客観的に造影剤容量の最適化を行おうとする診療放射線技師側からの試みもある[12]。山口らは、至適造影剤容量は1.5〜1.7mL/kg程度と報告している[13]が、一般的に画像コントラストの適正化から至適造影剤容量を探る診療放射線技師側からの報告のほうが、画像診断医が提唱する造影剤容量より少ない傾向がある（基礎編を参照）。これについては、今後両者の十分な意見交換が必要であろう。

b. 至適造影剤濃度(表Ⅲ-6)

(1)造影剤容量と造影剤濃度の関係

　現在のシリンジ製剤規格のラインナップの中で、最も総投与ヨード量が多いのは低濃度(300mgI/mL)・高容量(150mL)シリンジ製剤であり(4.5g)、2.0mL/kg量で75kgの被検者までカバーできる。

　反対に低濃度・低容量(100mL)シリンジでは50kgまでしかカバーできないことになるので、低容量シリンジしか使用できない施設では、高濃度・低容量シリンジ(350〜400mgI/mL)で総投与ヨード量を増加させることになる。

　高濃度・低容量シリンジ製剤だと、総投与ヨード量は3.5〜4.0gとなり、カバー可能体重は、58〜67kgとなる。この範囲内の体重であれば、低濃度・高容量製剤を使っても、高濃度・低容量製剤を使っても理論的には同じということになるが、実際には前者のほうが有利に働く(158頁)。また、高濃度製剤では、製剤の高粘稠性により注入速度が限定されることも問題になってくる。

　いずれにせよ、多時相肝造影CT検査において、低濃度・低容量シリンジの使用は絶対

表Ⅲ-6　至適造影剤濃度決定におけるポイント

・2mL/kg の体重比造影剤量を用いる場合，造影剤濃度の選択に制限はない。
　≦320mgI/mL 製剤でも問題ない（注入速度↑↑のため）。

・100mL の固定造影剤量しか使わない場合，高濃度造影剤が望ましい。
　≧320mgI/mL，できれば≧350mgI/mL が望ましい。

に避けなくてはいけないということを，この項の結論としてしっかりと覚えておいてほしい。この結論は後述する「肝動脈優位相における多血性肝細胞癌の検出能から見た至適造影剤濃度」の項でも導き出されることになる。

(2) 低濃度（300mgI/mL）造影剤の使用条件

多時相肝造影 CT のプロトコールにおける造影剤濃度の影響は，造影剤容量および造影剤注入速度の影響からすると相対的に小さく，私は以前に"微調節用"と記載した。実際のところ，造影剤容量と造影剤注入速度が満足のいくものであれば，造影剤濃度は低濃度でもかまわないのは確かである。ただし，低容量（100mL）シリンジや低速注入速度（3mL/秒以下）しか使えないとなると話は違ってくる。前に述べたが，肝実質相における至適肝造影能を得るためには，低濃度・低容量シリンジでは不足してくるし，次に述べるように低速注入速度の場合も，低濃度・低容量シリンジは不適と思われる。

(3) 肝動脈優位相における多血性肝細胞癌の検出能から見た至適造影剤濃度（表Ⅲ-7）

肝動脈優位相における多血性肝細胞癌の検出能における造影剤濃度の影響を調べるため，次のような検討を行った[14]。300，320，350，370mgI/mL と濃度の異なる4種類のシリンジ製剤を用いて行われた多時相肝造影 CT 検査を4群とし，各群における動脈優位相画像での多血性肝細胞癌の検出能を視覚的に評価した。

症例が異なることによる各群間のバイアスをできるだけ少なくするため，対象結節数は

表Ⅲ-7　肝動脈優位相における多血性肝細胞癌の診断能に対する造影剤濃度の影響
　　　　［100mL 定格シリンジ（固定造影剤容量），3mL/秒の注入速度使用］

	300mgI/mL	320mgI/mL	350mgI/mL	370mgI/mL
病変検出率（sensitivity）	38/50（76）*	49/57（86）	46/56（83）	46/54（85）
病変特異度（specificity）	43/50（85）	48/71（68）**	53/59（89）	42/51（82）

注）（　）内の数字は％を表す。
　＊＝300mgI/mL での病変検出率は他の群に比し有意に低い。
　＊＊＝320mgI/mL での病変特異度は他の群に比し有意に低い。

各群とも最低50結節以上とし，門脈と肝静脈の描出程度からできるだけ同じような撮像タイミングで撮られた画像を選択してROC解析を行った．造影剤濃度の影響を調べるのが目的なので，造影剤容量，造影剤注入速度，撮像開始時間は各群で同じとし，造影剤濃度の影響が出やすいように造影剤容量は100mL，造影剤注入速度は3mL/秒と理論上適正と思われる値より低めに設定した．

結果は表Ⅲ-7に示す通りである．病変検出率で見てみると，やはり300mgI/mL群では他群に比べ有意に劣っていることがわかる．この結果からは少なくとも320mgI/mL以上の造影剤濃度が必要と考えられる．もう少し詳しく見てみると320mgI/mL群では病変検出率については高濃度群と有意差はないものの，病変特異度が有意に劣ることがわかる．この解釈は難しいが，おそらく320mgI/mL群では多血性病変は画像上，なんとか濃染として認識できるが，染まりが弱いため，病変か病変ではないか迷うことが多いためと思われる．結果としてROC解析における低濃度群(300，320mgI/mL)のAz値は，高濃度群(350，370mgI/mL)のそれらと比し低くなった．

同一患者で行わない限り，結論づけるのは困難であるが，この結果を信用するのなら，低造影剤容量・低造影剤注入速度の環境下で検査を行う場合は，造影剤濃度は少なくとも320mgI/mL以上，できれば350mgI/mL以上が望ましいということになる．

ただし，再度断っておくが，体重比造影剤容量を至適な平均造影剤注入速度(60kgの体重の人で4mL/秒前後)で注入する場合，低濃度製剤であっても時間比ヨード量・総投与ヨード量ともに補償できるので，この結論は当てはまらず造影剤濃度は気にしなくてよいと考えてほしい．

c. 至適造影剤注入速度(表Ⅲ-8)

(1) 造影剤注入速度を決定する臨床基準

注入速度は言うまでもなく，大動脈および多血性腫瘍のTDCを決定する最も重要な因子である．臨床的に多時相肝造影CT検査で使用される造影剤注入速度は，2mL/秒から

表Ⅲ-8　至適造影剤注入速度決定におけるポイント

- 時間比ヨード量を考える場合，最も直接的かつ重要な因子
- 多血性肝腫瘍性病変のTDCは大動脈のTDCに依存
- 大動脈濃度ピーク値が大きいほど有利
- 固定注入速度の場合，≧3mL/秒以上が必要

(1) 非硬変肝の場合(肝血管腫，多血性肝転移，FNH，肝腺腫など)
　　　注入速度が大きいほど有利
　　　(ただし，＞5〜6mL/秒で，大動脈濃度ピーク値は頭打ちになる)

(2) 硬変肝の場合(肝細胞癌など)
　　　注入速度が大きいほど偽病変(A-Pシャントなど)が増加
　　　固定注入速度の場合，3〜4mL/秒程度

5mL/秒程度であるが[15]，この範囲においては造影剤注入速度と大動脈濃度ピーク値は正の相関を示す。したがって造影剤注入速度は，高ければ高いほど肝動脈優位相での多血性肝腫瘍の濃染も強くなる。臨床的に検出率が問題となる多血性肝腫瘍は，多血性肝細胞癌ということになるので，至適造影剤注入速度は，肝動脈優位相における多血性肝細胞癌の検出能から決定されることになる。

多血性肝細胞癌の検出能における造影剤注入速度の影響を論じた過去の報告を見てみると，2mL/秒と3mL/秒では差がなく[16]，2mL/秒と4mL/秒では後者のほうが有意に高い[17]とする報告を見つけることができる。これらの報告結果から考えると，少なくとも3mL/秒以上が必要ということになる。

ここで1つ注意しておくことがある。CT造影理論を語る上であまりに有名なBaeらの論文[3]に，"Use of injection rates above 2 mL/sec did not substantially increase hepatic peak enhancement."という記載がある。総投与ヨード量に影響を及ぼさない造影剤注入速度が，原則的に肝造影能に影響を及ぼさないことを示した下りである。ところが，この下りを肝動脈優位相にも当てはまるとするような拡大解釈をする人がかなりの見識者と思われる方々のなかにも見受けられる。当然このような方々の結論は，「肝ダイナミックCTにおいて2mL/秒以上は必要ない」となるわけだが，ここまで勉強されてきた読者にはこの結論が誤りであることはおわかりであろう。

(2) 多血性肝細胞癌の診断能からみた至適造影剤注入速度の決定

以上述べたように，肝動脈優位相での多血性腫瘍(肝細胞癌など)の検出能は，造影剤注入速度が高ければ高いほど改善する。したがって，この目的でのCT検査では，造影剤注入速度は少なくとも3mL/秒以上，4mL/秒や5mL/秒であればもっといいということになる。果たしてこれは正しいだろうか？結論から言うと，非硬変肝における多血性腫瘍(多血性転移，肝腺腫，FNHなど)の診断においてこの結論は正しいが，硬変肝における多血性腫瘍(肝細胞癌)の診断においては必ずしも正しくない。確かに，造影剤注入速度が高いほど多血性腫瘍の検出率は向上するが，硬変肝の場合，見えてほしくないほかの多血性のもの(偽病変)まで画像上顕在化してきてしまうため，病変特異度が落ち，かえって診断能を落としてしまうことがあるからである。

上述の「見えてほしくないほかの多血性のもの(偽病変)」とはいうまでもなく，A-Pシャントのことである(図III-7A，B)。A-Pシャントは正常肝内にももともと存在するが，硬変肝の際に特に顕在化してくることはよく知られている[18]。実際，肝動脈優位相画像の読影に際し，多血性肝細胞癌か偽病変か迷うことは日々経験することであろう。

ここで我々の実験的データを示す(表III-9)[19]。読影経験年数が3〜5年目と浅い非専門医3名(いずれも日々の読影では頭のてっぺんからつま先まですべて読まされている)に，造影剤注入速度を変えて撮像した2群(3mL/秒と5mL/秒)の肝動脈優位相画像を読影してもらった。患者はすべて背景肝に肝硬変を有し，肝細胞癌が疑われてCT検査が施行された。患者群はそれぞれ独立しているが，その中の10人は患者の承諾を得て，それぞれの注入速度で2回CT検査を施行している。

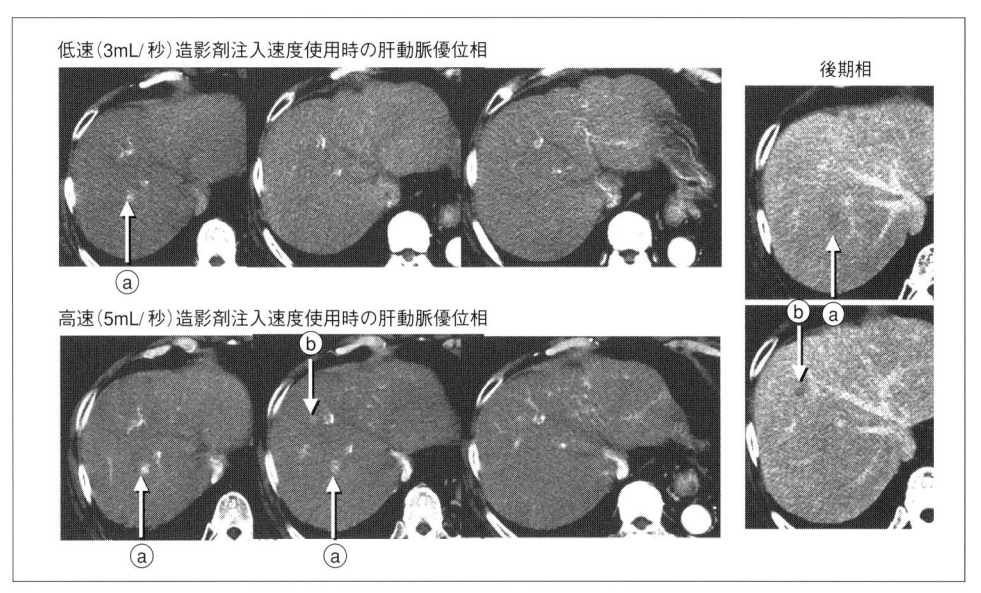

図Ⅲ-7A　多発性多血性肝細胞癌
同一患者で異なる造影剤注入速度で肝動脈優位相撮像を行った症例である。この症例では肝 S8 に 2 個の多血性肝細胞癌（再発肝内転移）が存在しており，両者とも後期相で染まり抜けを示している。ⓐ のものは 3mL/秒の画像でも 5mL/秒の画像でも肝動脈優位相で濃染像として同定可能であるが，5mL/秒のほうが 2 スライスにわたりはっきりと確認できる。ⓑ のものは，5mL/秒の画像で淡い濃染像として同定できるが，3mL/秒の画像では同定不可能である。このように造影剤注入速度により，注入される時間比ヨード量は劇的に変化し，結果として検出能に影響を与える程に多血性肝細胞癌の濃染程度も変化する。一方，肝左葉外側区域に注目すると 5mL/秒の画像で細かな濃染像が目立つ。造影剤注入速度が早くなると，このように末梢血管の描出能も向上してくるが，これは A-P シャントの出現頻度が高くなることを示唆している。

　結果は**表Ⅲ-9** に示すように，病変検出率は 5mL/秒群のほうが高かったが，病変特異度は 3mL/秒群のほうが高く，ROC 解析での総合診断能はわずかに 3mL/秒群のほうが良好となった。すなわち，病変検出能がほぼ診断能を決定するような十分な経験を積んだ読影医の場合は，高い造影剤注入速度を用いたほうがよいが，病変特異度が診断能を左右するような読影医の場合は，造影剤注入速度を上げすぎると逆に診断能が低下するということになる。もちろんこの検討は，①造影剤容量は固定量，②撮影開始時間は造影剤注入開始から，5mL/秒群で 25 秒後，3mL/秒群で 35 秒後と各群で差を設けたものの，それぞれ適切なディレイタイムとはいえない，③ほとんどの症例が異なる患者でかつ十分な症例数とはいえない，などの理由で予備試験的なものではあるが，1 つの参考にはなるであろう。

　読影経験を積めばほとんどの場合，A-P シャントか多血性肝細胞癌かの鑑別はできるようになるが，中には後から見ても鑑別困難な症例もあるし，肝造影 CT に精通した読影医だけが肝造影 CT 画像を読むような恵まれた施設はおそらく皆無に等しい。したがって，ある程度普遍的なラインで至適造影剤注入速度を選択するとなると，4mL/秒前後（固定造影剤量を用いた場合）に落ち着くのではないかと考えている。この結果は，後述する「至適造影剤注入時間」を決定する際の 1 つの根拠にもなってくる。

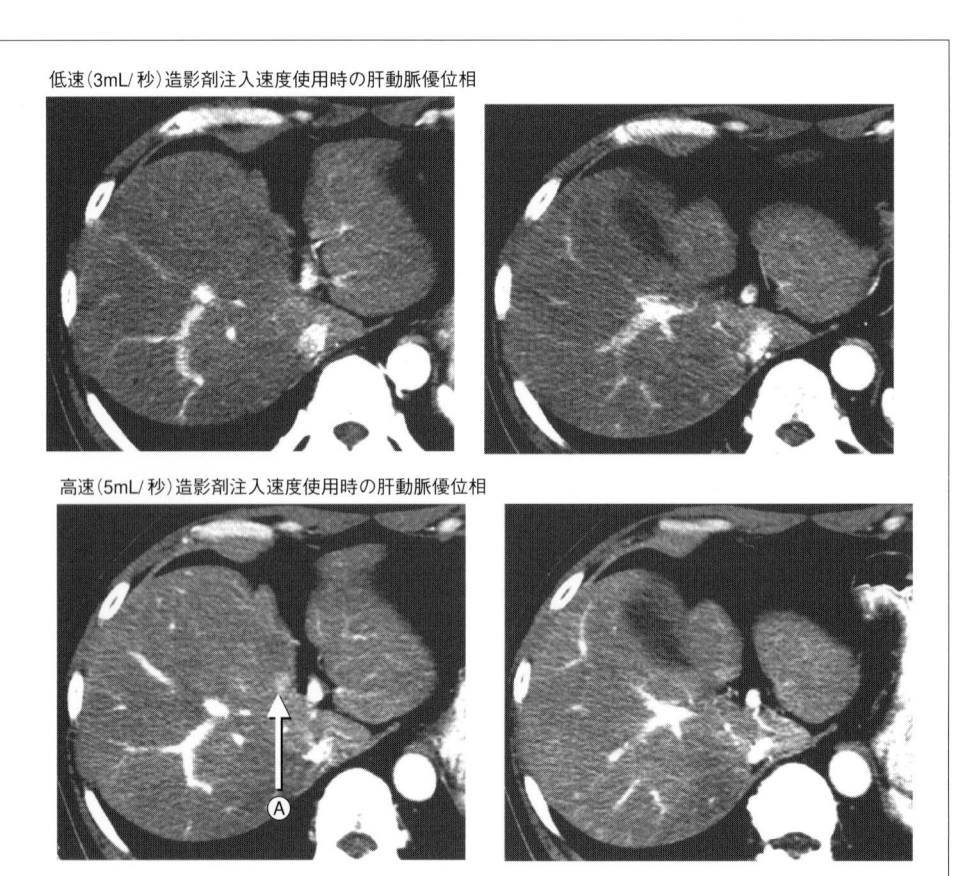

低速(3mL/秒)造影剤注入速度使用時の肝動脈優位相

高速(5mL/秒)造影剤注入速度使用時の肝動脈優位相

図Ⅲ-7B 多発性多血性肝細胞癌
同一患者で異なる造影剤注入速度で肝動脈優位相撮像を行った症例である。この症例では，5mL/秒の画像で，肝S4に1個の円形多血性病変が存在している(A)。この結節は3mL/秒の画像では示現されていない。フォローアップにてこの結節は消失しており，偽病変であったと診断された。造影剤注入速度を上げれば図Ⅲ-7Aのように病変検出能は向上するが，一方でA-Pシャントに代表される多血性偽病変も明瞭化してくる。

表Ⅲ-9 肝動脈優位相における多血性肝細胞癌の診断能に対する造影剤注入速度の影響
　　　　―ROC解析におけるAz値と病変検出能―

造影剤注入速度	Az値		検出率	
	3mL/秒	5mL/秒	3mL/秒	5mL/秒
読影者1	0.97±0.02*	0.97±0.01*	27/35 (77)**	32/41 (78)
読影者2	0.97±0.01	0.95±0.02	27/35 (77)	32/41 (78)
読影者3	0.97±0.01	0.97±0.01	30/35 (86)	39/41 (95)
平均	0.97±0.01	0.96±0.01	84/105 (80)	103/123 (84)

＊＝数字は平均±標準偏差を表す。　＊＊＝( )内の数字は％を表す。

ROC＝receiver operating characteristics

3. 固定造影剤注入時間を用いた肝多時相造影プロトコール

a. 造影剤注入時間の重要性

(1) 体重比造影剤容量とMDCTの導入

ここから，今後標準化されるであろう多時相肝造影CTプロトコールの核心の部分に話を進める。従来のプロトコール決定のプロセスは，造影剤注入速度を決定することに注意が注がれていて，その次に造影剤濃度，造影剤容量は100mLシリンジ固定ではなかっただろうか？100mLの定格シリンジ製剤を使っていたときには，無意識のうちに造影剤注入時間が一定に保たれていたので，これでもさほど問題はなかったのだが，ここに来て体重比造影剤容量を使ったほうがよいという話になってきて，問題が表面化してきたような気がする。

特にこの問題の表面化には，MDCTの導入も大きな要因となっている。single detector-row helical CT (SDCT) では，全肝を5〜7mm厚で撮像する場合，少なくとも20秒以上 (HAP持続時間以上) かかっていたので，どんなに撮像タイミングに注意しても，肝臓の上部と下部では撮像時間のずれ (time lag) がかなりあって，必然的に肝臓のいずれかの部分の撮像タイミングは，早すぎたり遅すぎたりした。逆に多少撮像タイミングがずれていたり，患者間でばらついても「撮像に時間がかかるから」で納得してしまっていた状況があったわけである。

ところがMDCTの撮像スピード下では，全肝の撮像タイミングは見た目にはほぼ同時であり，撮像タイミングがずれていると，全肝において撮像が早すぎる，または遅すぎるという撮像タイミングの「ずれ」が，一目瞭然になってきた。これに加え，造影剤注入時間が変動することを考慮しないまま，体重比ヨード量の考えのみを導入したものだから，被検者間での撮像タイミングがものの見事にばらばらになり，結果としてどんなに鈍感な人 (私もその一人である) でも「何かが変だ」と感じるに至ったわけである。

(2) 造影剤注入時間が決定するもの (表Ⅲ-10)

結論から言うと，今まで述べてきた造影剤容量，注入速度，濃度の各因子は，TDCの縦軸 (各臓器のCT値変化の振幅) を決定するのに対し，造影剤注入時間はTDCの横軸 (各臓器のCT値の時間変化) を決定する[20, 21]。したがってTDCの横軸に依存する各時相の撮像タイミングはこの造影剤注入時間のみによって決定されることになるので，多時相造影肝CT検査のプロトコールにおいて，いかに造影剤注入時間が重要な因子かがおわかりになろう。

上述したように体重比造影剤容量を導入した場合，注入速度が一定だと各被検者間で造影剤注入時間がバラバラになるので，結果として撮像タイミングがバラバラになるのである。特に大動脈濃度ピーク時間と造影剤注入時間との相関は強く，心拍数が極端に異常な症例などを除けば，大動脈濃度ピーク時間は造影剤注入時間から計算することができる。

(a) 造影剤注入時間と大動脈濃度ピーク値および肝動脈優位相撮像時間との関係 (図Ⅲ-8A)

Baeらの報告では，大動脈濃度ピーク時間は，造影剤が注入部位 (通常は肘関節付近) か

表Ⅲ-10 造影剤注入時間を基にした各時相における至適撮像時間の求め方

- TDC の横軸（＝各臓器の撮像タイミング）を決定
- 大動脈濃度ピーク時間ほどではないものの，門脈および肝濃度ピーク時間決定にも関係する

(1) 動脈相 (arterial phase)：

> 大動脈濃度ピーク時間
> ＝造影剤注入時間＋造影剤注入部位から大動脈への到達時間 (bolus transfer time)
> ・bolus transfer time ＝＜7秒, mean; 2.8秒（文献3による）
> ・＝平均実測値は10秒
> <u>＝造影剤注入時間＋10秒</u>

例) 注入時間＝30秒の場合：大動脈濃度ピーク時間＝30＋10＝40秒

(2) 肝動脈優位相 (hepatic arterial-dominant phase；HAP)：
- 門脈造影濃度が急速に上昇
- 多血性腫瘍の濃度ピークは大動脈のピークより数秒遅れる

> 多血性肝細胞癌一肝最大コントラスト（撮像時間の中央値）＝大動脈濃度ピーク時間＋3～5秒
> <u>＝造影剤注入時間＋13～15秒</u>

例) 注入時間＝30秒の場合：HAP＝30＋10＋3～5＝43～45秒

(3) 門脈相
- 門脈濃度がピークに達する相
- 門脈 CT 値＝大動脈 CT 値となる

> 門脈濃度ピーク時間（撮像時間の中央値）＝<u>造影剤注入時間＋20秒</u>

(4) 肝実質相 (hepatic parenchymal phase)
- 門脈優位相 (portal venous phase) とも言われる
- 肝濃度がピークに達する相

> 肝濃度ピーク時間（撮像時間の中央値）＝<u>造影剤注入時間＋30秒</u>

ら大動脈に到達する時間 (bolus transfer time) に，注入時間を加えた時間ということになっている。ところで，この bolus transfer time の定義であるが，power injector を使って検査する限り，造影剤注入部位から右心房までの造影剤到達時間はほぼ無視することができるので，実際は「右心房から大動脈への造影剤到達時間」と近似して考えることができる。彼らの論文では，bolus transfer time は平均で2.8秒，遅くとも7秒以下であると記載されている[3]。

しかし，この論文で示されている bolus transfer time はコンピュータモデルから推定された理論値であるので，実測値とは少しずれがあることが予測される。そこで実測値を求めるために，我々の施設で，造影剤注入時間を25秒，30秒，35秒，40秒，45秒と変化させたプロトコールを，年齢，性別，体重をマッチングさせた上で，各群15～17例ずつ行い，その平均の大動脈の TDC を求めてみた[22, 23]。結果は図Ⅲ-8A に示す通りであるが，まず第一に，大動脈濃度ピーク値は，注入時間が短くなるほど大きくなることがわかる。

次に，各群における大動脈濃度ピーク時間は，造影剤注入時間の変化量分だけ変化する

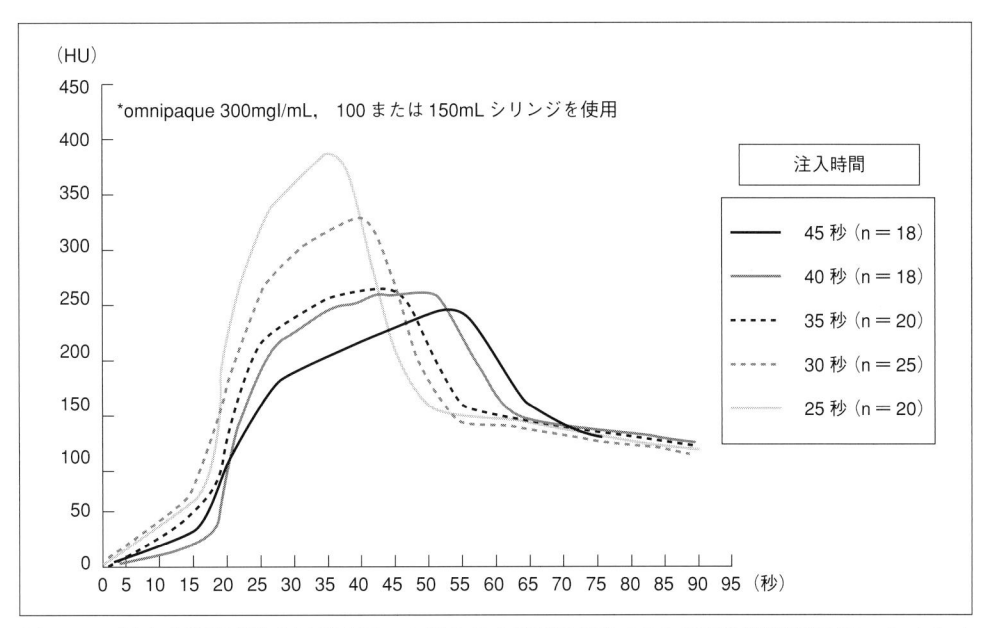

図Ⅲ-8A　異なる造影剤注入時間を用いた場合の大動脈の平均 TDC の変化（造影剤容量＝ 2mL/kg）

ことから，大動脈濃度ピーク時間は造影剤注入時間に完全に依存していることがわかる。さらに，いずれの群でも，大動脈濃度ピーク時間は造影剤注入時間から遅れること 10 秒で出現していることから，bolus transfer time の平均実測値は，ほぼ 10 秒であると結論付けることが可能であろうと思われる。我々のこの結果は，reference model を用いて心機能解析の理論を論じた Leggett らの論文結果と見事に一致する[24]。彼らは「右心房から大動脈への血液循環時間」は 9.7 秒と結論づけていることから，おそらくこの bolus transfer time=10 秒というのは，心機能が正常である人であればほぼ一定かつ正しい値と考えてよいであろう。

　さて，ここまで読んで気づいた方もいらっしゃると思うが，実は大動脈ピーク時間が計算可能であるのは，造影剤注入時間が一定であるからではなく，どんな造影剤注入時間であっても上述した bolus transfer time〔多時相造影 CT 検査上は，造影剤注入終了時（造影剤注入時間）から大動脈ピーク時間までのタイムディレイ〕が常に一定（10 秒）であるからなのである。bolus transfer time は，いずれの造影剤注入因子にも左右されず，完全に心機能に依存している。したがって，本稿で構築した CT 造影理論が当てはまらない患者があるとすれば，それは心機能異常がある患者に他ならない。また，単に造影タイミングを合わせるだけであるのなら，後述するように（142 頁参照），造影剤注入時間を一定にする必要はない。「造影剤注入時間は一定にすべきである」という本質は，全ての患者に撮像タイミング（TDC の x 軸）だけでなく造影振幅（TDC の y 軸）まで包括的に含んだ TDC の同一性を提供することにあるのである。また，造影剤注入時間を一定にすることで，結果として本稿で述べられている撮像タイミングのプロトコール化も可能になるのである。

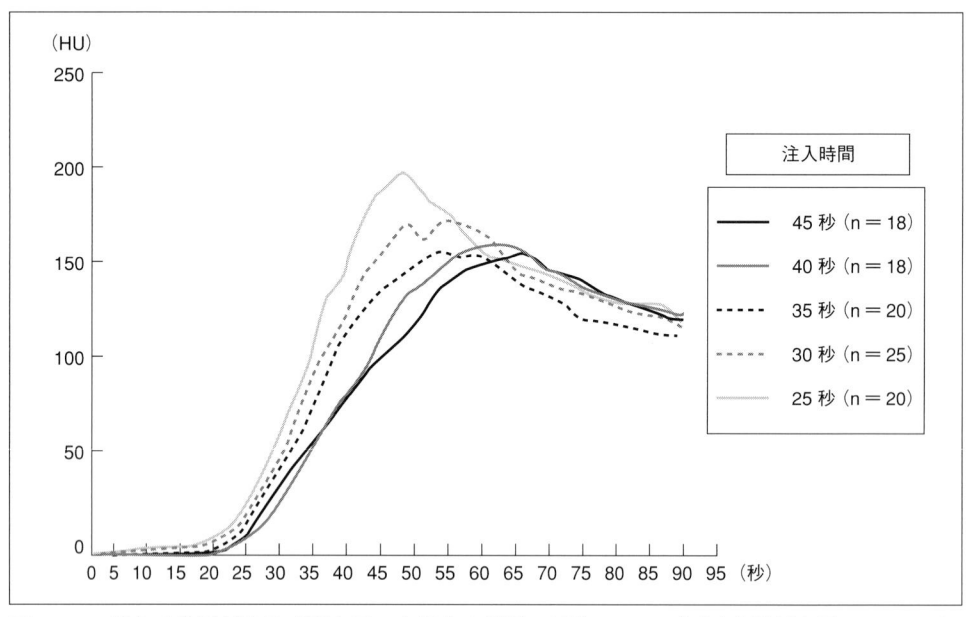

図Ⅲ-8B　異なる造影剤注入時間を用いた場合の門脈の平均 TDC の変化（造影剤容量＝ 2mL/kg）

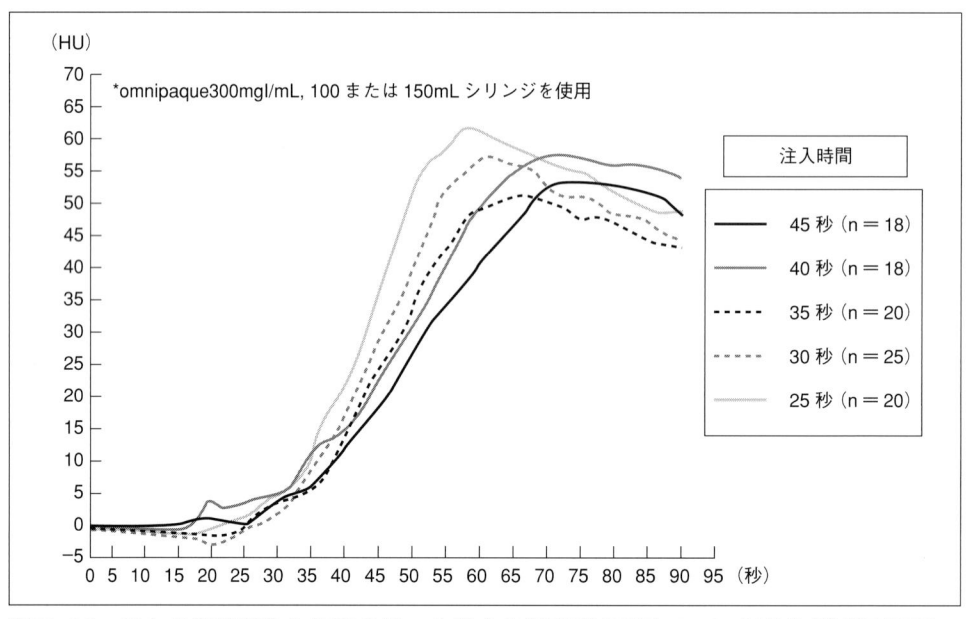

図Ⅲ-8C　異なる造影剤注入時間を用いた場合の肝実質の平均 TDC の変化（造影剤容量＝ 2mL/kg）

従来，肝濃度ピーク時間は時間比ヨード量を変化させる造影剤注入法には依存せず，総投与ヨード量のみに依存すると考えられてきたが，このグラフから肝濃度ピーク時間も造影剤注入時間（造影剤注入速度）に依存することがわかる．従来の考え方では，造影剤注入時間を短くする（造影剤注入速度を速める）と大動脈濃度ピーク時間のみが変化し，結果として A-H 時間が拡大することになるが，実際は造影剤注入時間を変化させることによる A-H 時間の変化は少ない．しかし，大動脈と違い，肝造影開始時間は造影剤注入時間が変化しても変化が少ない，肝濃度ピーク値付近の濃度変化は大動脈の変化に比し小さい，などにより結果として，肝動脈優位相を撮影する time window は拡大するので，臨床的には従来通り「造影剤注入時間を短くする（造影剤注入速度を速める）と A-H 時間が拡大する」と覚えて差し支えない．

以上まとめると,大動脈濃度ピーク時間は以下のように簡潔な式で表すことができる。

　　大動脈濃度ピーク時間＝造影剤注入時間＋10秒(bolus transfer time)

　肝動脈優位相は大動脈がピーク値を打った後,造影剤が多血性組織に急速に移行する(大動脈CT値が急速に低下する)時間帯に存在するので,肝動脈優位相の至適撮像時間は,大動脈濃度ピーク時間＋αで表すことができる。このαは検出対象となる多血性腫瘍の造影パターンに強く影響を受けるので一般化することは不可能であるが,経験的には3〜5秒といったところである。したがって,肝動脈優位相撮像時間は以下の式で表すことができる。

　　肝動脈優位相(撮影中央時間)＝大動脈濃度ピーク時間＋3〜5秒

(b)造影剤注入時間と門脈および肝濃度ピーク値および時間の関係(図Ⅲ-8B,C)

　一般に信じられていることとして,「造影剤注入速度を早くする(注入時間を短くすることを意味する)と,大動脈濃度ピーク時間はそれに応じて早くなる(TDC上,前にシフトする)のに対し,肝濃度ピーク時間は変化しない(造影剤注入速度・注入時間に依存しない)」ということがある。「注入速度は早いほうが,A-H時間が延長するために肝動脈優位相撮像には有利である」という理屈はこれを根拠にしている。

　ところが,上記に示した造影剤注入時間と濃度ピーク時間を明らかにするための検討の際,大動脈と共に求めた門脈(図Ⅲ-8B)および肝臓(図Ⅲ-8C)のTDCからは,実は門脈および肝濃度ピーク時間も大動脈濃度ピーク時間ほど厳密ではないものの,造影剤注入時間に依存していることがわかる。門脈および肝臓のTDCの形状は,大動脈のTDCのように急峻かつ明瞭な濃度ピーク値を示さず,通常,肝実質相として用いられている撮像時間(造影後60〜70秒)以降は,造影剤注入時間(造影剤注入速度)に依らず,ほぼ同じ形になるので,今まで気づかれなかったのであろう。しかし,門脈および肝血流循環が大動脈循環に引き続いて起こるイベントであることを考えれば,これらの造影ピーク時間も大動脈ピーク時間から一定のタイムディレイで起こることは容易に想像できる。各群によって多少のばらつきはあるものの,大動脈濃度ピーク時間と同様,門脈および肝濃度ピーク時間は造影剤注入時間を使い,ほぼ次のような簡潔な式で表すことができる。

　　門脈濃度ピーク時間＝造影剤注入時間＋20秒
　　肝濃度ピーク時間＝造影剤注入時間＋30秒

　門脈および肝臓のTDCを見てもう1つ気づいてほしいことがある。大動脈ほどではないものの,造影剤注入時間が短くなる(造影剤注入速度が早くなる)ほど,各造影ピーク値も明瞭かつ大きくなるのである。以前,「造影剤注入速度は総投与ヨード量を変化させないので,肝造影能には関与しない」と書いたが,ここでこれが誤りであることがわかる。ただ,門脈および肝濃度ピーク値の変化量は,大動脈濃度ピーク値の変化量ほど大きくはないので,初学者にとっての原則はあくまで,「造影剤注入速度は総投与ヨード量を変化させないので,肝造影能には関与しない」としておいたほうが混乱しないであろう。逆に,ここまで勉強してきて,造影理論に関して「私は中〜上級者」と自信を持って言える人は,

この項目で書かれた現象は正確に覚えてほしい。なぜなら，これがこのあとで使用造影剤の至適濃度規格を決定するときの根拠になるからである。

b．固定造影剤注入時間を用いたプロトコールの検証(図Ⅲ-9)

(1) 体重比可変造影剤注入速度の妥当性

多時相造影 CT 検査において，もっとも大事なことは，各時相の至適撮像タイミングを正確にとらえるということであるので，今後のプロトコールでは，造影剤容量(および濃度)に引き続き，造影剤注入時間を決定することが重要になってくる。しかし，体重比造影剤容量が使われるプロトコールでは，造影剤注入時間を一定にすると，造影剤注入速度も体重比(可変)になるということを意味する。これから作成されるべき適正プロトコールが従来のものと最も異なるのは，この体重比造影剤注入速度を用いる点にある。

ところでこの体重比造影剤注入速度の適応は，各被検者における TDC にどのような影響を与えるのであろうか。図Ⅲ-10A，B は体重の異なる 12 人の非硬変肝患者において，低濃度造影剤(300mgI/mL)，体重比造影剤容量(2mL/kg)，注入時間を 35 秒一定にしたときの各被検者の大動脈(図Ⅲ-10A)および肝(図Ⅲ-10B)の TDC である。この 12 人の中で最も体重の軽い人(42.3kg)と重い人(63.0kg)では，体重比造影剤注入速度はそれぞれ 2.3mL/秒，3.6mL/秒となり，1.3mL/秒も異なっている。しかし，この 2 人の TDC は，12 人の TDC のちょうど中間に位置しており，他の 10 人においても造影剤注入速度と TDC における大動脈・肝濃度ピーク値との間に相関は見られなかった[23]。この図Ⅲ-10A，B からも体重比造影剤注入速度の適応は妥当であることが想像できる。

(2) 大動脈濃度ピーク時間(図Ⅲ-11，12A～E)

もう少し詳しく造影剤注入時間と大動脈および肝濃度ピーク時間やそのピーク値の関係を見てみよう。図Ⅲ-11 は固定造影剤注入速度群(3mL/秒)，図Ⅲ-12A～E は固定造影剤

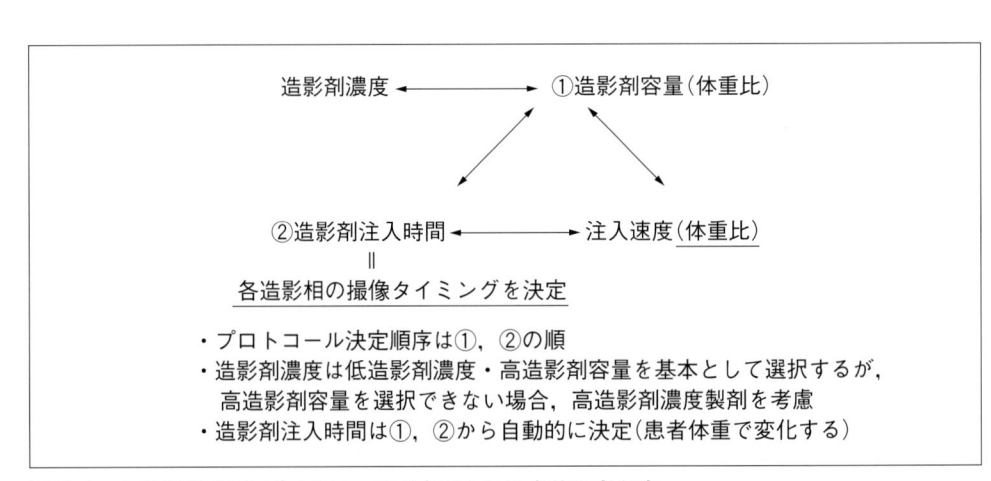

図Ⅲ-9 多時相造影 CT プロトコール決定における今後の考え方

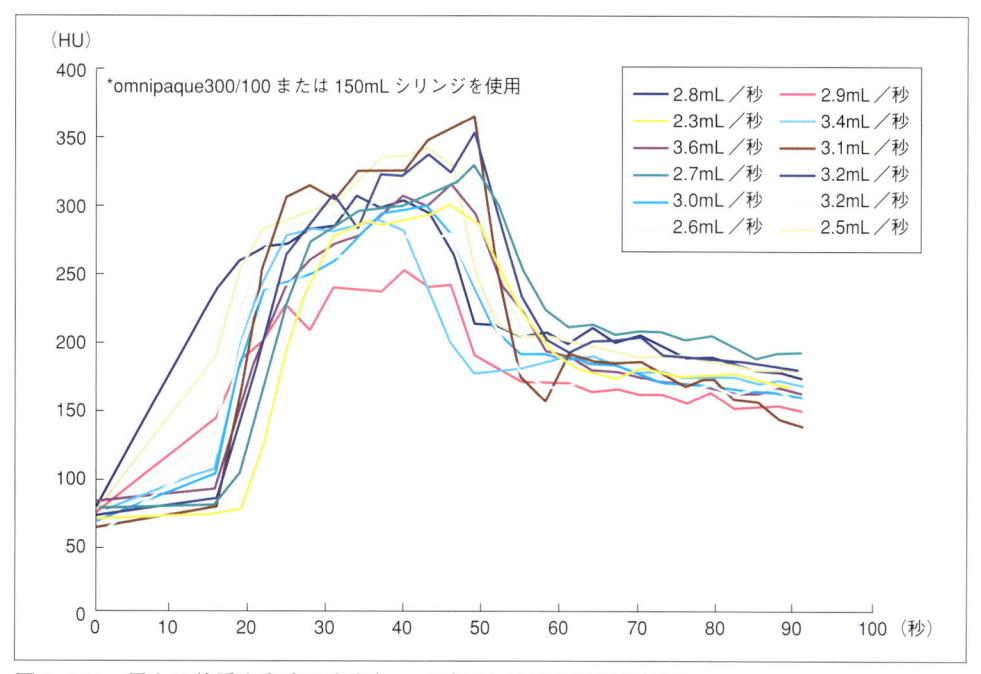

図Ⅲ-10A 異なる体重を有する患者(n=12)における大動脈のTDC
　　　　―可変造影剤注入速度の影響（造影剤容量＝2mL/kg，造影剤注入時間＝35秒）―

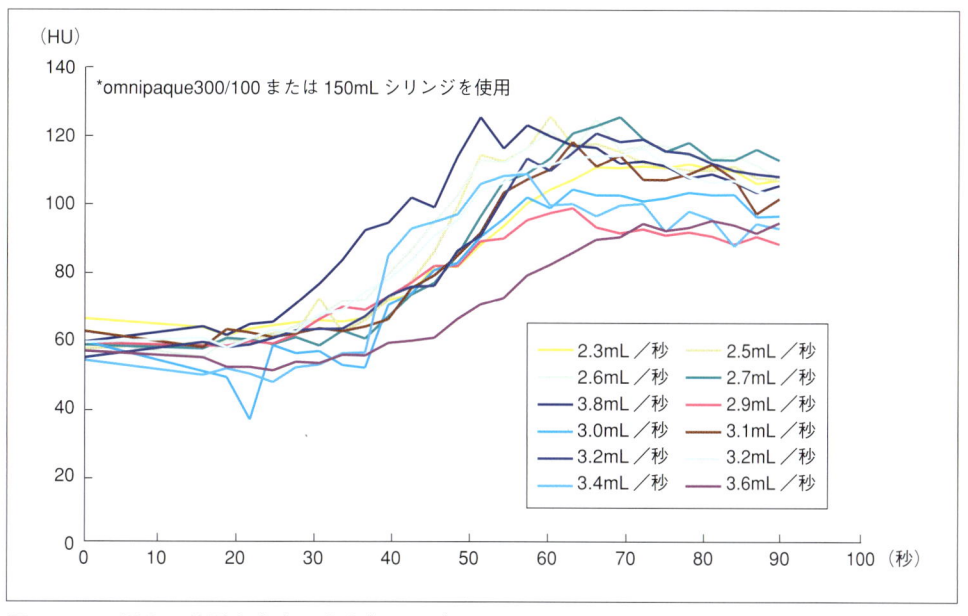

図Ⅲ-10B 異なる体重を有する患者(n=12)における肝のTDC
　　　　―可変造影剤注入速度の影響（造影剤容量＝2mL/kg，造影剤注入時間＝35秒）―

注入時間群（25〜45秒）における各被検者の大動脈濃度ピーク時間である。固定造影剤注入速度群（体重比可変造影剤注入時間）では，体重が重いほど造影剤注入時間が延長するため，大動脈濃度ピーク時間が体重に比例して有意に遅延するのに対し，固定造影剤注入時

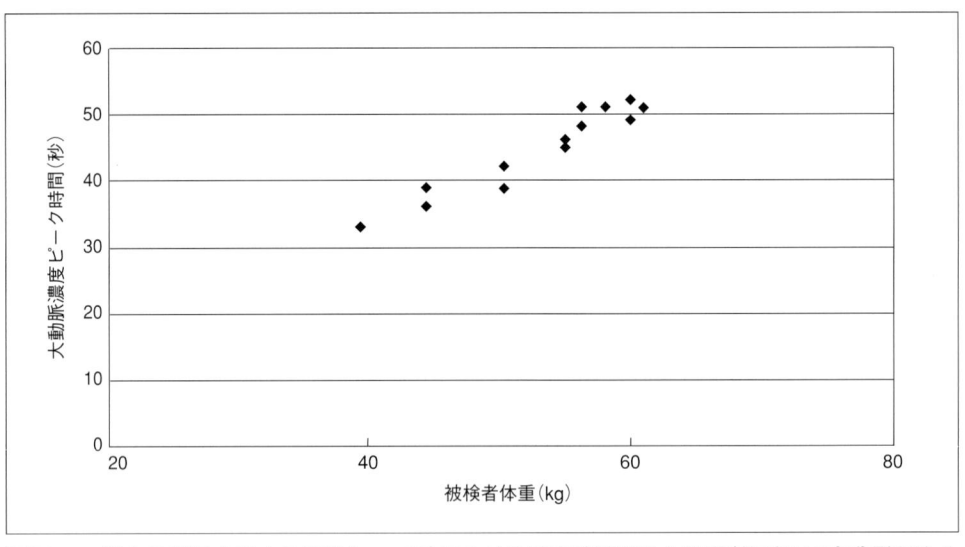

図Ⅲ-11　異なる体重を有する患者(n＝13)における固定造影剤注入速度(体重比可変造影剤注入時間)と大動脈濃度ピーク時間との関係(造影剤容量＝2mL/kg，造影剤注入速度＝3mL/秒)

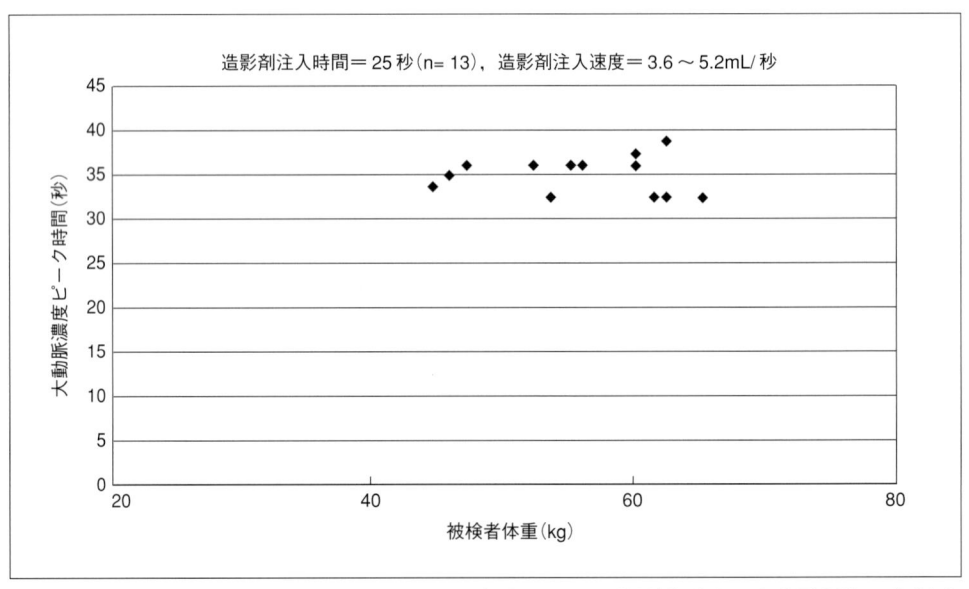

図Ⅲ-12A　異なる体重を有する患者における固定造影剤注入時間(体重比可変造影剤注入速度)と大動脈濃度ピーク時間との関係(造影剤容量＝2mL/kg)

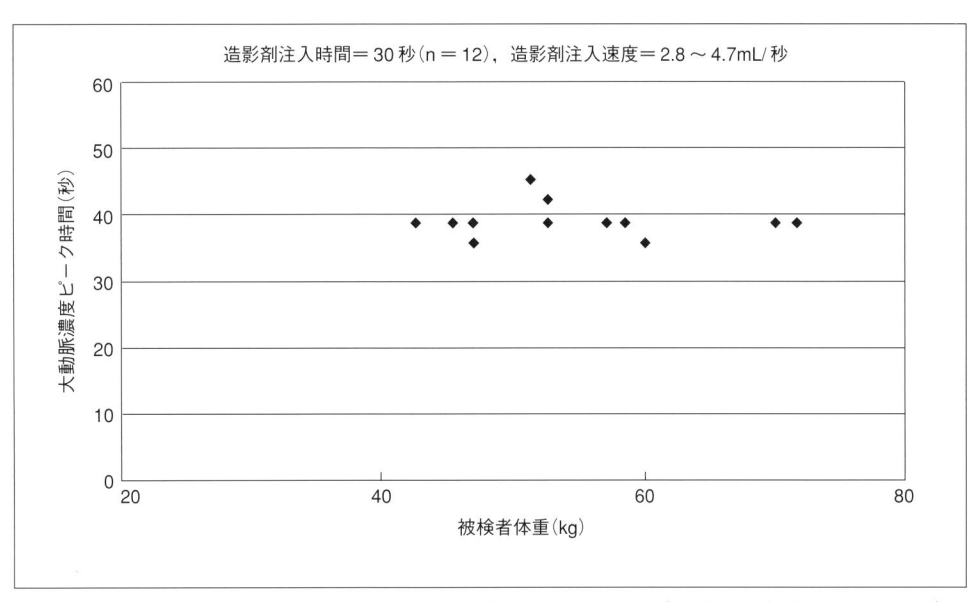

図Ⅲ-12B　異なる体重を有する患者における固定造影剤注入時間（体重比可変造影剤注入速度）と大動脈濃度ピーク時間との関係（造影剤容量＝ 2mL/kg）

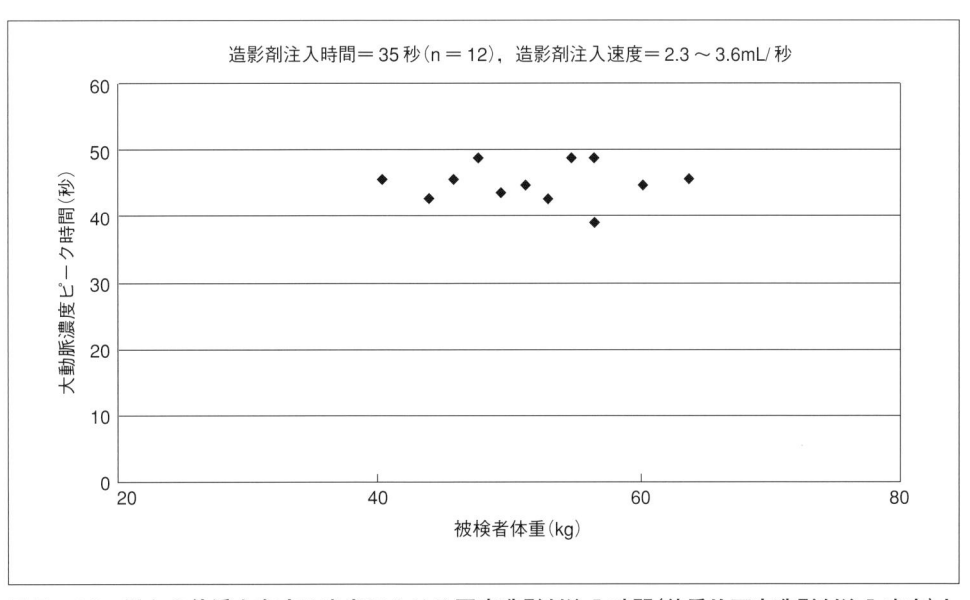

図Ⅲ-12C　異なる体重を有する患者における固定造影剤注入時間（体重比可変造影剤注入速度）と大動脈濃度ピーク時間との関係（造影剤容量＝ 2mL/kg）

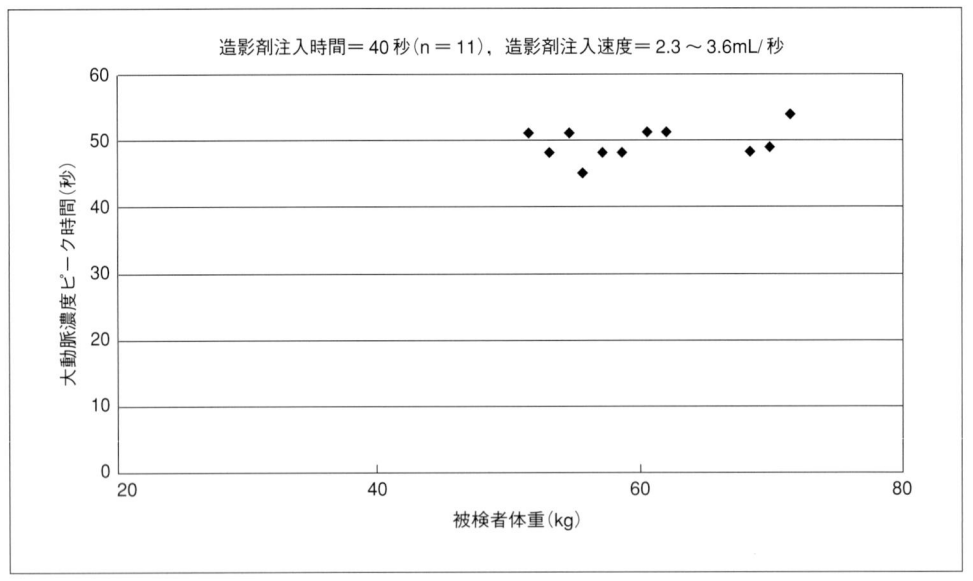

図Ⅲ-12D　異なる体重を有する患者における固定造影剤注入時間（体重比可変造影剤注入速度）と大動脈濃度ピーク時間との関係（造影剤容量＝ 2mL/kg）

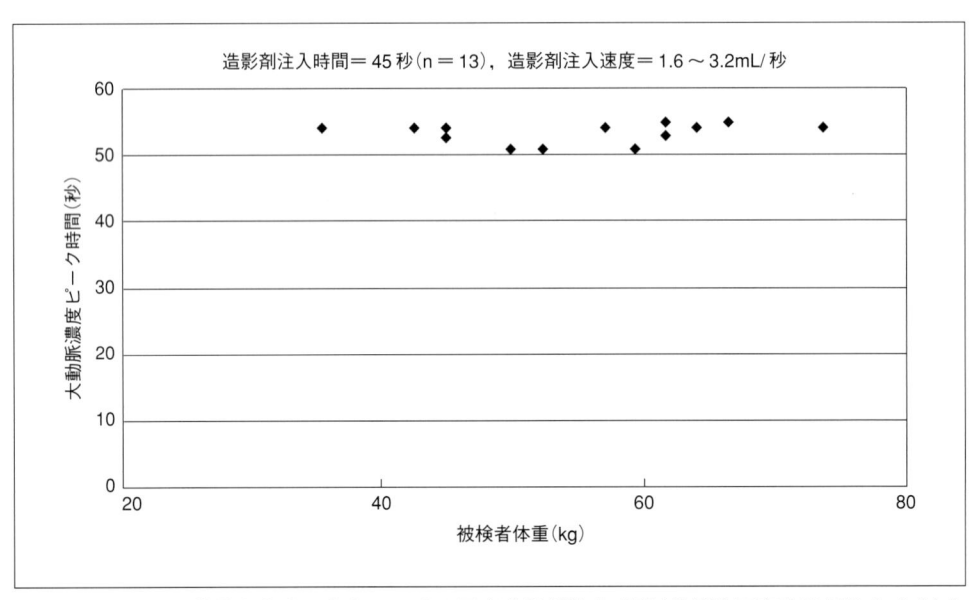

図Ⅲ-12E　異なる体重を有する患者における固定造影剤注入時間（体重比可変造影剤注入速度）と大動脈濃度ピーク時間との関係（造影剤容量＝ 2mL/kg）

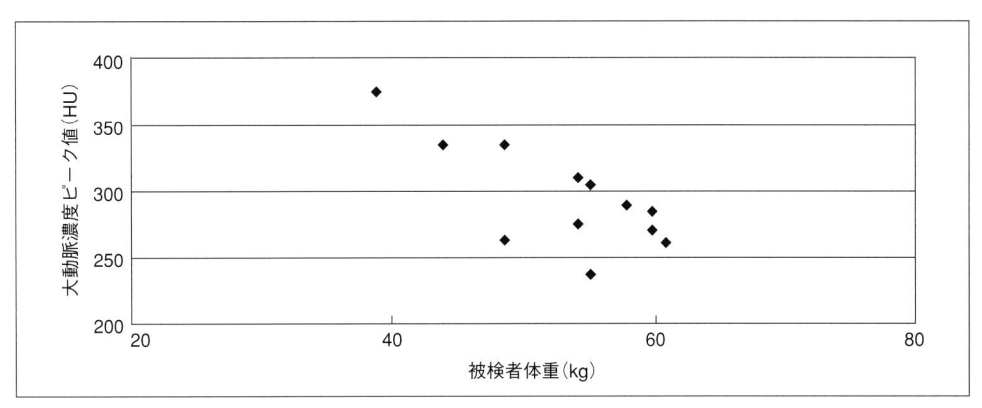

図Ⅲ-13 異なる体重を有する患者(n = 12)における固定造影剤注入速度(体重比可変造影剤注入時間)と大動脈濃度ピーク値との関係(造営剤容量＝ 2mL/kg 造影剤注入速度＝ 3mL/秒)

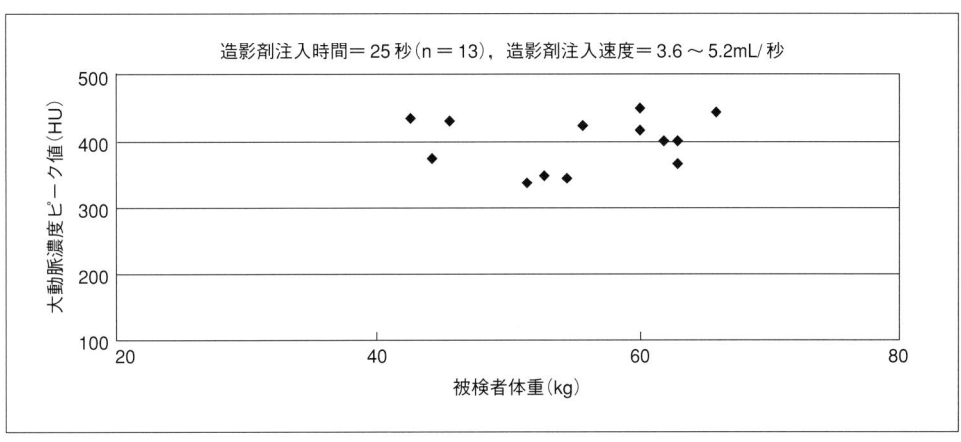

図Ⅲ-14A 異なる体重を有する患者における固定造影剤注入時間(体重比可変造影剤注入速度)と大動脈濃度ピーク時間との関係(造影剤容量＝ 2mL/kg)

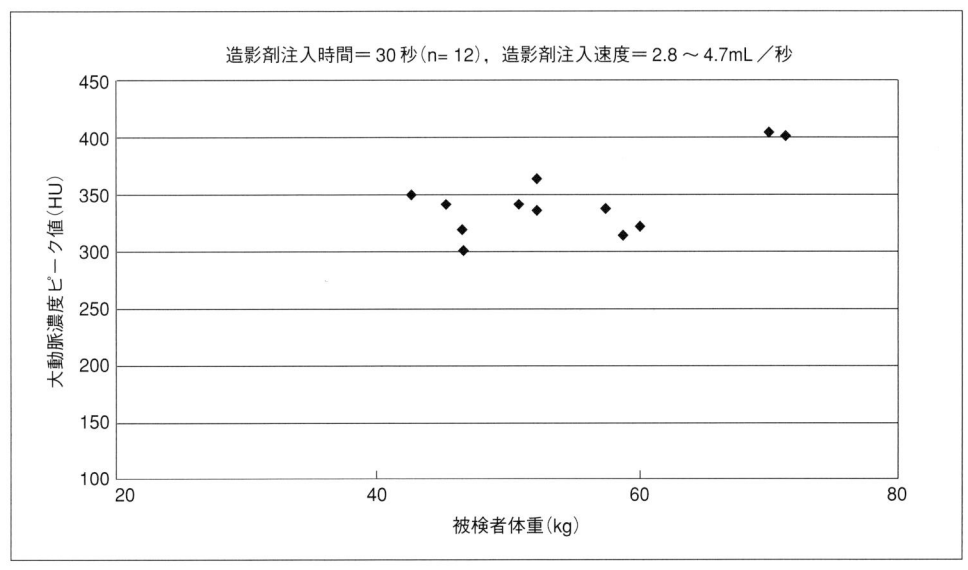

図Ⅲ-14B 異なる体重を有する患者における固定造影剤注入時間(体重比可変造影剤注入速度)と大動脈濃度ピーク時間との関係(造影剤容量＝ 2mL/kg)

造影剤注入時間＝35秒(n=12)，造影剤注入速度＝2.3〜3.6mL/秒

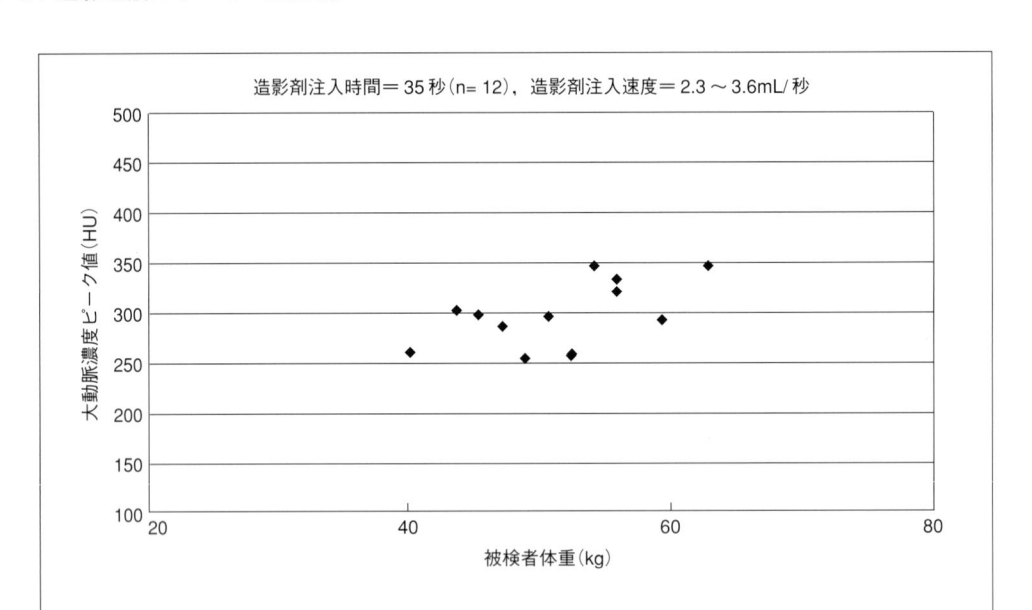

図Ⅲ-14C　異なる体重を有する患者における固定造影剤注入時間(体重比可変造影剤注入速度)と大動脈濃度ピーク時間との関係(造影剤容量＝2mL/kg)

造影剤注入時間＝40秒(n=12)，造影剤注入速度＝2.3〜3.6mL/秒

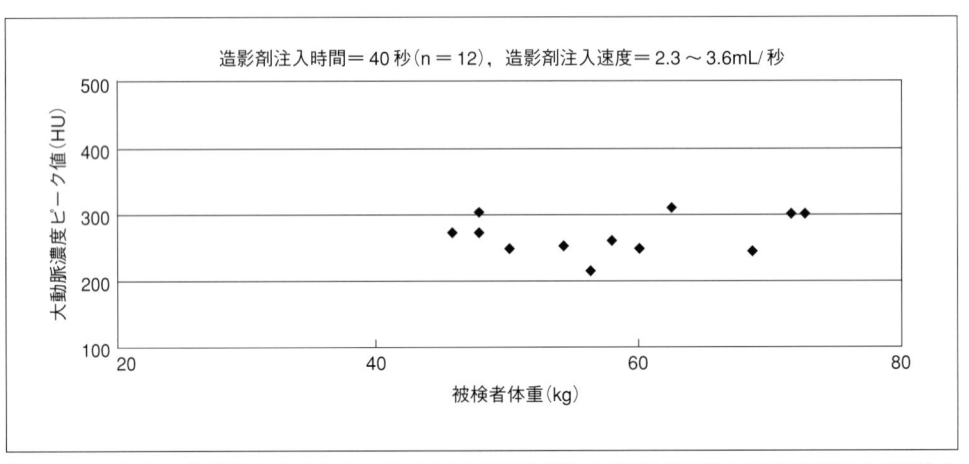

図Ⅲ-14D　異なる体重を有する患者における固定造影剤注入時間(体重比可変造影剤注入速度)と大動脈濃度ピーク時間との関係(造影剤容量＝2mL/kg)

間群(体重比可変造影剤注入速度)群では，大動脈濃度ピーク時間の被検者間のばらつきが，固定造影剤注入速度群と比し少ない。また，以前書いたように大動脈濃度ピーク時間は造影剤注入時間＋10秒前後であることもおわかりになろう。

(3) 大動脈濃度ピーク値(図Ⅲ-13, 14A〜E)

　　大動脈濃度ピーク値における造影剤注入時間の影響も，上述した濃度ピーク時間と同様である。図Ⅲ-13, 14A〜Eに示すように，固定造影剤注入速度群(図Ⅲ-13)では，大動脈

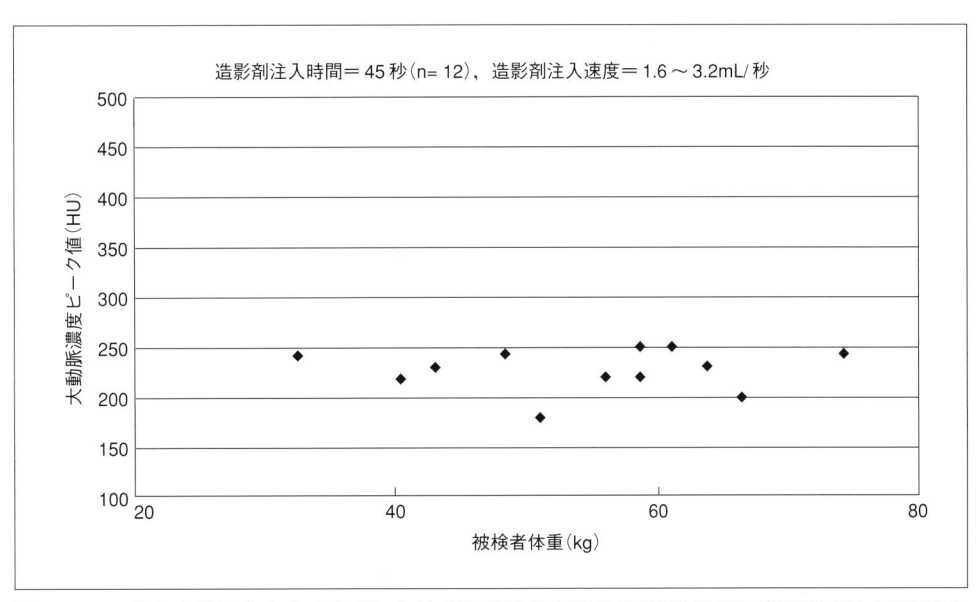

図Ⅲ-14E　異なる体重を有する患者における固定造影剤注入時間(体重比可変造影剤注入速度)と大動脈濃度ピーク時間との関係(造影剤容量＝2mL/kg)

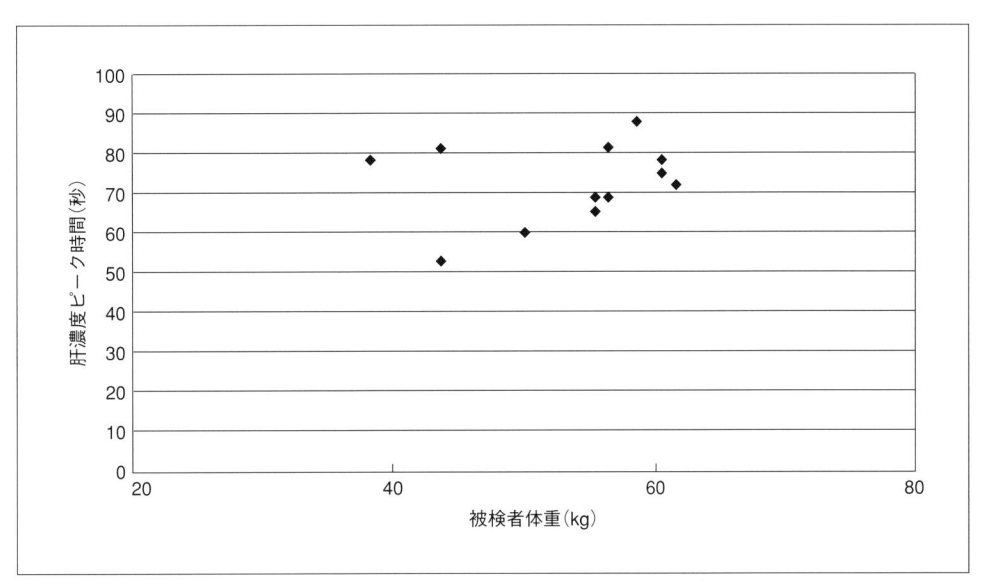

図Ⅲ-15　異なる体重を有する患者(n＝12)における固定造影剤注入速度(体重比可変造影剤注入時間)と肝濃度ピーク時間との関係(造影剤容量＝2mL/kg 造影剤注入速度＝3mL/秒)

濃度ピーク値が体重に比例して有意に低下するのに対し，固定造影剤注入時間群では，そのばらつきは小さい(図Ⅲ-14A～E)。

　以上まとめると，体重比造影剤注入速度(各造影剤注入時間一定)の考え方を導入することにより，大動脈においては単に造影タイミングのばらつきが補正可能となるだけでなく，ピーク値のばらつきも小さくなり，結果として各被検者間で常に同じ形のTDC(TDCの

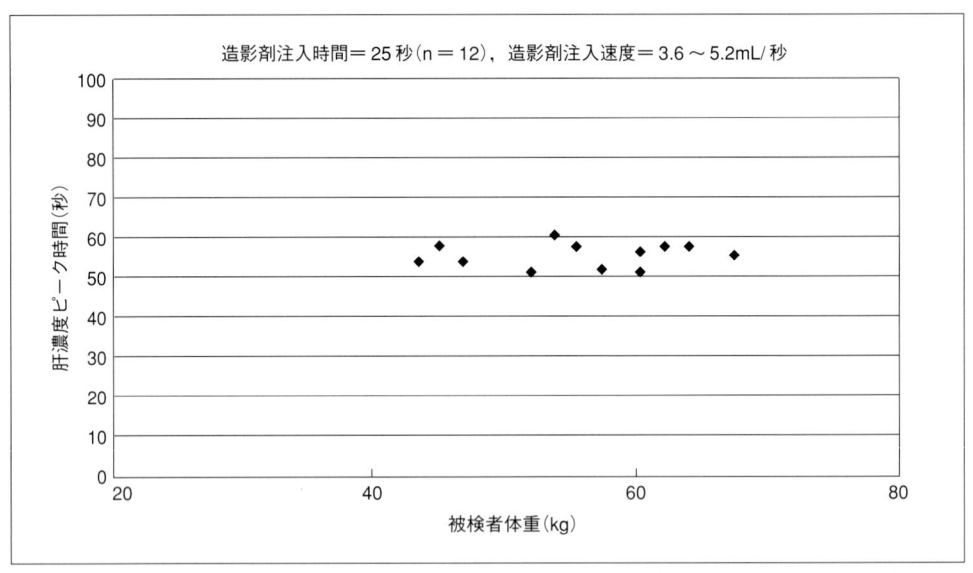

図Ⅲ-16A　異なる体重を有する患者における固定造影剤注入時間(体重比可変造影剤注入速度)と肝濃度ピーク時間との関係(造影剤容量＝ 2mL/kg)

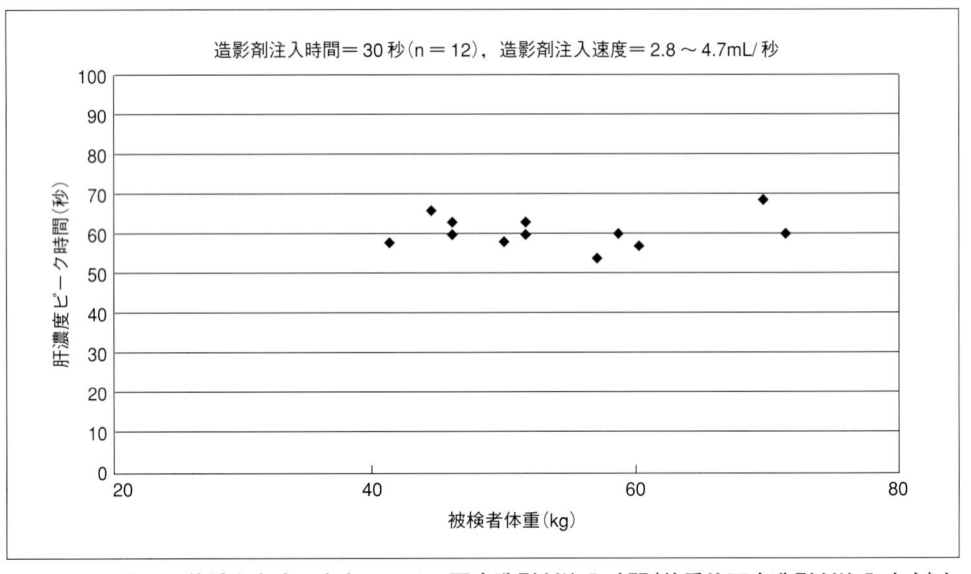

図Ⅲ-16B　異なる体重を有する患者における固定造影剤注入時間(体重比可変造影剤注入速度)と肝濃度ピーク時間との関係(造影剤容量＝ 2mL/kg)

再現性)を得ることができるようになる。

(4)肝濃度ピーク時間(図Ⅲ-15，16A～E)

造影剤注入速度をはじめとする造影剤注入法は，時間比造影剤ヨード量を変化させるだけで総投与ヨード量には影響しない。したがって，一般的には造影剤注入法は総投与ヨード量に依存する肝造影パターンに影響しないと信じられているので，造影剤注入時間と肝

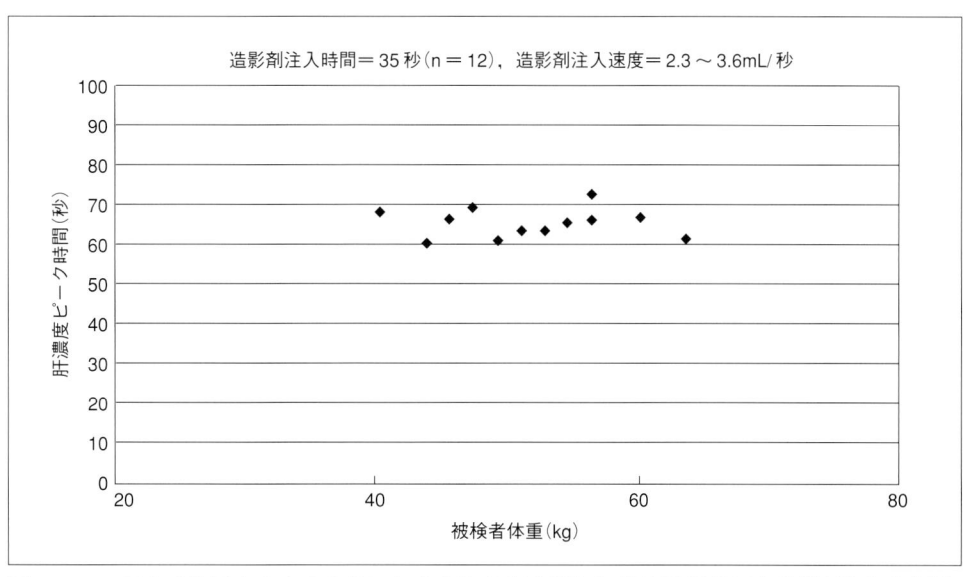

図Ⅲ-16C　異なる体重を有する患者における固定造影剤注入時間（体重比可変造影剤注入速度）と肝濃度ピーク時間との関係（造影剤容量＝2mL/kg）

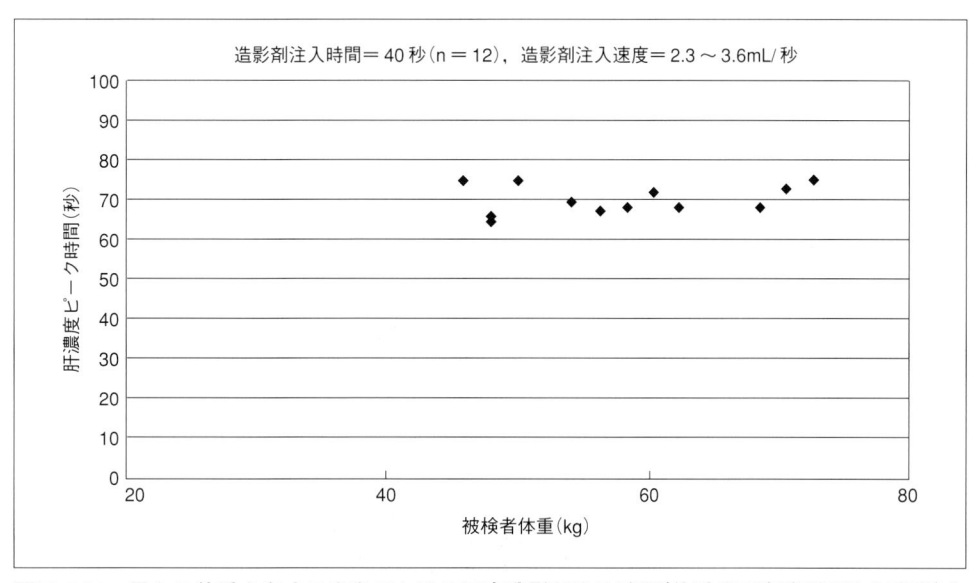

図Ⅲ-16D　異なる体重を有する患者における固定造影剤注入時間（体重比可変造影剤注入速度）と肝濃度ピーク時間との関係（造影剤容量＝2mL/kg）

造影パターンとの相関に注意が払われることは少ない。しかし，前にも述べたように，造影剤注入時間はTDCの横軸を規定し，この効果は肝濃度ピーク時間にも影響するので，大動脈同様，肝濃度ピーク時間も造影剤注入時間から計算可能（肝濃度ピーク時間＝造影剤注入時間＋30秒）となるのである。

　図Ⅲ-15，16A〜Eに肝濃度ピーク時間と造影剤注入時間との関係を示すが，大動脈と同様，肝濃度ピーク時間も造影剤注入時間と相関することがおわかりになろう。ただし，

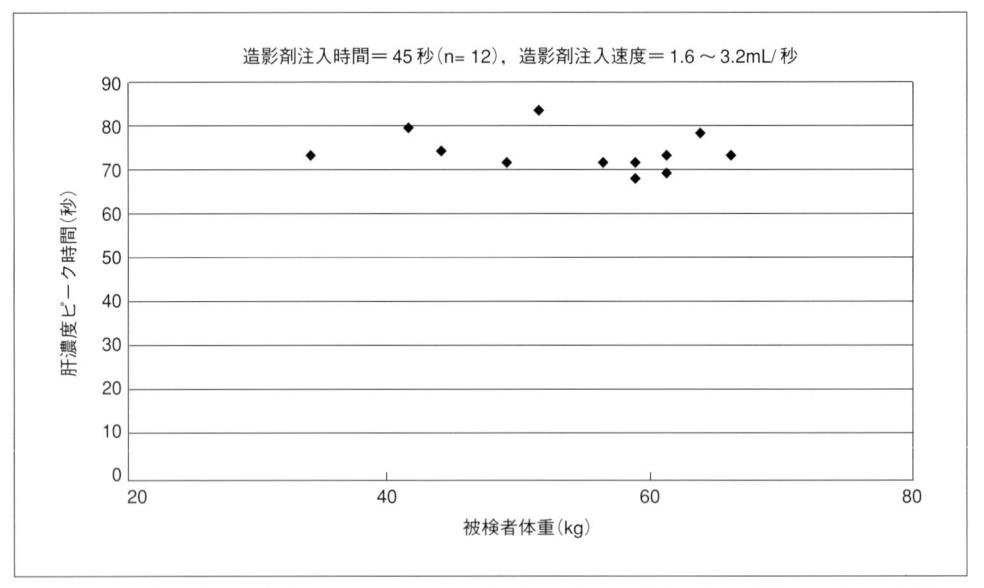

図Ⅲ-16E　異なる体重を有する患者における固定造影剤注入時間（体重比可変造影剤注入速度）と肝濃度ピーク時間との関係（造影剤容量＝ 2mL/kg）

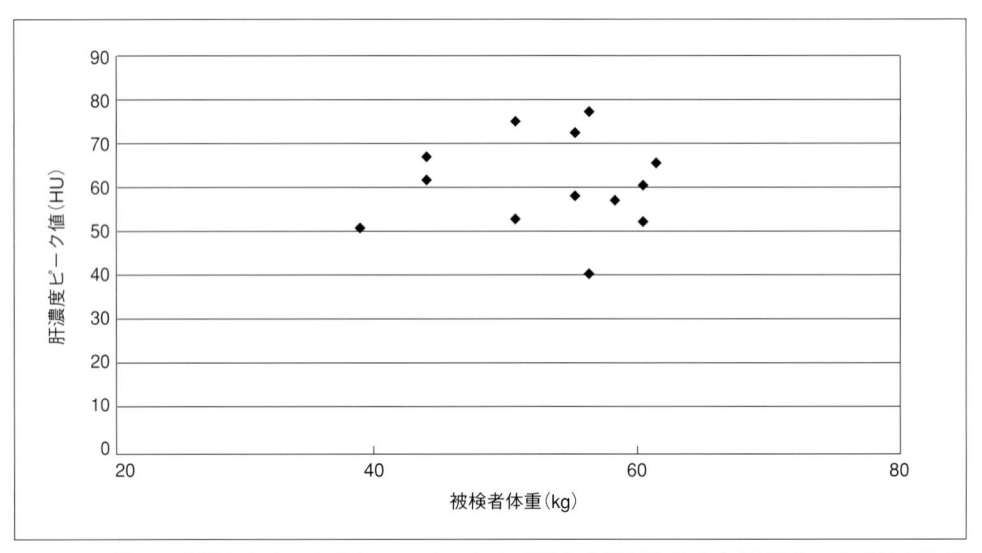

図Ⅲ-17　異なる体重を有する患者（n ＝ 13）における固定造影剤注入速度（体重比可変造影剤注入時間）と肝濃度ピーク値との関係（造影剤容量＝ 2mL/kg，造影剤注入速度＝ 3mL/秒）

平均時間で見るとこのような傾向が見えてくるが，各被検者間での肝濃度ピーク時間のばらつきは大動脈濃度ピーク時間に比べると大きく，あくまでプロトコール決定する際の目安と考えてもらいたい。

(5) 肝濃度ピーク値（図Ⅲ-17，18A〜E）

一方，肝濃度ピーク値のばらつきは，固定造影剤注入速度群と固定造影剤注入時間群と

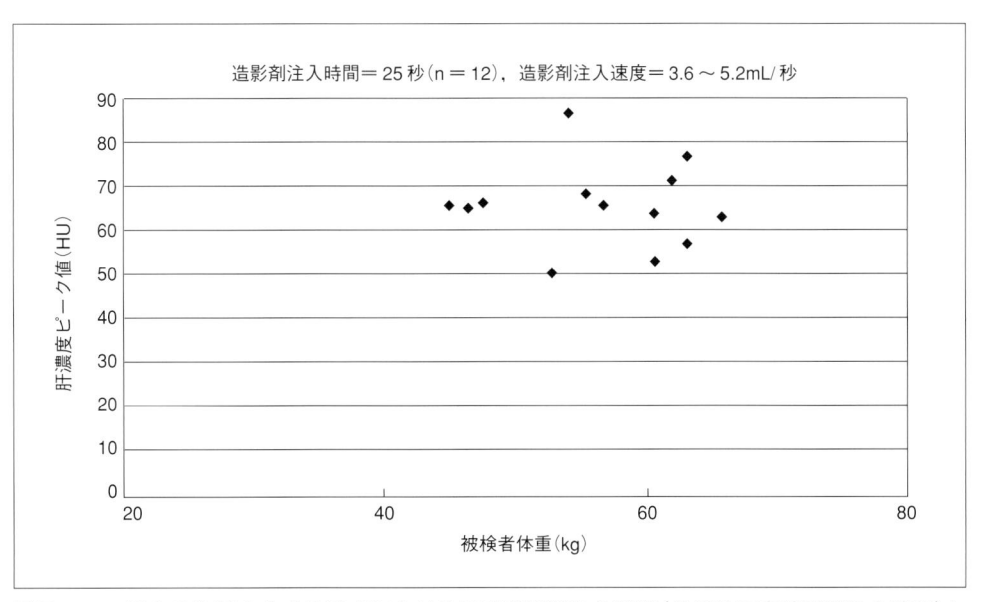

図Ⅲ-18A　異なる体重を有する患者における固定造影剤注入速度(体重比可変造影剤注入時間)と肝濃度ピーク値との関係(造影剤容量＝2mL/kg)

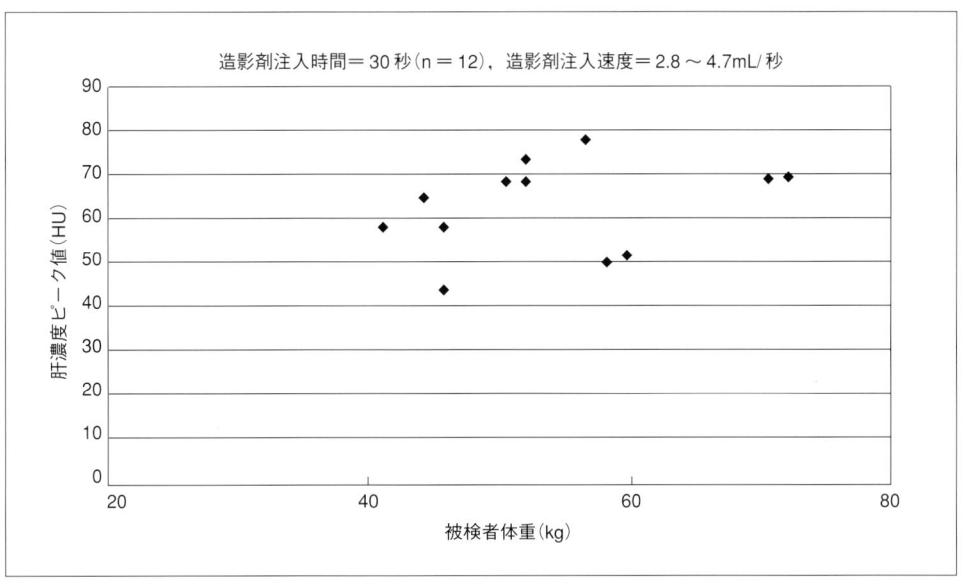

図Ⅲ-18B　異なる体重を有する患者における固定造影剤注入速度(体重比可変造影剤注入時間)と肝濃度ピーク値との関係(造影剤容量＝2mL/kg)

で差がない。実質組織の造影効果(CT値)は，大動脈のような管腔組織(脈管)ほど単純ではないので，ばらつきが大きいのは当然であるし，肝臓の造影効果が総投与ヨード量に強く依存することを考えれば，造影剤注入時間を一定にしても各被検者間の肝濃度ピーク値の補正には，あまり効果がないというこの結果は矛盾しない。

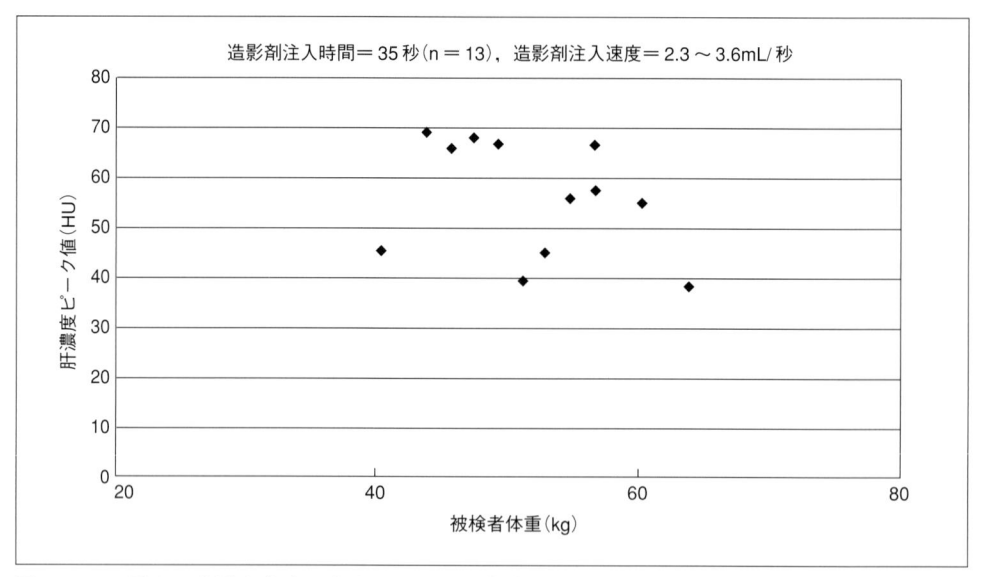

図Ⅲ-18C　異なる体重を有する患者における固定造影剤注入速度(体重比可変造影剤注入時間)と肝濃度ピーク値との関係(造影剤容量＝2mL/kg)

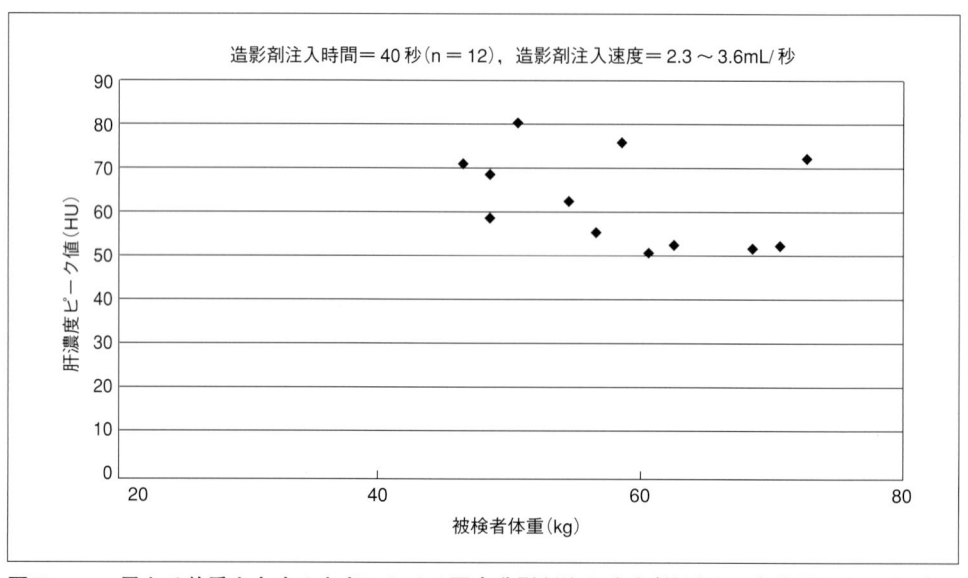

図Ⅲ-18D　異なる体重を有する患者における固定造影剤注入速度(体重比可変造影剤注入時間)と肝濃度ピーク値との関係(造影剤容量＝2mL/kg)

c. 至適造影剤注入時間の決定(表Ⅲ-11)

(1) 造影剤注入時間と臨床的 A-H 時間

　以上述べたように，これからの多時相肝造影 CT 検査におけるプロトコールでは，まず各時相の撮像タイミングを決定する造影剤注入時間を一定に設定することが，重要であることがおわかりいただけたと思う．それでは具体的に造影剤注入時間はどれくらいに設定

造影剤注入時間＝45秒（n＝13），造影剤注入速度＝1.6～3.2mL/秒

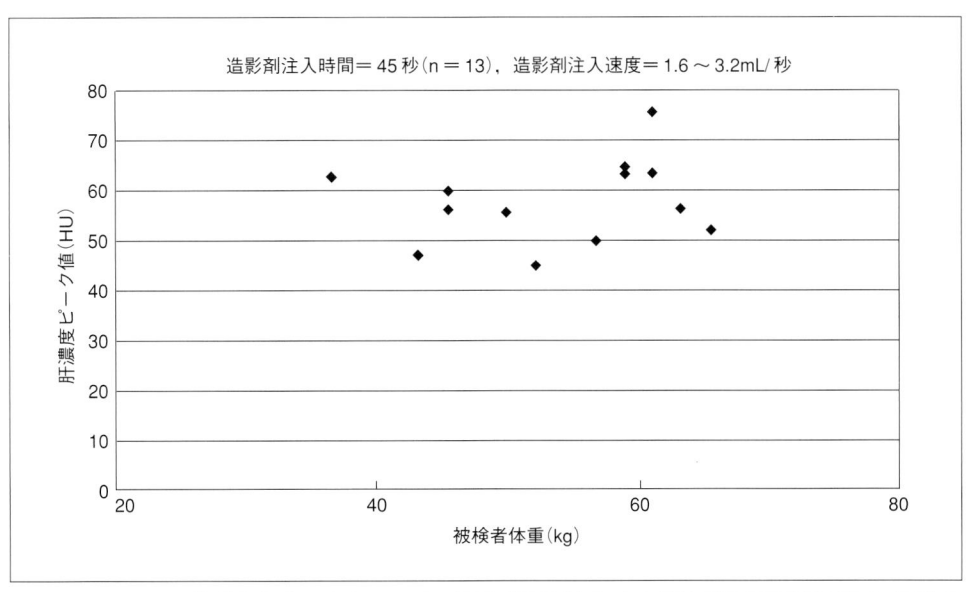

図Ⅲ-18E　異なる体重を有する患者における固定造影剤注入速度（体重比可変造影剤注入時間）と肝濃度ピーク値との関係（造影剤容量＝2mL/kg）

すればいいのだろうか。ここで造影剤注入時間が，撮像タイミング以外に与える影響を復習してみることにする。

　造影剤容量が一定の場合，造影剤注入時間の変化は裏を返せば，造影剤注入速度の変化にほかならない。したがって，造影剤注入時間の変化を考える場合は，造影剤注入速度がTDCに与える影響を思い出せばよい。造影剤注入速度は時間比ヨード量を変化させる因子なので，その効果は主としてTDCの前半部分，すなわち大動脈および多血性組織のTDCに影響する。これを造影剤注入時間に置き換えると，造影剤注入時間が短くなる（＝造影剤注入速度が速くなる）と，大動脈および多血性組織の濃度ピーク値は大きくかつ急峻になる（ピーク値までの立ち上がり勾配が急になる）のに加え，その濃度ピーク時間はTDC上前にシフトする（早まる）。

　このとき，肝濃度ピーク時間も大動脈と同じ割合で前にシフトする，すなわちA-H時間は大きく変化しないのだが，肝濃度ピーク値の変化は大動脈や多血性組織ほど大きくなく（多血性腫瘍と肝実質のコントラストが大きくなる），肝造影開始時間は造影剤注入時間にあまり影響されない（**図Ⅲ-8C**を参照）ので，肝動脈優位相画像において，多血性肝腫瘍が検出可能である（十分な多血性腫瘍−肝実質の画像コントラストが得られる）持続時間（臨床的A-H時間と定義する）は，延長することになる。

　話がややこしくなってしまったが，要は我々にとって大事なのは，真のA-H時間より臨床的A-H時間のほうなので，「造影剤注入時間を短くする（造影剤注入速度を速める）と，A-H時間が延長する」と従来通り覚えて差し支えない。

表Ⅲ-11 至適固定造影剤注入時間の決定

(1) 至適固定注入速度(4mL/秒)が,平均体重の造影剤注入速度になるよう設定

　　平均体重＝60kg,300mgI/mL製剤使用とした場合,
　　造影剤容量((2mL/kg)＝120mL)÷注入速度(4mL/秒)＝30秒となる

(2) 臨床的A-H時間(肝動脈優位相が撮像可能な時間帯)が保たれるように設定
　　少なくとも大動脈濃度ピーク時間≦肝造影開始時間となることが必要

　　造影剤注入時間＝35秒のとき,大動脈濃度ピーク時間≒肝造影開始時間
　　となるので,30秒前後が至適造影剤注入時間となる

　　　　　(1),(2)より,至適造影剤注入時間は30秒

(2) 至適造影剤注入速度から見た至適造影剤注入時間

　このような造影剤注入時間の影響を考えると,造影剤注入時間は短ければ短いほど,肝動脈優位相でも肝実質相でも有利であるということになるのだが,これでは漠然としすぎているので具体的な数字(秒数)で考えていこう。このときの指標となるのが,「至適造影剤注入速度」の項で導き出した結論と大動脈濃度ピーク時間と肝造影開始時間との関係である。

　まず,「至適造影剤注入速度」の項で,肝動脈優位相での多血性肝細胞癌の診断能から考えると,汎用的な至適造影剤注入速度は,4mL/秒が妥当と結論したことを思い出してほしい。ただし,これは固定造影剤注入速度を用いたときの話である。

　体重比造影剤注入速度の考え方では,各被検者の体重により造影剤注入速度が異なるので,平均体重の被検者が4mL/秒となるように考えることになる。これを根拠に至適造影剤注入時間を算出すると,被検者の平均体重を60kgとした場合,120mL(2mL/kg)÷4mL＝30秒となる。「日本人は軽いので」ということで仮に平均体重を50kgとすると,25秒となるが,おそらくこれより短い場合は注入時間が短すぎるということになろう。したがって,至適造影剤注入速度を念頭に置くと,至適造影剤注入時間は,具体的に25～30秒と結論づけることができる。

(3) 臨床的A-H時間から見た至適造影剤注入時間(図Ⅲ-19,表Ⅲ-12)

　至適造影剤注入時間を臨床的A-H時間から再考してみることにする。臨床的A-H時間を考えるには,大動脈濃度ピーク時間と肝造影開始時間の関係を明らかにすることで可能となる[22]。図Ⅲ-19に,異なる固定造影剤注入時間群における各臓器のTDCを示す。グラフからわかるように,造影剤注入時間を変化させると大動脈濃度ピーク時間はTDC上大きく前後にシフトするのに対し,肝造影開始時間はそれほど変化しない。このことは,あまり造影剤注入時間が長いと,大動脈濃度ピーク時間と肝造影開始時間の間隔がなくなる,もしくは両者が逆転し,結果として肝動脈優位相の至適撮像時間帯,すなわち臨床的A-H時間が短縮,あるいは消滅することを意味する。

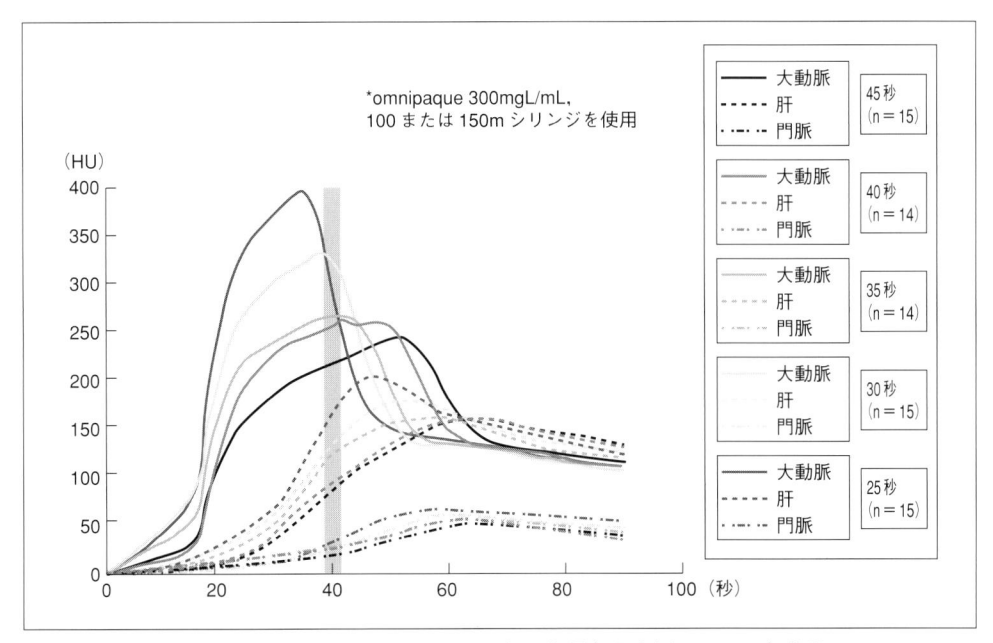

図Ⅲ-19　異なる固定造影剤注入時間を用いた場合の非硬変肝症例における各臓器の TDC
灰色で示したところが，造影前に比し肝 CT 値が 20HU 上昇する時間帯である．造影剤注入時間を 35 秒としたときの大動脈濃度ピーク時間とほぼ一致してしている．

表Ⅲ-12　異なる造影剤注入時間を用いた場合の大動脈濃度ピーク時間（A_{max}）と肝造影開始時間（L_{20}）との関係（造影剤容量＝ 2mL/kg）

	造影剤注入時間				
	25 秒	30 秒	35 秒	40 秒	45 秒
$L_{20} － A_{max}$（秒）	5.3	3.7	0.8	－ 2.7	－ 4.5

注）A_{max} は大動脈濃度ピーク時間を，L_{20} は肝が 20HU 造影される時間を表す．

　肝造影開始時間の定義はいろいろあるが，「肝臓の CT 値が造影前より 20HU 上昇する時間」として定義される L_{20} という指標が用いられることが多い．ここで各造影剤注入時間における大動脈濃度ピーク時間（A_{max}）と L_{20} との関係を表Ⅲ-12 に示す．造影剤注入時間が 35 秒を境に，これより長いと $L_{20} － A_{max}$ はマイナスに転ずる．すなわち大動脈濃度ピーク時間と肝造影開始時間が逆転してくるので，造影剤注入時間は最長でも 35 秒，安全域を設けるなら 30 秒以下ということになる[22]．

　以上，「至適造影剤注入速度」，「臨床的 A-H 時間」という 2 つの異なる観点から考察した結果より導き出される至適造影剤注入時間は，30 秒ということになろう．

d. 固定造影剤注入時間を用いたプロトコールにおける造影剤濃度の選択
（表Ⅲ-13）

(1) 低濃度造影剤 vs 高濃度造影剤

　造影剤注入時間一定のプロトコールは，至適造影剤容量＝2mL/kg[低濃度(300mgI/mL)製剤換算]，至適造影剤注入時間＝30秒，造影剤注入速度はこの両者から計算される体重比換算にて求めればよいことが，今までの検討から明らかになってきた。最後に残った因子は造影剤濃度である。

　理屈から言えば，注入時間一定のプロトコールでは，造影剤濃度は300mgI/mL製剤に

表Ⅲ-13　固定注入時間を用いたプロトコールにおける造影剤濃度の選択

　　一般的理解：
　　　　各臓器のTDC［濃度（縦）軸］は，時間比ヨード量および総投与ヨード量によって
　　　　決定されるのだから，低濃度造影剤（高容量／高速注入）でも高濃度造影剤
　　　　（低容量／低速注入）でも効果は同じ。

　　理論的予測：
　　　　同じ時間比および総投与ヨード量であっても，
　　　　(1) 高速造影剤注入により，造影剤による大動脈内血液の置換率を上げれば，
　　　　　　大動脈濃度ピーク値は上昇。
　　　　(2) 高容量注入により，腸管毛細血管のできるだけ近くまで，造影剤到達距離
　　　　　　を伸ばせば，腸管全体から門脈に達する造影剤の流入相が揃うので，肝濃
　　　　　　度ピーク値が上昇。

　　(1)，(2)より，高容量／高速注入となる低濃度造影剤のほうが，低容量／低速注入
　　となる高濃度造影剤使用より，有利に働く。

　　　低濃度製剤（高容量／高速注入）VS 高濃度製剤（低容量／低速注入）

　　　造影剤注入速度：大動脈内の血液を置換する造影剤の均一性
　　　造影剤容量：造影剤が到達する距離

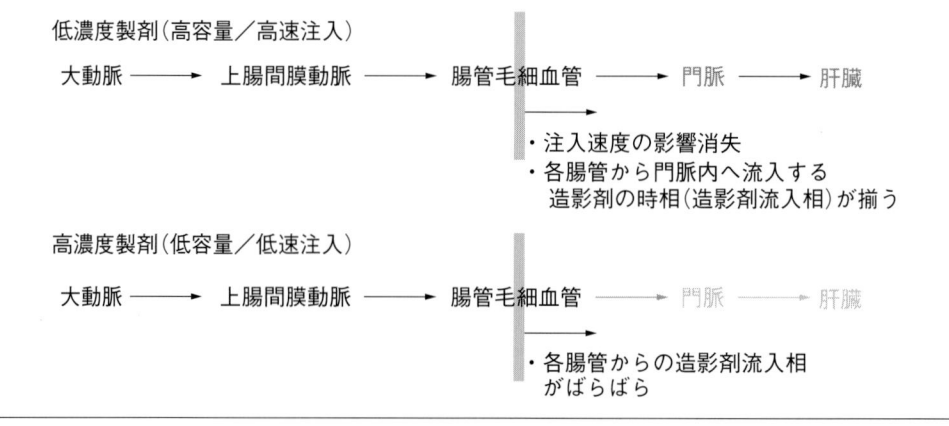

　　低濃度製剤（高容量／高速注入）

　　大動脈 ── 上腸間膜動脈 ── 腸管毛細血管 ── 門脈 ── 肝臓
　　　　　　　　　　　　　　　　　　　　　　・注入速度の影響消失
　　　　　　　　　　　　　　　　　　　　　　・各腸管から門脈内へ流入する
　　　　　　　　　　　　　　　　　　　　　　　造影剤の時相（造影剤流入相）が揃う

　　高濃度製剤（低容量／低速注入）

　　大動脈 ── 上腸間膜動脈 ── 腸管毛細血管 ── 門脈 ── 肝臓
　　　　　　　　　　　　　　　　　　　　　　・各腸管からの造影剤流入相
　　　　　　　　　　　　　　　　　　　　　　　がばらばら

限定する必要はなく，中〜高濃度造影剤(320〜350mgI/mL)でも，300mgI/mL未満の超低濃度製剤でも(現実的に用いられることはないが)，300mgI/mL製剤換算で600mgI(2mL×300mgI)/kgのヨード量が含まれる総容量を同じ注入時間で入れるのであれば(時間比ヨード量および総投与ヨード量を同じにするのであれば)問題ないということになる。

具体的に考えてみよう。60kgの被検者で造影時注入時間30秒の場合，300mgI/mL製剤なら造影剤容量は120mL，造影剤注入速度は4mL/秒となるが，これを370mgI/mL製剤で置き換えると，造影剤容量は97mL，造影剤注入速度は3.2mL/秒となる。果たして，造影剤注入時間と時間比および総投与ヨード量が同じこの2つのプロトコールで同じTDCが得られるだろうか？これに関して興味深い報告がある。Hanらは，同じ造影剤注入時間，時間比ヨード量および総投与ヨード量であっても，低濃度造影剤を高速注入したほうが，高濃度造影剤を低速注入するより，大動脈濃度ピーク値が有意に高くなることを，犬およびコンピュータ実験モデルにて証明している[25, 26]。彼らの実験では，同じ総投与ヨード量(30g)を同じ注入時間(15秒)で注入する(時間比ヨード量も同じ)プロトコールを，造影剤濃度が① 300mgI/mL製剤(注入時間= 1mL/秒)，② 150mgI/mL製剤(注入時間= 2mL/秒)の2種類で実施したところ，②のほうが①に比べ，大動脈濃度ピーク値は約2倍，肝濃度ピーク値は約1.5倍高くなった。したがって，彼らは「所定量の造影剤を効果的に注入するポイントは，造影剤の希釈と高速注入である」と結論づけている。国内でもこれと同様の現象が報告されており[27, 28]，おそらく低濃度造影剤を高速注入したほうが，高濃度造影剤を低速注入するより，大動脈濃度ピーク値が有意に高くなるということは真実のようである。

なぜこのような結果が生じるのだろうか？これに関しては推測の域を出ないが，低濃度造影剤のほうが高濃度造影剤に比べ，①浸透圧による希釈が少ない，②"Dead Space"(58頁参照)である上肢静脈に停滞するヨード量が少ない，などの理由[27]のほか，造影剤注入速度が「造影剤が大動脈内の血液を置換する際の均一性」に，造影剤容量が「造影剤の大動脈内到達距離」に影響を及ぼしているからではないかと考えられる。

(2) 真の大動脈濃度ピーク値とみかけの大動脈濃度ピーク値(図Ⅲ-20)

同じ時間比および総投与ヨード量であっても，造影剤濃度により各臓器のTDCは異なる。**図Ⅲ-20**は，固定造影剤注入時間プロトコール(注入時間= 30秒，時間比ヨード量= 1.2g/秒，総投与ヨード量= 600mgI/kg)における造影剤濃度の影響を示したグラフである。超低濃度造影剤(200mgI/mL，平均注入速度= 6mL/秒)使用時，大動脈CT値はあるCT値で頭打ち(プラトー)になっている。大動脈のCT値は心拍出量に占めるヨード量により規定されると考えられることから，注入造影剤が心腔内血液を最大に置換した状態からは，それ以上造影剤注入速度を上げても造影剤注入速度の影響はなくなる。200mgI/mL造影剤のTDCに見られる大動脈CT値のプラトーはこの状態を示しており，200mgI/mL濃度を用いた場合の真の大動脈濃度ピーク値を表している。

これに対し，300mgI/mLおよび370mgI/mL造影剤使用時の大動脈のTDCではプラトーは見られない。すなわちこの両者の大動脈濃度ピーク値は造影剤注入速度を上げれば

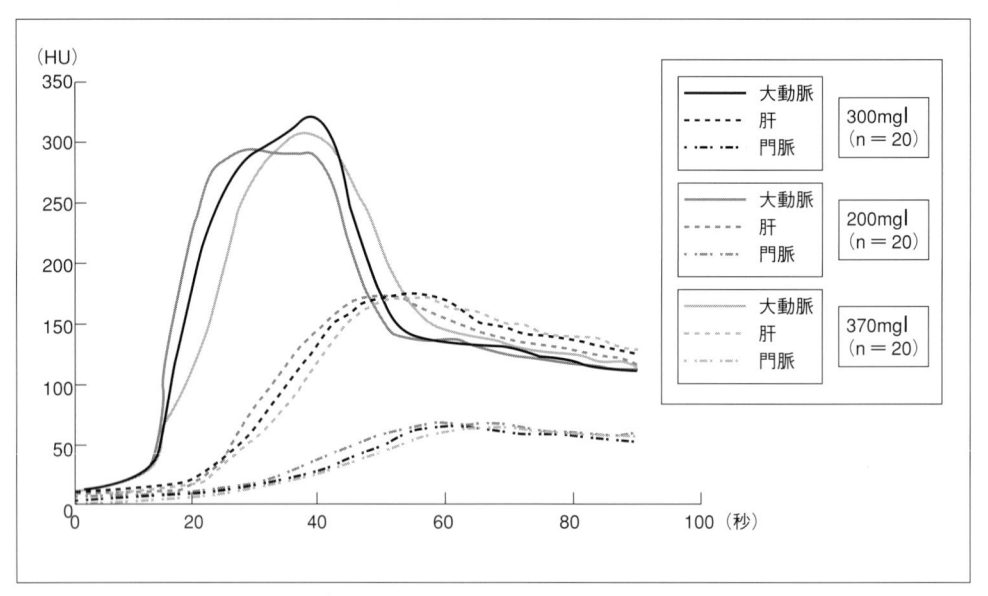

図Ⅲ-20　固定造影剤注入時間プロトコールにおける造影剤濃度の影響
　　　　［注入時間(30秒)，時間比ヨード量(1.2g/秒)，総投与ヨード量(600mgI/kg)一定］

さらに上昇する，言い換えれば真の大動脈濃度ピーク値ではない(みかけの大動脈濃度ピーク値)。

(3) 造影剤注入速度が規定するもの─造影剤が血液を置換する際の均一性─

　このようにみかけの大動脈濃度ピーク値までしかCT値が上昇しない状況では，心腔内の血液をいかに効率よく造影剤で置換できるかによって，大動脈の濃度ピーク値は変化することが予想される。各造影剤濃度群における大動脈濃度ピーク値までのTDCの立ち上がりに注意してみると，造影剤濃度が低いほど，立ち上がりが早いことがわかる。これは注入速度が早いほうが効率よく心大血管内の血液が，造影剤に置換されることを意味する。
　すなわち，造影剤注入速度は，注入された造影剤が血液を置換する際の均一性を規定していると考えてよい。Hanらによる犬の実験結果[25, 26)]ほどではないものの，300mgI/mL(高速造影剤注入)と370mgI/mL(低速造影剤注入)造影剤では，前者のほうが高い大動脈濃度ピーク値を示しているが，この結果は上述した造影剤注入速度の影響によると考えられるのである。

(4) 門脈および肝TDCに対する造影剤濃度の影響(図Ⅲ-21)

　図Ⅲ-20において，今度は門脈および肝のTDCに目を向けてみよう。図Ⅲ-21はわかりやすいように図Ⅲ-20から肝臓のTDCのみを抜粋したものである。門脈のTDCにも肝のTDCにも大動脈と同様の傾向が見られるが，これに対する理由付けは大動脈とは異なる。腸管毛細血管を造影剤が通る際，動脈血圧や造影剤注入速度の影響はキャンセルされ，門脈系血管に到達した造影剤は，もはやこれらの影響は受けていない。むしろ，門脈のCT値の上昇程度の違い(TDCにおける立ち上がり)は，各腸管から帰ってくる造影剤の門

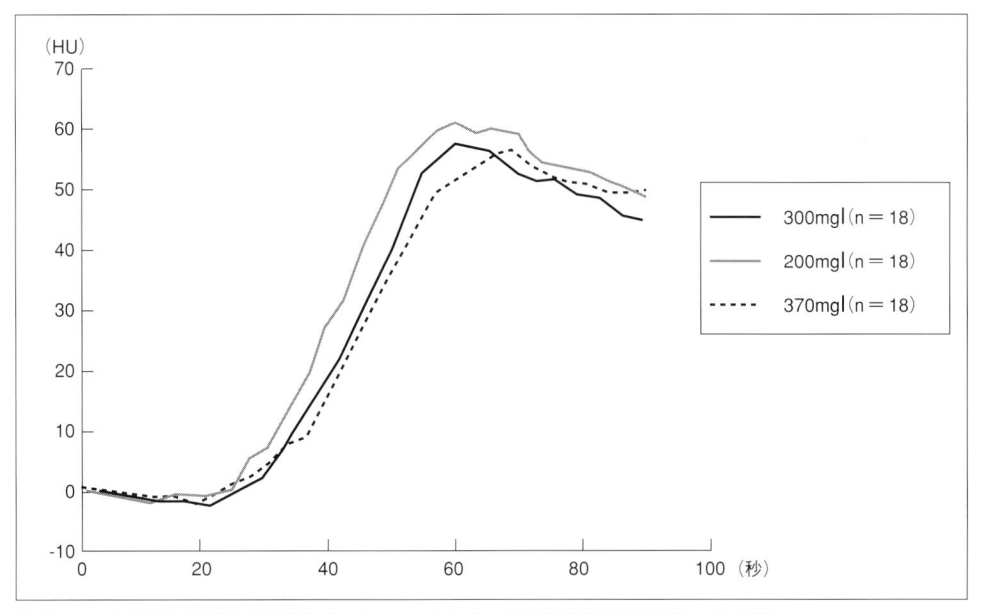

図Ⅲ-21 固定造影剤注入時間プロトコールにおける造影剤濃度の肝への影響
［注入時間(30秒)，時間比ヨード量(1.2g/秒)，総投与ヨード量(600mgI/kg)一定］

脈流入の時相(門脈流入相と定義する)が，どの程度揃っているのかに影響される。

　肝は門脈の造影効果に依存するので，やはり造影剤の門脈流入相のばらつきに影響される。造影剤注入速度が速い場合，大動脈内は均一に造影剤によって置換されるが，これに加え，高速注入された濃い造影剤が各腸管まで同時に届かなければ結局のところ門脈流入相はそろわない。すなわち注入された造影剤が，注入速度の影響を受けつつ，どこまで到達するかが重要となるわけである。

(5) 造影剤容量が規定するもの─造影剤の大動脈内到達距離─

　造影剤がある注入速度で体内に注入された後，造影剤がどこまで到達するかについて，造影剤容量が大きく影響することは容易に想像できる。

　図Ⅲ-22に想定可能な大動脈内造影剤濃度における造影剤注入速度と造影剤容量の影響を示す。図Ⅲ-22の①および②は，被検者体重＝60kg，造影時注入時間＝30秒，時間比ヨード量＝1.2g/秒，総投与ヨード量＝600mgI/kg，とTDCに影響を与える造影因子をすべてそろえてある。この造影プロトコールを①では300mgI/mL製剤，②は370mgI/mL製剤で実行する場合を想定しているが，当然のことながらそのときの造影剤容量と造影剤注入速度は，①で120mL，4mL/秒，②で97mL，3.2mL/秒と異なる。造影剤容量，注入速度ともに大きな①では，大動脈内は均一かつ末梢まで造影剤によって血液が置換されるが，造影剤注入速度が小さな②では大動脈内での造影剤分布不均一となる。②はもともと①より造影剤濃度が高いので一部分では①より大動脈内造影剤濃度が高い部分があるものの，造影剤容量が少ないために腸管近く(SMA到達以降)を比較すると，①のほうが②より高くなる。図Ⅲ-22はあくまで仮定であり確定的なものではなく，実際の

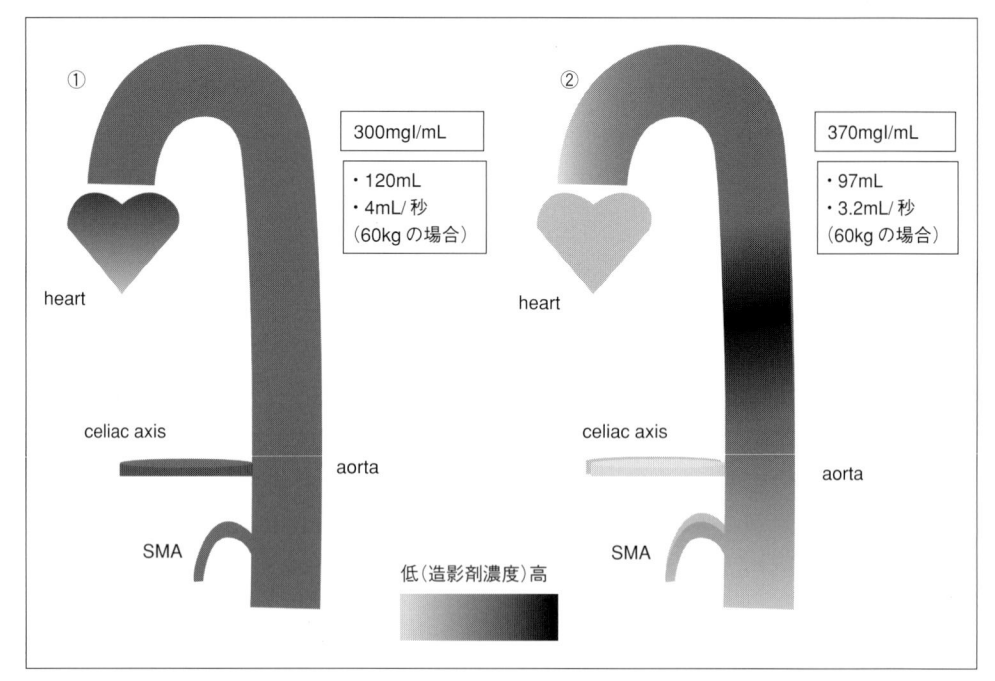

図Ⅲ-22　大動脈内造影濃度に対する造影剤容量および注入速度の影響

理屈は他の要因があるのかもしれない。

しかし，Han らの報告[25, 26]および図Ⅲ-20, 21で示した我々の結果から見てわかるとおり，現象的には各臓器における濃度ピーク値は，低濃度造影剤使用(高容量・高速注入)のほうが，高濃度造影剤使用(低容量・低速注入)に比し高くなることは造影剤製剤を選択する上で覚えておきたい事項である。

4. 肝動脈優位相撮像タイミング決定における補助的撮像技術 (表Ⅲ-14)

体重比造影剤容量と固定注入時間の概念を導入することで，各臓器における TDC の縦軸(濃度軸)のばらつきは小さくなり，横軸(時間軸)に至っては，ほとんどの被検者で合わせることができることを今まで述べてきた(TDC の再現性)。肝多時相造影検査におけるルーチンプロトコールに関しては，ここまでの学習で十分であるが，本章では個々の検査において，さらに厳密にプロトコールを組む場合について考えていくことにする。

a. 造影剤注入時間以外に撮像タイミングに影響を与える被検者・腫瘍側因子

TDC の再現性を考える場合，固定注入時間の概念は，造影法から見た場合の理論であって，これは時代によらず変化しない因子である。しかし，実際に造影剤が移動する空間は被検者の体内であり，ここでは被検者に内在するさまざまな因子が関係してくることになる。さらに検出対象である腫瘍においてもその内部構造はさまざまで，ここにも TDC

表Ⅲ-14 肝動脈優位相の至適撮像タイミングの決定における補助的撮像技術

> 造影剤注入時間以外に撮像タイミングに影響を与える因子
> ・被検者の身体的因子（心拍出量，脈拍，肝硬変の有無など）
> ・腫瘍血行動態に関わる因子（vascularity, permeability, cellularity）
>
> 1. double arterial-phase protocol
>   ・"数打ちゃ当たる"的発想
>   ・fixed delay time 使用時に有効
>   ・検査構成が simple
>   ・被検者の被曝↑，撮像枚数↑，管球負荷↑
>
> 2. computer-assisted automatic bolus-tracking technique（Smart Prep, Real Prep.）
>   ・"一撃必中"的発想（はずれると悲惨）
>   ・threshold CT 値および本スキャンまでの delay time の決定が必要
>   ・検査構成が煩雑（術者の被曝↑）
>   ・被検者の被曝↓，撮像枚数↓，管球負荷↓

に影響を少なからず与える因子が存在している。

被検者側因子として考えられるのは，年齢，性別と心拍数がその主なものであり，腫瘍側因子としては，vascularity（血流）や permeability（浸透性）などがあげられる。このうち，腫瘍側因子は検査前には予測不可能なことが多くその補正は難しいが，被検者側因子は，検査前情報としてある程度把握できる。したがって，各患者側因子が TDC に与える影響を知っていれば，各検査ごとにある程度の補正手段を講じることができる。

(1) 被検者年齢，性別（図Ⅲ-23A，B）

被検者年齢が大動脈，門脈，肝実質におけるそれぞれの濃度ピーク値と濃度ピーク時間に与える影響について検討したところ，門脈の濃度ピーク時間にのみ統計学的有意差が認められた。

門脈の濃度ピーク時間は年齢とともに遅延する。各個人でのばらつきが大きく，あくまで大雑把な指標にしかならないが，この検討によると10歳ごとに門脈の濃度ピーク時間は約1秒遅れていく計算になる。加齢によって腸管毛細血管における血流通過時間が延長するのかもしれないが，現段階ではこの理由を明確に説明できる理論はない。

(2) 被検者心拍数（図Ⅲ-23C，D）

被検者の心拍数は心臓から大動脈へ送り出される造影剤量を規定するので，各臓器の TDC に大きく影響することが容易に推測される。われわれの検討によると，大動脈濃度ピーク値は心拍数の増加とともに低下した。また大動脈，門脈濃度ピーク時間は心拍数の増加とともに早くなる傾向があった。肝濃度ピーク時間もわずかに早まる傾向にあった。

左心系に流入する造影剤は右室の拍動の影響を受けるものの，右心系－肺における造影剤速度はほぼ一定であると考えることができる。つまり単位時間あたり一定の割合で流入

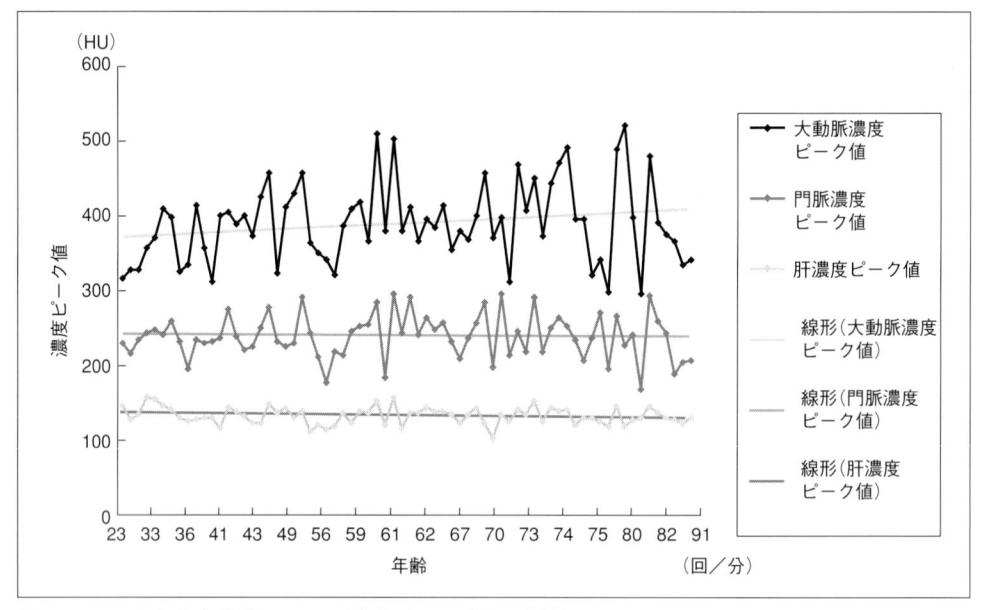

図Ⅲ-23A　年齢と各臓器における濃度ピーク値との関係

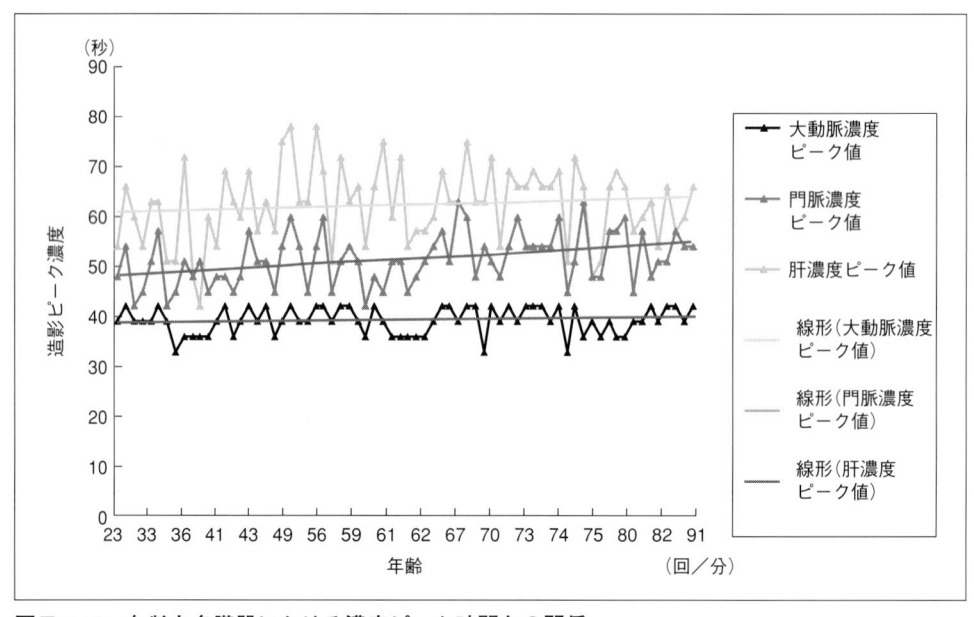

図Ⅲ-23B　年齢と各臓器における濃度ピーク時間との関係

してくる造影剤をポンプである左心室が拍出する結果，心拍数が増加すると1心拍あたりの造影剤の絶対量は減少することになる。

したがって，心拍数が増加すると大動脈濃度ピーク値は低下する。また心拍数の増加は，1心拍あたりの造影剤量を低下させるものの，拍出効率を上げるため早く造影剤を運び出すことができると考えれば，各臓器における濃度ピーク時間が早まることが説明できるであろう。

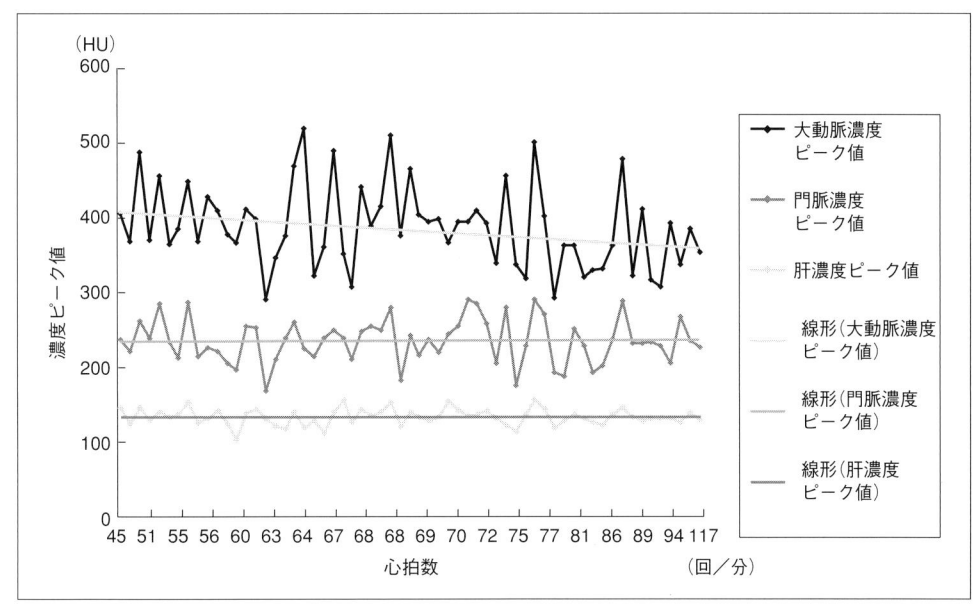

図Ⅲ-23C　心拍数と各臓器における濃度ピーク値との関係

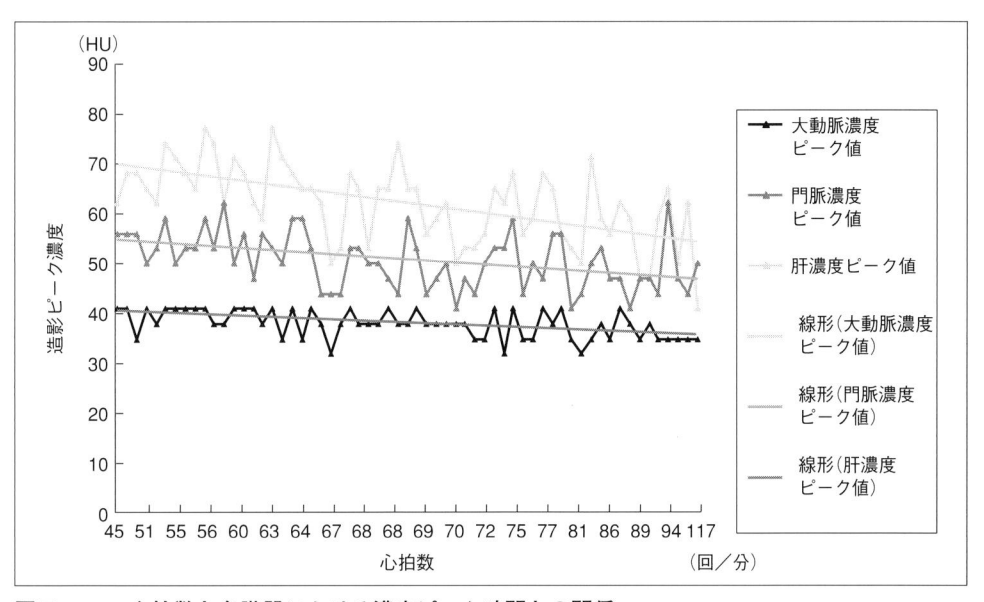

図Ⅲ-23D　心拍数と各臓器における濃度ピーク時間との関係

　今回の検討では，統計学的有意差が示されたのは大動脈濃度ピーク値と門脈濃度ピーク時間だけであったが，症例を増やすことでその他の項目にも有意差が出るであろうと予測される．

(3) 心拍数の測定方法について

　被検者の心拍数の測定方法はいろいろ考えられるが，検査室に入ってきた時と検査台の

上では異なる場合が多い。それは被検者自身の心的要因（緊張しやすいなど）とその他検査環境因子（技師がスキンヘッドで怖いなど）により，予測が不可能である。

またいったん検査台に乗ったあとでも，造影剤注入ルート確保のための注射によって心拍数は大きく変動する（多くは増加する）。さらに造影剤注入によって（おそらく100mL以上の容量負荷によって）被検者の心拍数は必ず増加する。被検者の心拍数を造影剤注入前から連続的にモニターしていくと，注入開始時から注入中および注入終了直後まではほとんど変化しない。しかしその後（注入終了から十数秒）にほぼ全例で心拍数の増加がみられる。これはおそらく容量負荷に対して交感神経系が反応することによるのであろうが，TDCを考える上では交感神経反応前の（つまり注入開始時から注入終了直後までのほぼ一定であるときの）心拍数を用いたほうがより正確と考えられる。ここで示したデータは被検者につけた心電図モニターで測定した造影剤注入直後の心拍数を使用している。

b. 肝動脈優位相の至適撮像タイミング決定における補助的撮像技術

(1) 固定造影剤注入時間のプロトコールとの組み合わせ

肝動脈優位相の至適撮像タイミング決定における補助的撮像技術としての代表は，double arterial-phase imagingなどの複数回肝動脈優位相撮像[6, 7]とReal Prep.などのcomputer-assisted automatic bolus-tracking technique（以下Real Prep.として記述する）である。造影理論に関して議論する際，「Real Prep.使用による撮像タイミング決定と固定造影剤注入時間のプロトコールはどちらのほうが良いのですか？」や，「固定造影剤注入時間のプロトコールを用いればReal Prep.は要らないのですか？」などという質問を受けることが非常に多いので，ここでしっかりと確認しておかなくてはいけないのだが，これらの補助的撮像技術と固定造影剤注入時間のプロトコールとは，決して対立関係にあるものではない。むしろこれらをうまく組み合わせれば，さらに正確なプロトコールができるのである。

たとえば，Real Prep.で大動脈内のtrigger CT値を50HUと設定するとしよう。この場合，もし，大動脈造影ピーク値やtrigger CT値以降のTDCの形状が異なるのなら，50HUというtrigger CT値は，各被検者で異なる意味を持ってしまう。このように，double arterial-phase imagingにおける撮像タイミングにしても，Real Prep.によるtrigger CT値やディレイタイムの設定にしても，その前提として各被検者でのTDCの再現性が保たれていることが前提になるので，これらの補助的撮像技術を用いる場合でも，必ず固定造影剤注入時間のプロトコール使用下に実行しなくてはいけないのである。

(2) double arterial-phase imaging (DAP) (図Ⅲ-24A, B, Ⅲ-25)

MDCTの時間分解能を利用して，肝動脈優位相持続時間内を中心に，早期と後期の2回，肝動脈優位相を撮像するDAPが考案された[6]。これは，検出対象となる多血性肝腫瘤のvascularity/permeabilityの事前予測が立たない，肝動脈優位相といっても時間的に幅がある，という問題を，2回肝動脈優位相を撮像することにより，どちらかの相で至適撮像タイミングで腫瘍を検出しようとする理屈である。

早期動脈相
（造影後25秒より撮像）

後期動脈相
（造影後40秒より撮像）

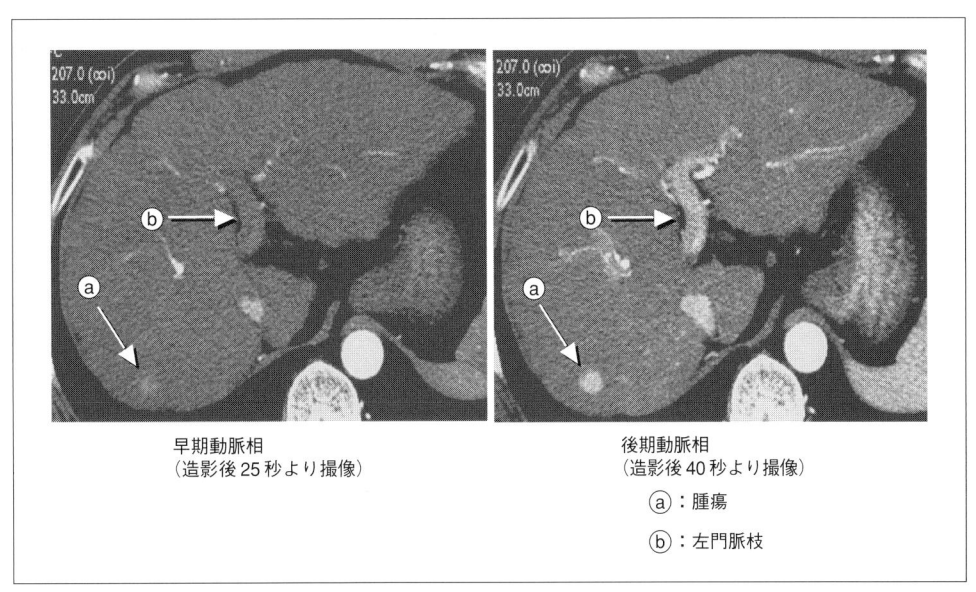

ⓐ：腫瘍
ⓑ：左門脈枝

図Ⅲ-24A　多血性肝細胞癌（典型例）

早期動脈相
（造影後25秒より撮像）

後期動脈相
（造影後40秒より撮像）

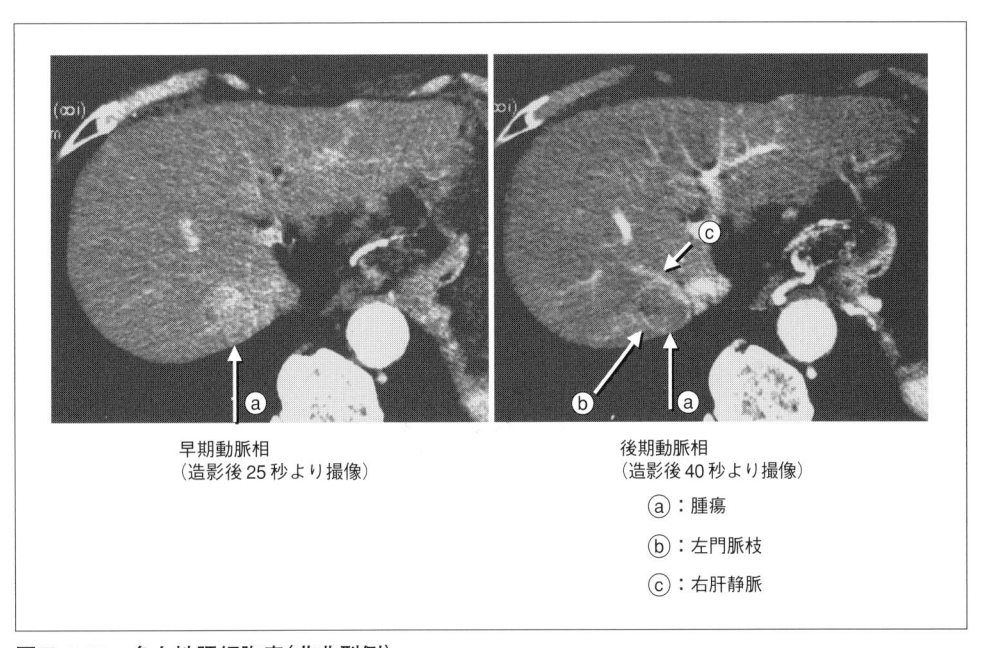

ⓐ：腫瘍
ⓑ：左門脈枝
ⓒ：右肝静脈

図Ⅲ-24B　多血性肝細胞癌（非典型例）

　我々の施設におけるDAP撮像では，造影剤注入開始後，早期動脈相（early arterial-phase; EAP）を25秒，後期動脈相（late arterial-phase; LAP）を40秒の固定撮像タイミング（fixedディレイタイム）で行っている[7]。**図Ⅲ-24A，B**は，このDAP撮像を肯定する根拠となる症例である。典型的な多血性肝細胞癌（**図Ⅲ-24A**）は通常，LAPで周囲肝と良好なコントラストを示す。ところが，同じ多血性肝細胞癌であっても，撮像時間的には明らかに早いと考えられるEAPで，すでに濃染され，LAPでは染まり抜けてしまう症例も少な

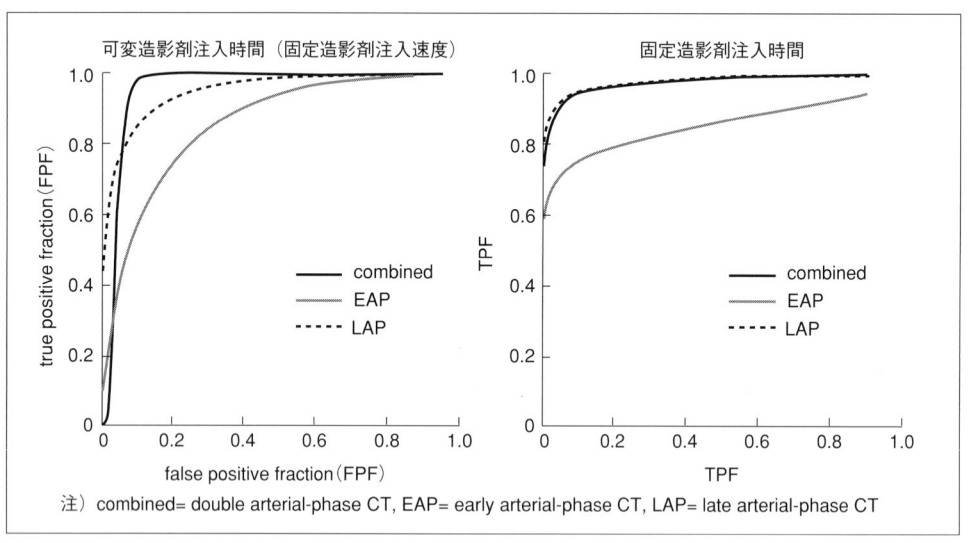

図Ⅲ-25 可変および固定造影剤注入時間プロトコールにおけるdouble arterial-phase imaging (DAP)の有用性（ROC解析）

注）combined= double arterial-phase CT, EAP= early arterial-phase CT, LAP= late arterial-phase CT

からず存在する（図Ⅲ-24B）。このような症例を経験すると，DAP撮像は多血性肝腫瘍の検出に有用であると考えてしまう。確かに，腫瘍側因子により腫瘍の造影タイミングが症例により異なることは間違いない。しかし，ここまで造影理論を勉強してきた読者は，両症例における撮像タイミングが異なっていることに気がつかなくてはいけない。

　図Ⅲ-24Aでは，EAPでは門脈が造影されていないのに対し，LAPでは門脈左枝がきれいに造影されていることに気づくべきである。すなわち，この症例ではLAPが至適撮像タイミングで撮られているわけだから，腫瘍がこの相で濃染されることに矛盾はない。しかし，図Ⅲ-24Bでは，確かに門脈造影効果はLAPで良好であるが，EAPでも門脈は造影されている。それより気づかなくてはいけないのは，LAPではすでに，右肝静脈が描出されていることである。至適撮像タイミングで肝動脈優位相が撮像されているかどうかの条件は，門脈が造影されていることに加え，肝静脈が造影されていないことであることは前述した通りである。したがって，図Ⅲ-24Bでは，EAPのほうが至適撮像タイミングに近く，LAPはすでに肝動脈優位相としては遅すぎるのである。実は，これらの症例は体重比造影剤容量を固定注入速度（3mL/秒）で注入していた頃のものであり，被検者によって造影剤注入時間が異なっているのだから，症例によって撮像タイミングが異なるのは当然なのである。

　図Ⅲ-25に，可変および固定造影剤注入時間を用いたプロトコール下に，DAPを施行したときの多血性肝細胞癌の検出能をROC解析した結果を示す。当然のことながら，被検者によって造影剤注入時間が異なる場合は，肝動脈優位相が出現するタイミングも異なるので，EAPまたはLAPを単独で読影するより両方を同時に読影したほうが腫瘍検出能は上昇する。しかし，造影剤注入時間を固定して，LAPの撮像開始時間を理論的に決定した至適撮像開始時間に合わせた場合，腫瘍検出能におけるEAPの寄与はなくなる[7]。DAPが提案された当時は，まだ固定造影注入時間の観念をはじめとする造影理論の体系

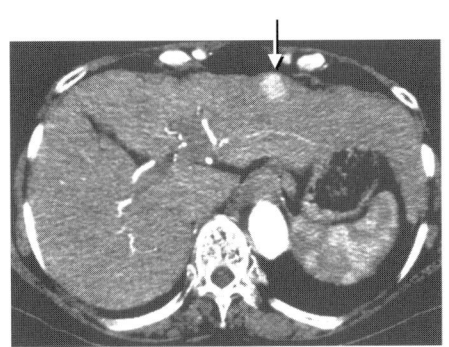

早期動脈相（early arterial-phase；EAP）
（造影後25秒より撮像）

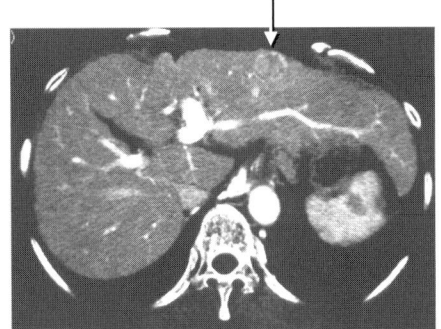

後期動脈相（late arterial-phase；LAP）
（造影後40秒より撮像）

←：多血性肝細胞癌

図Ⅲ-26A　多血性肝細胞癌（非典型例）
この症例では，早期動脈相（EAP）で肝左葉外側区域（S3）の腫瘍（矢印）は濃染されているが，後期動脈相（LAP）ではすでに腫瘍内の造影効果はwashoutされ，被膜のみが高吸収に見える。
EAPでは門脈の造影効果は認められず，肝動脈優位相としては明らかに撮像タイミングが早すぎることから，この症例における至適肝動脈優位相はLAPに近いと考えられる。
この症例のように，純粋に腫瘍内血行動態の特殊性により，非常に早期（動脈相）に濃染され，至適肝動脈優位相ではすでに腫瘍濃染が消失してしまう症例が存在することも確かであるが，その割合はきわめて少ない。

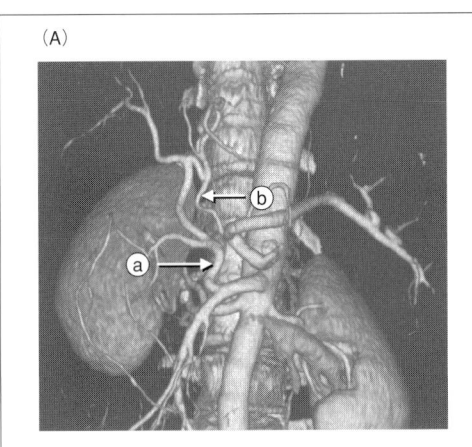

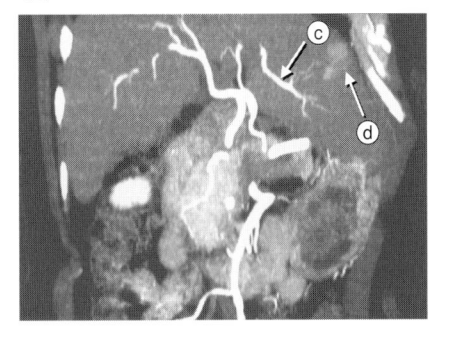

ⓐ：上腸間膜動脈起始右肝動脈（血管破格）
ⓑ：左肝動脈
ⓒ：左肝動脈外側区域枝（A3）
ⓓ：多血性肝細胞癌

図Ⅲ-26B　多血性肝細胞癌
図Ⅲ-26Aで示した症例における早期動脈相（EAP）から作成したvolume rendering（VR）（A）およびmaximum intensity projection（MIP）（B）画像。VR画像にて，右肝動脈は上腸間膜動脈から起始し，腹腔動脈から起始する左肝動脈と吻合枝を介して連絡していることがわかる。左肝動脈外側区域枝（A3）に平行になるような斜位面にて作成したMIP画像にて，EAPでS3に同定された多血性肝細胞癌は，A3から血液供給を受けていることがわかる。これらの情報は，肝動脈塞栓術（TAE）や手術を施行する場合の術前情報として役に立つ。

化がなされておらず，造影法の如何によらず「肝動脈優位相は時間的に造影後40秒前後である」という思い込みが，DAPを普及させてしまったともいえる．結論として，DAPは多血性肝腫瘍検出のみの目的では使用されるべきでない．

確かに症例（図Ⅲ-26A）によっては，純粋に腫瘍血行動態の特殊性により，DAPが腫瘍検出に寄与することがあるのも事実であるが，このような症例はきわめて少なく，このことが他の大多数の被検者に被曝増加を強要することの肯定理由にはなり得ない．

DAPの使用を否定するために，なぜこれだけの紙面を割いたかと言えば，それはまさに被曝の問題である．わが国は医療放射線被曝が世界一である．もちろんこれはCT普及率に大きく関係しているものの，被曝に対する認識が非常に低いわが国の現状も大きく影響している．このような状況を改善するためには，我々放射線科医師および放射線技師の役割は大きい．よほどのメリットがない限り，被曝増加は避けなくてはいけない．DAP撮像は腫瘍検出以外の利点も有している．たとえば，腫瘍検出とともに動脈，門脈の3D画像を提供できる（図Ⅲ-26B，C）．手術症例に限定すればこれはそれなりに意義があることである（mapping目的の血管造影が省ければの話だが）．このように，被検者に被曝増加を要求する場合，それにより確実なメリットが得られることが前提になることを是非認識してほしい．

(3) computer-assisted automatic bolus-tracking technique（Real Prep., Smart Prep.）（図Ⅲ-26〜28）

低線量にて管球を連続回転することにより，大動脈内のCT値変化をリアル・タイムに追跡し，大動脈CT値がある一定の値（trigger）に達したところで，CT装置が自動的に撮像準備に入るよう組まれたソフトウェア・システムであり，Real Prep.によって代表される（図Ⅲ-27）（本書はCT技術論がその主旨ではないので，その詳細は割愛する）．この撮像技術を使用するかしないかを議論する前に，まず，大動脈濃度ピーク時間および肝動脈優位相の撮像タイミングを決定する式を復習してみよう．

大動脈濃度ピーク時間＝造影剤注入時間＋10秒（bolus transfer time）

肝動脈優位相（撮像中央時間）＝大動脈濃度ピーク時間＋3〜5秒

上記の式において，各撮像タイミング決定に関しては造影剤注入時間の寄与が大きく，これは計算で正確に求めることができる．しかし，bolus transfer timeと大動脈濃度ピーク時間から肝動脈優位相がどれくらい遅れるかについては，あくまで平均値または経験値であり被検者・腫瘍間でばらつきがあることは間違いない．

造影理論を体系化するために，寄与が小さなこれらの因子に関してのばらつきについては今まで触れてこなかったが，重度心疾患を有するなどの例外的症例においては，これらのばらつきは無視できなくなる．Real Prep.は上記の式における不確定因子であるbolus transfer timeを実測する技術であり，正しく使用すればかなり有用な技術になりうる．確実に有用と考えられるのは動脈3D画像の取得目的であり，この場合，撮像タイミングの適正化のみならず造影剤容量の減量などの効果が期待できる．

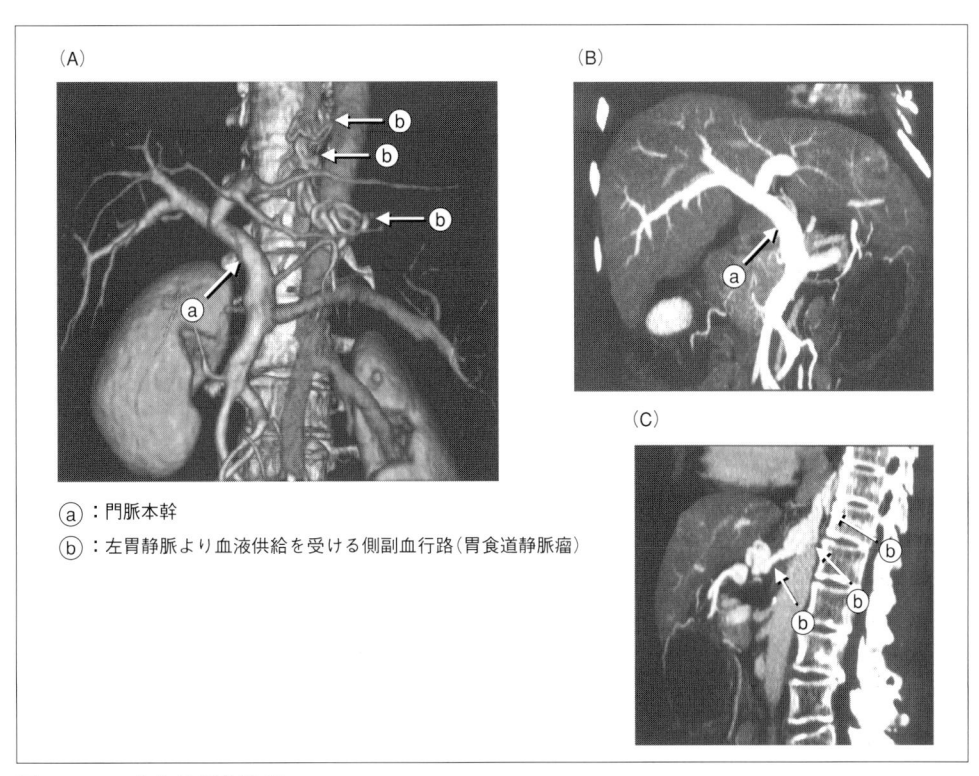

(A)
ⓐ：門脈本幹
ⓑ：左胃静脈より血液供給を受ける側副血行路(胃食道静脈瘤)

図Ⅲ-26C　多血性肝細胞癌
図Ⅲ-25A で示した症例における後期動脈相(LAP)から作成した volume rendering(VR)(A)および maximum intensity projection(MIP)(B; 冠状断，C; 矢状断)画像。時相としては，LAP は門脈が最大濃染を示す門脈相とほぼ一致するので，門脈の立体画像を作成するのに適した相といえる。VR, MIP 画像にて，門脈およびその分枝の解剖が明瞭に示現されている。また，肝硬変患者において常に評価しなくてはいけない胃食道静脈瘤を代表とする側副血行路の示現も可能で，静脈瘤の治療法(硬化療法や B-RTO)選択にも役立つ。

　では，多血性腫瘍検出目的についてはどうであろうか。結論から言うと，Real Prep. をルーチンで使用するのは時期尚早である。Real Prep. では，trigger が掛かった後，本スキャン開始までに，被検者に対する呼吸停止の合図を行うためのディレイ・タイムの設定をする必要がある。理論上，各被検者における trigger 時間(bolus transfer time)のばらつきは，被検者の循環状態の違いを反映するので，当然，その後形成される大動脈の TDC も tigger 時間の違いにより変化する。つまり，trigger 時間の違いを基にディレイ・タイムも自動的に調節される必要があるわけである。現段階ではこのディレイ・タイムは手入力であり，trigger を受けて自動的に変動するような高度なものには仕上がっていない。さらに，DAP と同様，被曝増加の問題がある。Real Prep. における低線量で行われるモニター撮像は，直感的に DAP 撮像に比し，被曝増加は少ないことは理解できる。しかし，以上述べたようにモニター撮像はある固定断面で行われるので，その部位の皮膚線量は極めて高くなる。肝動脈優位相における多血性腫瘍検出目的において，固定造影剤注入時間のプロトコールにあえて Real Prep. を追加するメリットはいまだ明確とはいえず，全体被曝と局所被曝を客観的に比較するような被曝の標準化が成されていない現状では，使用は控

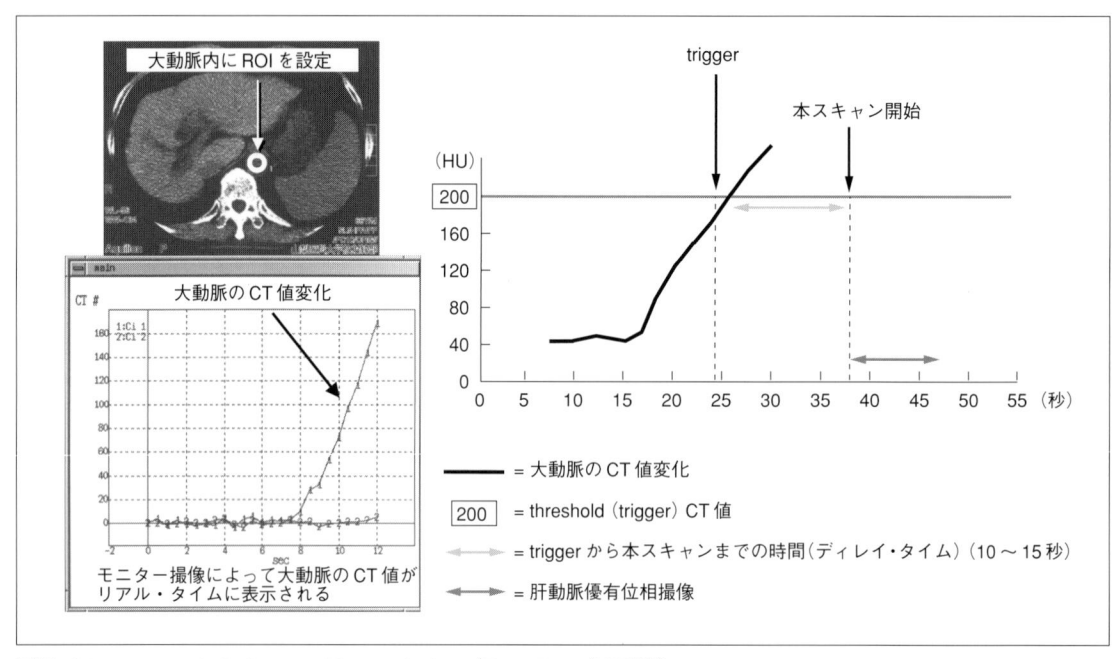

図Ⅲ-27 automatic bolus-tracking technique(Real Prep.)の実際

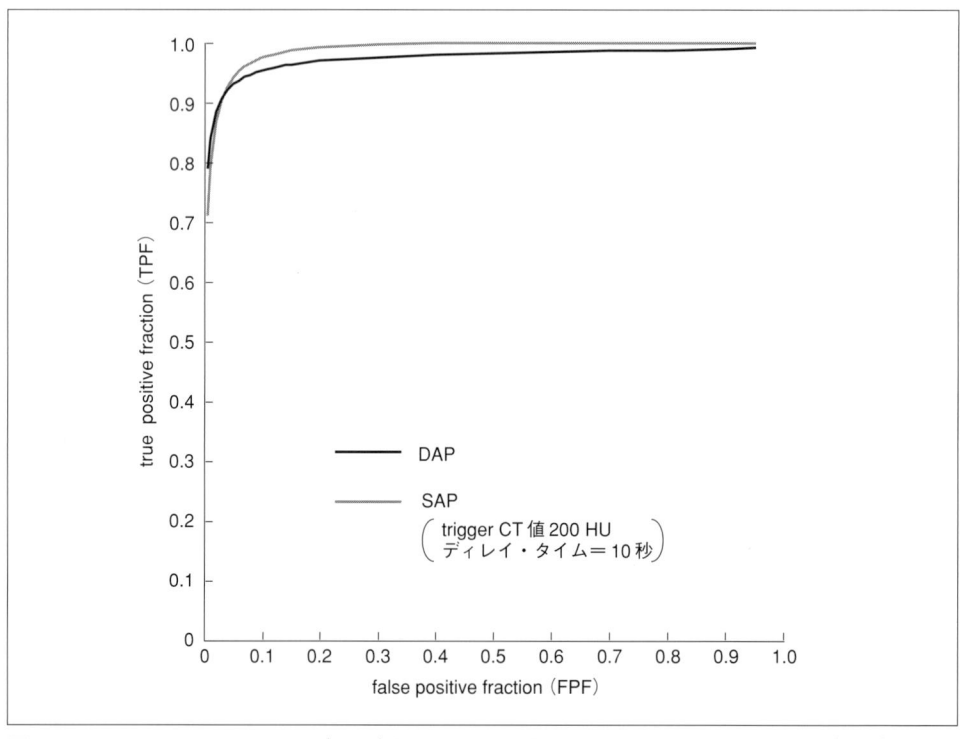

図Ⅲ-28 double arterial-phase(DAP)と Real Prep.を用いた single arterial-phase(SAP)撮像における肝動脈優位相での多血性肝細胞癌の検出能の比較(ROC 解析)

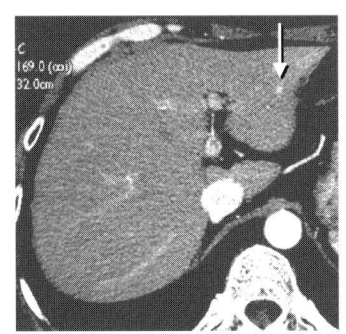

早期動脈相	後期動脈相	Real Prep.を用いた single
（造影後25秒より撮像）	（造影後40秒より撮像）	arterial-phase imaging（SAP）
		（trigger=200 HU, ディレイ・タイム=10秒）

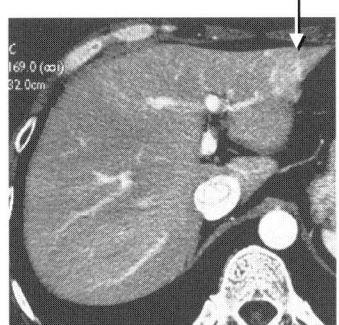

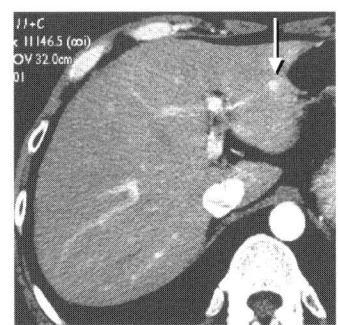

double arterial-phase imaging（DAP）

←：多血性肝細胞癌

図Ⅲ-29 多血性肝細胞癌
DAP撮像における早期動脈相（early arterial-phase）では，まだ腫瘍は点状にしか濃染されておらず血管との区別が困難である．後期動脈相（late arterial-phase）ではすでに撮像時間が遅く，腫瘍周囲に出現したA-Pシャントのため腫瘍の同定は困難である．Real Prep.を用いたSAP撮像では至適撮像タイミングで撮影されており，腫瘍の同定が可能である．

えたほうがよいと考えられる．ただし，DAPを使用するのなら，Real Prep.を使用したほうがよいのは明白であろう．

　予測される大動脈のTDCは造影プロトコールに依存するため，多血性肝細胞癌検出目的でReal Prep.を使用する場合，そのtrigger CT値およびディレイ・タイムの設定は，個々の造影プロトコールで行う必要があるが，参考として一例を供覧する（**図Ⅲ-27**）[29]．前述したように，ディレイ・タイムが自動変動しない現段階では，なるべく撮像誤差をなくすために，大動脈濃度ピーク時間に近い所でtriggerが掛かるように設定したほうがよかろう〔（動脈撮像に関しては造影剤が大動脈に到達する時間（bolus transfer time）を検出するようにtriggerを設定するほうがよい）〕．この例において使用した造影プロトコールは，造影剤容量＝100mL固定，造影剤濃度＝350mgI/mL，造影剤注入速度＝3mL/秒，造影剤注入時間＝33秒固定である．この条件下では，大動脈造影ピーク値は250HUに到達しない被検者があるため，安全域を考えてtriggerは200HUに設定してある．造影剤注入速度から考えると肝動脈優位相の至適撮像時間は45〜48秒が撮像中央時間となる．全肝撮像時間は10秒であるので，撮像開始時間は40〜43秒になるようにディレイ・タイムを設定する必要がある．実測するとこの場合，ディレイ・タイムは10〜15秒（実際は15秒のほうがよい）である．同じ造影プロトコールで施行されたDAPとReal Prep.使用によるsingle arterial-phase（SAP）の診断能はほぼ同様であることがわかる（**図Ⅲ-28，29**）．

5. 造影剤注入後の生理食塩水(生食)後押し(flash)効果(表Ⅲ-15)

a. "dead space"の造影剤

　造影剤が体内に注入される際の注入速度は，自動造影剤注入器にて強制的に作り出される注入器圧によるものであり，注入圧が消失した時点から後は，造影剤の送り出しは体内血行動態のみに支配される。したがって，造影剤注入終了直前に注入されたある一定量の造影剤は，注入終了時にはまだ低流速の静脈系血管(上肢静脈内)にしか到達しておらず，すでに高流速の右心系以降の心動脈循環に到達している造影剤とは異なる"集団"として循環することになる。

　図Ⅲ-2に示した実測のTDCをもう一度見ていただきたい。理論的なTDC(図Ⅲ-1)では，ピークを打ってから後の大動脈のCT値は，一峰性の低下曲線として表されるのに対し，図Ⅲ-2における大動脈のTDCは，肝臓がピークを迎える付近で一度リバウンドして

表Ⅲ-15　生理食塩水による造影剤注入後フラッシュの効果

大動脈造影能	1) 大動脈濃度ピーク値 ↗ (統計学的有意差なし) 2) 大動脈濃度ピーク値までの傾き ↑ 3) 大動脈濃度ピーク値までの到達時間 → 4) 動脈相持続時間 ↗
門脈造影能	1) 門脈濃度ピーク値 ↑ 2) 門脈濃度ピーク値までの傾き ↑ 3) 門脈濃度ピーク値までの到達時間 →
肝造影能	1) 肝濃度ピーク値 ↑ 2) 肝濃度ピーク値までの傾き ↑ 3) 肝濃度ピーク値までの到達時間 ↓

ポイント

1. 造影効果への影響は門脈で最も顕著
   造影効果＝門脈＞＞肝＞＞大動脈
   門脈濃度ピーク値：10〜15%程度上昇

2. 肝造影能への効果を期待するなら，多量(≧1mL/kg)の生食が必要
   肝濃度ピーク値：10%程度上昇
   1.5mL/kgの造影剤量で肝濃度ピーク値≒50HU
   (造影剤使用量を削減できる可能性あり)

いるのがわかるであろう。これは，上述した注入終了直前に注入され上肢静脈から低速で心臓に向かう造影剤と，急速静注によって心臓に向かったものの勢い余って心臓を通り越し下大静脈に到達してしまい，注入圧が消失した（造影剤注入が終了した）後にもう一度心臓に上行してきた造影剤の一部が合流する結果，作り出される造影効果である。

この図から理解されるように，注入終了時に静脈系血管に存在する造影剤は，大動脈に達している造影剤とは全く別のTDCを形成するのである。このことは，造影効率を上げるためせっかく一相性に注入された造影剤の一部は，有効に利用されていないことを示す。注入終了時に静脈系血管（dead space）に取り残されたこれらの造影剤を，生理食塩水（生食）を自動造影剤注入器で急速静注することにより，大動脈内に最後まで押し込んでやろうというのが，生食後押し（flash）の理屈である。胸部CT検査では，生食後押しを追加することにより，①dead spaceに貯留した造影剤からの強いアーチファクトが軽減する，②主要心大血管の描出率向上，③造影剤容量の減量（25％程度），などの効果が期待できることがすでに報告されているが[30]，果たして腹部でも同様の効果が見られるのだろうか。

b. 肝多時相造影CT検査における生食後押しによる実際の効果

これは各臓器により影響が異なる。結論から言うと造影効果における生食後押しの影響は，門脈＞肝＞大動脈の順であるが，これに関する実験データ[31]を基に以下，個別に記述していく。

実験は1.5mL/kgの造影剤容量（300mgI/mL）を固定造影剤注入速度（3mL/秒）で注入したものと，同量の造影剤注入後に低容量（0.5mL/kg）と高容量（1.0mL/kg）の生食後押し（注入速度＝3mL/秒）を加えたものとを比較した。また，造影剤注入時間が生食後押し群と同じになる造影剤のみの注入群（2.0mL/kgおよび2.5mL/kg群）も同時に施行して比較した。各群における被検者の性別，年齢，体重に関しては，マッチングを行っている。

(1) 大動脈（図Ⅲ-30）

各群における立ち上がりから濃度ピーク値までの傾きに関して，高容量の生食後押し群は，低容量後押し群および後押しなしの群より急峻であった。この傾きは高容量の造影剤のみの注入群とほぼ同じであった。濃度ピーク時間は生食後押し群となし群で差は見られなかったが，濃度ピーク値は高容量の生食後押し群で低容量後押し群および後押しなしの群より有意差は認めないものの高くなる傾向があった。

以上の結果をまとめると，①濃度ピーク時間はあくまで造影剤のみの注入時間に依存し，生食後押しの影響を受けない，②生食後押しによりか"dead space"から大動脈に押し出された造影剤の影響で，濃度ピーク値までの傾きは急峻となる，③濃度ピーク値は概ね注入造影剤容量に規定されるが，多少の容量効果（volume effect，127頁参照）により，生食後押し群では，なし群より高くなる傾向がある，④以上の生食後押し効果を期待するためには，高容量の生食後押しが必要となる，と言えよう。

臨床的な意義に関してであるが，生食後押しによる造影剤容量の減量はあまり期待でき

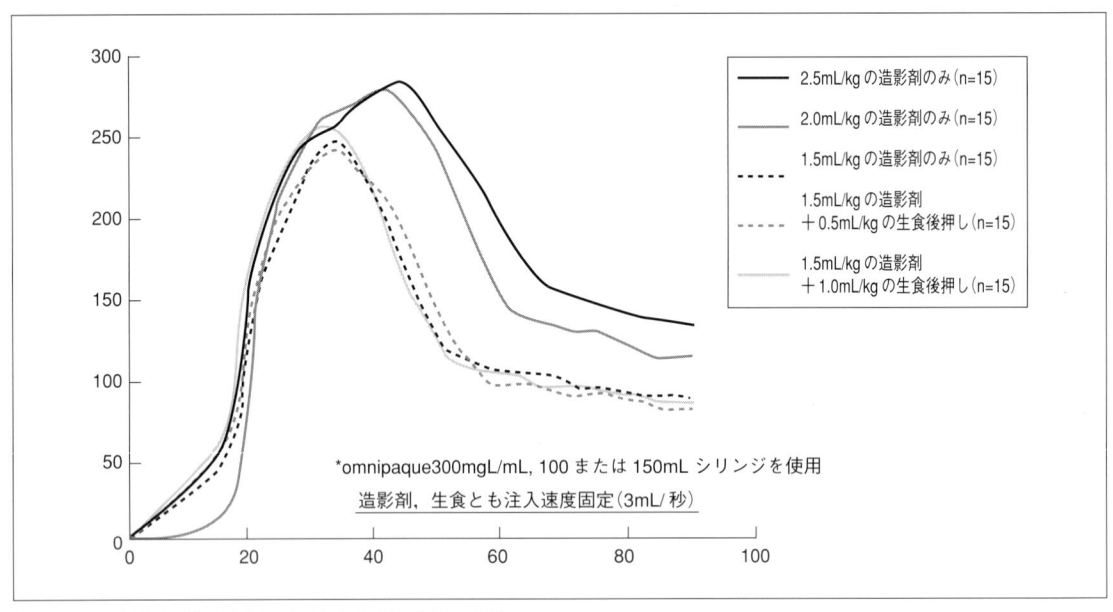

図Ⅲ-30 大動脈造影効果における生食後押し効果

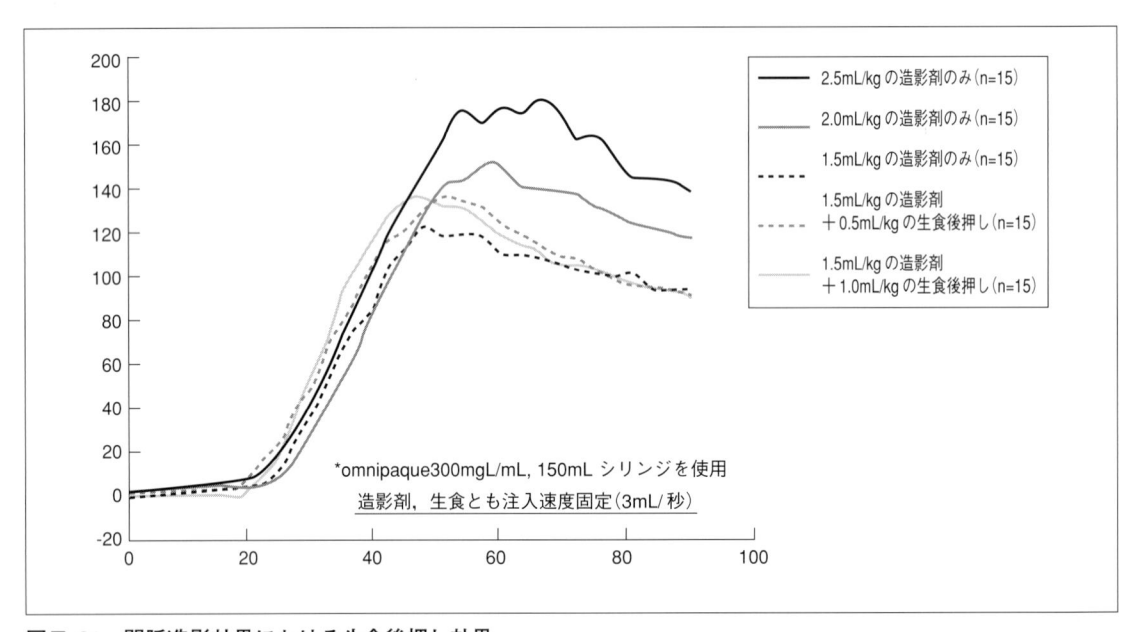

図Ⅲ-31 門脈造影効果における生食後押し効果

ないものの，ある一定濃度以上に大動脈濃度が保たれる持続時間は長くなるので，広範囲のCTアンギオグラフィーの作成には有用であろう。しかしながら，生食後押しによる大動脈濃度ピーク値への影響はそれほど大きくないことから，肝動脈優位相における多血性肝腫瘍の検出能向上のために使う意義は少ないと考えられる。

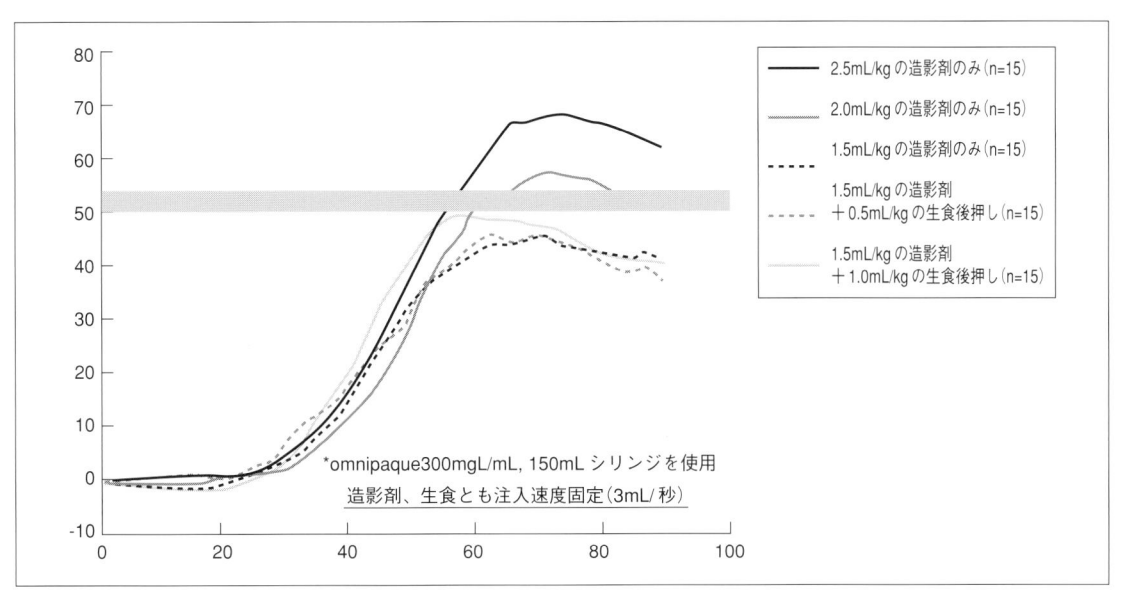

図Ⅲ-32 肝造影効果における生食後押し効果

(2)門脈(図Ⅲ-31)

　各群における立ち上がりから濃度ピーク値までの傾きは,ばらつきが大きいものの,いずれの生食後押し群においても,後押しなしの群より急峻であった。濃度ピーク時間は生食後押し群となし群で有意差は見られなかったが,濃度ピーク値は高容量の生食後押し群で後押しなし群より有意に高くなった。

　以上の結果をまとめると,ほぼ大動脈と同様なことが言えるわけだが,生食後押しによる濃度ピーク値への影響は,大動脈より顕著であり,その効果は生食容量が少ない場合でも,それなりに期待できると言えよう。この理由は,"dead space"の造影剤の有効利用とともに,前述したように(161～162頁参照),生食後押しにより注入造影剤の到達距離が延長した結果,各腸管から戻ってくる造影剤の門脈流入相がそろうことによると考えられる。このことは,造影剤がその次に到達する肝臓(後述)でも,同じ効果が期待できることを意味する。

　臨床的な意義も大動脈と同様,ある一定濃度以上に門脈濃度が保たれる持続時間は長くなるので,CTポルトグラフィーの作成には有用であろう。

(3)肝(図Ⅲ-32)

　肝造影能における生食後押しの効果は,概ね大動脈,門脈と同様であるが,その効果は大動脈への効果よりは顕著であるが,門脈への効果よりは少ないと考えられる。肝濃度ピーク値は生食後押しにより,門脈と同様,10％程度の上昇は期待できるが,これには高容量の生食後押しが条件となる。高容量の生食後押しを併用すると,1.5mL/kgの造影剤容量使用でも,肝濃度ピーク値は,ほぼ「造影前より50HU以上の上昇」という至適造影剤容量を決定する基準ライン(130頁参照)に到達するので,10～20％程度の造影剤減量は

6. 肝多時相造影 CT 検査における遅延相（delayed phase）の撮像タイミング（図Ⅲ-33）

今までは造影剤使用法における各因子から理論的にその画像コントラストが推測しうる時相〔動脈相，肝動脈優位相（HAP），門脈相，肝実質相（HPP）〕に関して述べてきた。肝多時相造影 CT 検査で最後に撮像される遅延相（delayed phase；DP）は，造影剤の組織移行が被検者の組織間質量や腎機能などに多分に影響されるため，上記の造影理論を用いてその画像コントラストを推定することが困難な相とも言える。したがって，DP の至適撮像タイミングは TDC から決定するというより，ある特定の肝腫瘍の描出能から決定せざるをえない。

言うまでもなく，DP 撮像の目的は硬変肝における肝細胞性結節（肝細胞癌や dysplastic nodule）の検出と肝腫瘍性病変の質的診断である。質的診断に役立つ所見として，肝細胞癌の腫瘍被膜の描出や血管腫や胆管細胞癌に見られる delayed enhancement があげられるが，これらは線維化などの間質への造影剤移行を見るものであるので，多分に病変の組織構築に依存する。したがって，DP の撮像タイミングは硬変肝における肝細胞性結節の描出能から推定するほうがよいであろう（もちろん肝細胞性結節の見え方もかなり症例依存的ではあるが）。この場合，肝細胞性結節は乏血性のみならず多血性肝細胞癌も含む。多血性肝細胞癌の診断において，DP で造影剤が washout され，周囲肝より低吸収となることも結節診断には重要であるからである。

ここで我々の検討およびその結果を示す[32]。DP の至適撮像タイミングを調べる目的で，肝細胞癌 36 列 47 結節を対象として，造影後 HAP（40 秒），HPP（1 分）に続き，2〜5 分

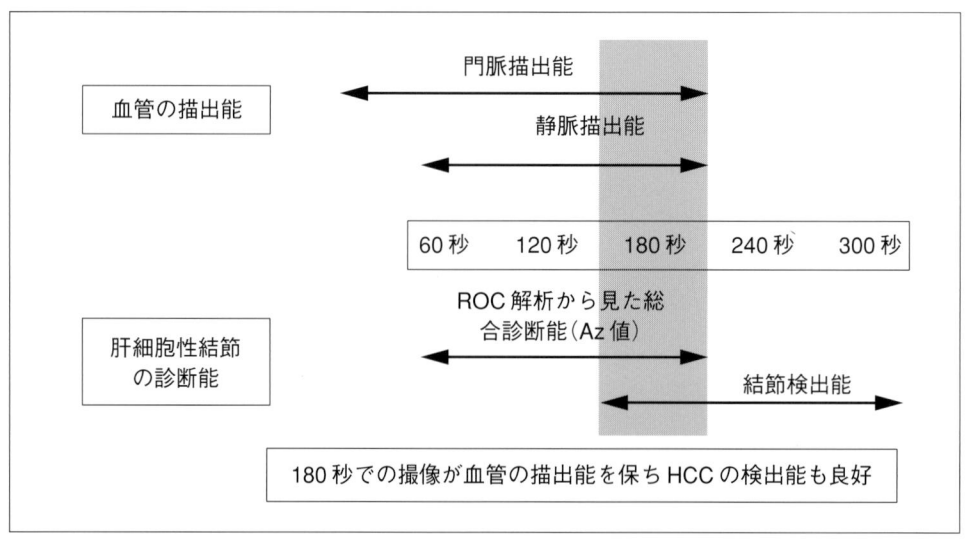

図Ⅲ-33　硬変肝における肝細胞性結節の描出能から見た遅延相撮像のタイミング

表Ⅲ-16 各時相における肝細胞性結節の診断能（ROC解析におけるAz値）

	1分（HPP）	2分	3分	4分	5分
読影者1	0.91	0.95	0.96	0.86	0.94
読影者2	0.91	0.95	0.91	0.87	0.96
読影者3	0.93	0.98	0.97	0.91	0.95
平均	0.92	0.96	0.95	0.88*	0.95

注）HPP= hepatic parenchymal phase，（肝実質相）。
＊＝Az値は4分で他の相に比し有意に低かった（$p < 0.05$）Post hoc（Bonfereroni試験による）。

表Ⅲ-17 各時相における肝細胞癌の検出能

	1分（HPP）	2分	3分	4分	5分
読影者1	31/47（65）	34/47（72）	37/47（79）	35/47（74）	33/47（70）
読影者2	27/47（57）	35/47（74）	37/47（79）	36/47（77）	34/47（72）
読影者3	38/47（81）	38/47（81）	42/47（89）	39/47（83）	42/47（89）
平均	96/141（68）*	107/141（76）	116/141（82）**	110/141（78）	109/141（77）

注）（ ）内の数字は％を表す。HPP= hepatic parenchymal phase（肝実質相）。
統計処理はMcNemar試験にて行った。
＊1分（HPP）での検出能は他の相に比し，有意に低かった（$p < 0.05$）。
＊＊3分（HPP）での検出能は，1分，2分，5分に比し，有意に高かった（$p < 0.05$）。

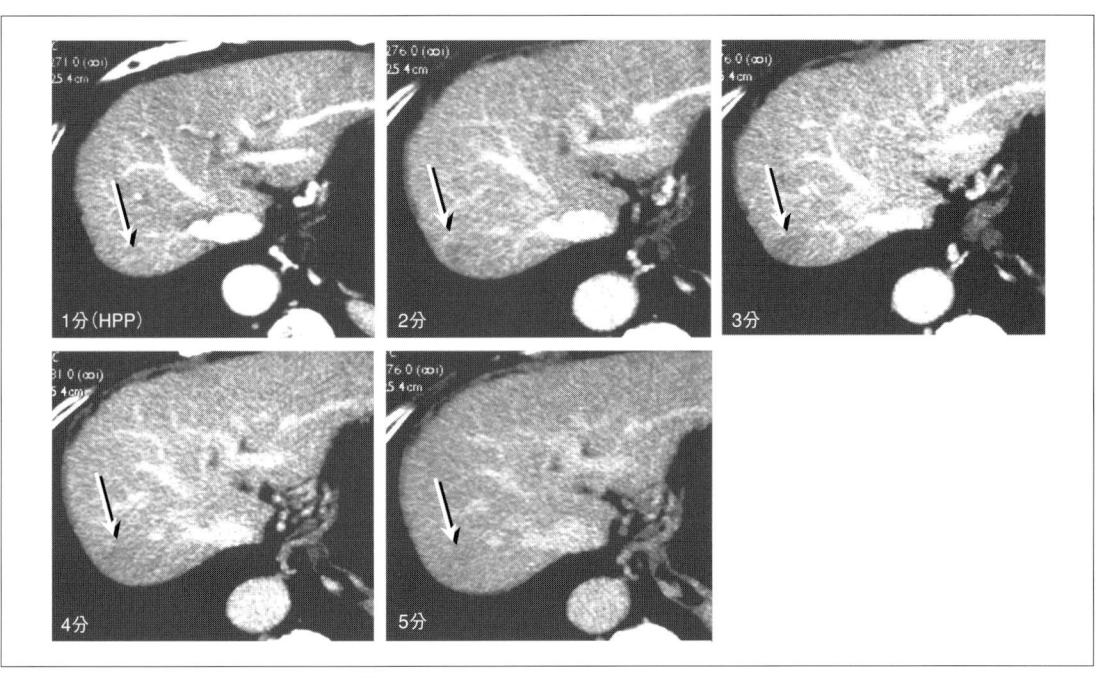

図Ⅲ-34 各時相における乏血性肝細胞癌の描出の違い
本症例における結節は，造影後2分および3分で撮像された画像でのみ淡い低吸収域として確認可能である。
（HPP＝肝実質相）

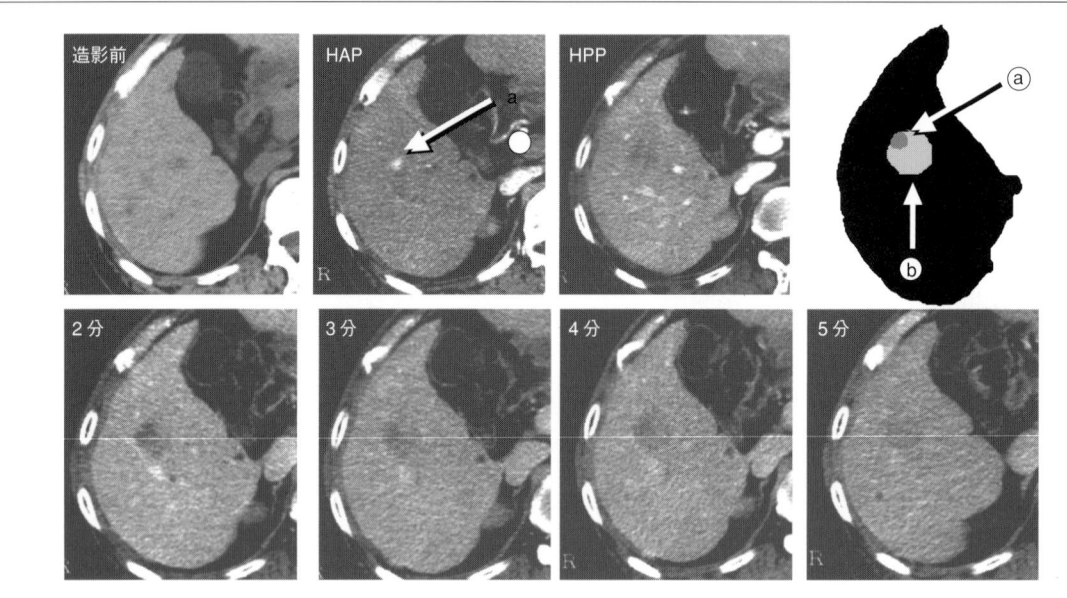

図Ⅲ-35　各時相における肝細胞癌（nodule-in-nodule）の描出の違い
本症例は，乏血性結節内に脱分化した多血性成分を持つ肝細胞癌（nodule-in-nodule）である．ⓐで示した多血性成分はHAP（肝動脈優位相）で濃染として確認できるが，造影前およびHAPでは乏血性である結節の全体像は確認できない．多血成分が最も低吸収域として示現されるのは2分および3分の画像であるが，乏血性結節の全体像がよくわかるのは3分および4分の画像である．したがって，多血性，乏血性にかかわらず，肝細胞性結節を検出するためのDP（遅延相）の至適撮像タイミングは造影後3分と言うことができる．（HPP＝肝実質相）

　　まで1分ごとに全肝を撮像した．本来なら対象症例にdysplastic noduleも加えるべきであるが，乏血性結節については組織診断が得られていることを条件にしたため，今回の対象結節はすべて肝細胞癌である．組織診断は全例で少なくとも1結節について得られており，高分化13，中分化16，低分化7であった．造影方法は，造影剤濃度＝350mgI/mL，造影剤容量＝100mL（固定），造影剤注入速度＝3mL/秒（固定）であった．

　　結果は表Ⅲ-16，17に示すように，ROC解析の結果は2分，3分，5分が優れており，検出能（sensitivity）は，3分および4分が優れていた．肝腫瘍と周囲肝実質とのコントラストは，定量的に3分で有意に高かった（データは割愛，図Ⅲ-34，35）．

　　以前には，DPは造影後5分で撮像することが標準であったが，これは全肝の多時相造影検査（特に全肝HAP撮像）が困難であった非ヘリカルCT装置の時代には，肝細胞癌の検出も乏血性転移巣と同様，肝臓をできるだけ長時間高吸収に保ち，腫瘍を低吸収域として検出する診断法が中心であったことによる．この場合，診断に耐え得るある一定以上の肝造影能をなるべく長時間維持するため，造影剤を二相性に注入していたのである（二相性注入の場合，一相性注入に比し，肝造影能を長時間高く保つことができる．第Ⅱ章─基礎編を参照）．

　　当然のことながら，二相性注入では肝造影能が遷延するので，DPの撮像タイミングは

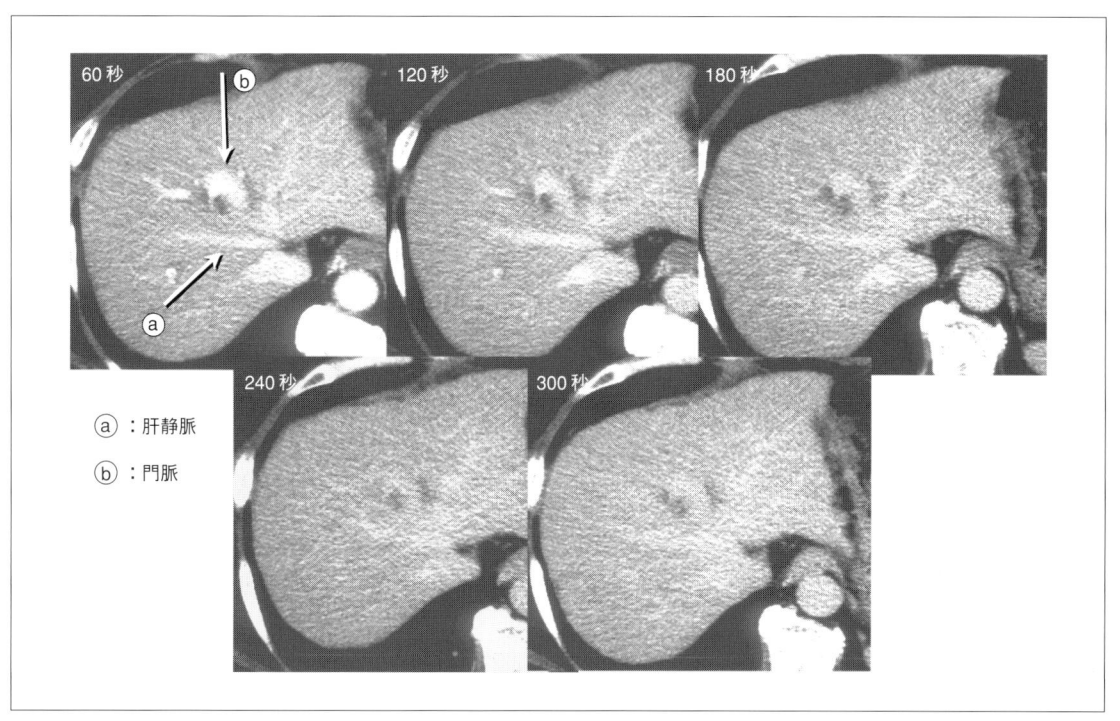

図Ⅲ-36 各時相における門脈・肝静脈の描出の違い

ⓐ：肝静脈
ⓑ：門脈

表Ⅲ-18 肝多時相造影CT検査における造影剤使用ポイント

造影剤容量
- 体重比容量使用が原則：2mL/kg（300mgI/mL製剤換算）
（「造影後，肝実質相で肝CT値が50HU以上上昇する」ことを基準として設定）

造影剤濃度
- 体重比造影剤容量使用時：造影剤濃度はどれでもよい
- 100mLシリンジ使用時：320mgI/mL以上，できれば350mgI/mL以上が望ましい

造影剤注入速度
- 体重比（可変）注入速度が原則：平均体重（60kg）の被検者で4mL/秒が目安
（造影剤容量および注入時間から計算）

造影剤注入時間（300mgI製剤，2mL/kgの使用の場合）
- 撮像タイミングを決定するうえで最も重要な因子
- 固定注入時間が原則：30秒（平均造影剤注入速度＝4mL/秒）

使用造影剤の選択
- 低濃度製剤（高容量，高注入速度）＞高濃度製剤（低容量，低注入速度）
（造影剤注入時間，時間比・総投与ヨード量が一定であっても，低濃度造影剤を高容量・高速注入したほうが大動脈・肝濃度ピーク値は上昇）

表Ⅲ-19　山梨大学医学部付属病院における肝多時相造影CTプロトコール

使用造影剤：300mgⅠ/mL(omnipaque)製剤，100 または 150 mL シリンジ
造影剤容量：2mL/kg
造影剤注入時間：30 秒
造影剤注入速度：体重比造影剤容量と注入時間により計算

オプション
　生食後押し法：1mL/kg の生食にて施行（造影剤容量は 1.7mL/kg 前後に減量）
　double arterial-phase 撮像：使用せず
　computer-assisted automatic bolus tracking(Real Prep.)法：使用せず

撮像タイミング
　肝動脈優位相(撮像中央時間)：造影剤注入時間＋15 秒＝45 秒
　肝実質(門脈優位)相(撮像中央時間)：造影剤注入時間＋30 秒＝60 秒
　　　　　　　　　　　　　　　　　　（生食後押し併用の場合，5 秒早める）

遅延相撮像開始時間：造影剤注入開始より 3 分

後ろにシフトすることになる。ところが，造影理論に関する知識が曖昧なため，造影剤注入法が一相性に変わっても，DP の撮像タイミングに関しては，昔の経験をそのまま踏襲している施設が多い。今回の検討結果から，一相性造影剤注入法を用いている現在では，DP の至適撮像タイミングは 3 分と結論できると思われる。さらに，門脈および肝静脈の描出能に関して，定量的には HPP が有意に優れていたが，定性的には HPP および 2 分，3 分で有意差は認めなかったことから（データ割愛）（図Ⅲ-36），3D 画像や MIP 画像を作るのでなければ，肝細胞癌の診断においては，HPP を省いた HAP と DP の二相撮像でも問題はないかもしれないと思われる。

◆ おわりに―今後の課題―◆

　以上で，肝多時相造影CT検査における造影理論と，実際のプロトコールの決定に関してお解りいただけたのではないかと思う。ここに述べた造影剤使用法の理論はCT装置が変わっても変化しないので，一度習熟しておけばCT装置が変わっても即座に撮像プロトコールを適正化できるであろう。ここで本章で述べた造影剤使用のポイントをもう一度まとめておく（表Ⅲ-18）。また，参考までに我々の施設で実際に用いている肝多時相造影CT検査のプロトコールも併記しておく（表Ⅲ-19）。
　肝多時相造影CTプロトコールを体系化する第一段階として，今回は肝細胞癌の診断および乏血性肝転移の診断を包括したプロトコールを提唱したが，実際は肝動脈優位相が診断の中心で肝実質相が腫瘍検出に寄与しない肝細胞癌診断と，肝実質相が診断の中心で肝動脈優位相撮像が必要ない乏血性肝転移診断では，おのずとプロトコールは異なるので，今後は各目的に応じた造影プロトコールを最適化することが必要であろう。肝動脈優位相撮像における考え方は 3D-CTA 撮像に類似しており，時間比ヨード量を最適化することが

最も重要であるが，これは造影剤注入速度を上げることにより，少ない造影剤容量でも可能となるので，肝細胞癌診断のためのプロトコールでは，どこまで造影剤容量を少なくできるかを見極める必要があるだろうし，乏血性肝転移診断における造影剤容量の最適化もさらに検討しなくてはいけないだろう．

　画像診断は，しっかりした検査が行われたことを前提として成り立つものである．今自分が行っている検査が妥当なのか，それとも間違っているのか，各個人が明確な問題意識を持つことが今求められているのである．

◆参考文献

1) Federle MP, Chang PJ, Confer S, et al.: Frequency and effects of extravasation of ionic and nonionic CT contrast media during rapid bolus injection. Radiology 1998 ; 206: 637-640.
2) Federle MP, Willis LL, Swanson DP : Ionic versus nonionic contrast media: a prospective study of the effect of rapid bolus injection on nausea and anaphylactoid reactions. J Comput Assist Tomogr 1998 ; 22 : 341-345.
3) Bae KT, Heiken JP, Brink JA : Aortic and hepatic peak enhancement at CT : effect of contrast medium injection rate—pharmacokinetic analysis and experimental porcine model. Radiology 1998 ; 206 : 455-464.
4) Kopka L, Rodenwaldt J, Fischer U, et al.: Dual-phase helical CT of the liver : effects of bolus tracking and different volumes of contrast material. Radiology 1996 Nov ; 201 : 321-326.
5) 市川智章：肝胆膵領域の多時相造影 MDCT．あなたの造影剤使用法および撮像プロトコールは間違っていませんか？ Rad Fan 2003 ; 1(6): 2-7.
6) Murakami T, Kim T, Takamura M, et al.: Hypervascular hepatocellular carcinoma : detection with double arterial phase multi-detector row helical CT. Radiology 2001 ; 218 : 763-767.
7) Ichikawa T, Kitamura T, Nakajima H, et al.: Hypervascular hepatocellular carcinoma: can double arterial phase imaging with multidetector CT improve tumor depiction in the cirrhotic Liver ? AJR 2002 ; 179 : 751-758.
8) 山本和宏ほか：日獨医報 2002 ; 47 : 549-562.
9) Megibow AJ, Jacob G, Heiken JP, et al.: Quantitative and qualitative evaluation of volume of low osmolality contrast medium needed for routine helical abdominal CT. AJR 2001 ; 176 : 583-589.
10) Heiken JP, Brink JA, McClennan BL, et al.: Dynamic incremental CT : Effect of volume and concentration of contrast material and patient weight on hepatic enhancement. Radiology 1995 ; 195 : 353-357.
11) Yamashita Y, Komohara Y, Takahashi M, et al.: Abdominal helical CT : evaluation of optimal doses of intravenous contrast material—a prospective randomized study. Radiology 2000; 216: 718-723.
12) 八町淳：ヘリカルスキャンの基礎—造影技術．INNERVISON 1997 ; 12 : 82-86.
13) 山口功，森本章，水戸川芳巳：肝ヘリカル CT における造影剤投与量の適正化．映像情報 Medical 2000 ; 32(14): 805-810.
14) Nakajima H, Ichikawa T, Kitamura T, et al.: Qualitative effect of different concentration of contrast material for detecting small hypervascular hepatocellular carcinoma on hepatic arterial-dominant-phase multidetector-row CT images. In Proceedings ; The 88th scientific Assembly and Annual Meeting of Radiological Society of North America (RSNA), 2002 ; 225 : 579.

15) Berland LL: Slip-ring and conventional dynamic hepatic CT : contrast material and timing considerations. Radiology 1995 ; 195 : 1-8.
16) 渡辺均，巽光朗，小塚健倫，ほか：肝腫瘍における double phase helical CT. 造影剤投与法と造影効果の研究．画像診断 1997 ; 17(5) : 541-546.
17) Mitsuzaki K, Yamashita Y, Ogata I, et al.: Multiple-phase helical CT of the liver for detecting small hepatomas in patients with liver cirrhosis : contrast-injection protocol and optimal timing. AJR 1996 ; 167 : 753-757.
18) Yu JS, Kim KW, Sung KB, et al.: Small arterial-portal venous shunts: a cause of pseudolesions at hepatic imaging. Radiology 1997 ; 203 : 737-742.
19) Motosugi U, Ichikawa T, Nakajima H, et al.: Is it true that higher injection rate of contrast material is required for evaluating hypervascular hepatocellular carcinoma? : optimal injection rate—3 mL/sec vs 5 mL/sec. In Proceedings ; The 88th scientific Assembly and Annual Meeting of Radiological Society of North America (RSNA), 2002 ; 225 : 579.
20) 八町淳，輪湖正：螺旋走査型 CT における最適造影方法の検討．日獨医報 1995; 40: 109-124.
21) Bae KT: Peak contrast enhancement in CT and MR angiography : When does it occur and why? Pharmacokinetic study in a porcine model. Radiology 2003 ; 227 : 809-816.
22) 塚本達明，市川智章，荒木力：高容量造影剤を用いた single-level dynamic scan による基礎的検討．映像情報 Medical 2002 ; 34 : 708-711.
23) 塚本達明，市川智章，曹博信，ほか：造影剤投与法—最適な注入時間について：映像情報 Medical 2002 ; 35(9) : 634-637.
24) Leggett RW, Williams LR : A proposed blood circulation model for reference man. Health Phys 1995 ; 69(2) : 187-201.
25) Han JK, et al. : Factors influencing vascular and hepatic enhancement at CT : experimental study on injection protocol using a canine model. J Comput Assist Tomogr 2000 ; 24 : 400-406.
26) Han JK, et al.: Contrast media in abdominal computed tomography : optimization of delivery methods. Korean J Radiol 2001 ; 2 : 28-36.
27) シャミマ スルタナ，中山義晴，林田佳子，ほか：ヘリカル CT による腹部ダイナミック CT：高容量造影剤と高濃度造影剤の意義について．映像情報 Medical 2002 ; 34 : 1022-1025.
28) 前田陽子，石田智一，長谷川喜也，ほか：造影 CT 検査におけるコントラスト向上を目的とした造影剤注入方法の検討［日本放射線技術学会第 58 回総会学術大会 (2002) 抄録集; p205］．
29) Kitamura T, Ichikawa T, Araki T, et al.: Is double arterial-phase imaging really effective for detecting hypervascular hepatocellular carcinoma ? : comparison with single arterial-phase imaging using the computer-assisted automatic bolus-tracking technique (RealPrep) in the same patients. In Proceedings ; The 88th scientific Assembly and Annual Meeting of Radiological Society of North America (RSNA), 2002 ; 225 : 579.
30) 関口隆三，縄野繁，林孝行，ほか：マルチスライス CT による胸部造影検査．生理食塩水フラッシュ法の有用性．新医療 2002 ; (10) : 86-88.
31) Sou H, Ichikawa T, Tsukamoto T, et al.: Peak enhancement of the aorta, portal vein, and liver in contrast-enhanced hepatic MDCT images : efficacy of saline chaser following to bolus injection of contrast material. In Proceedings ; The 89th scientific Assembly and Annual Meeting of Radiological Society of North America (RSNA), 2003 ; 229 : 412.
32) 塚本達明，市川智章，北村敬利，ほか：Multidetector-row CT (MDCT) を用いた肝細胞癌 (HCC) 検出における遅延相撮像タイミングの最適化．第 60 回日本医学放射線学会学術発表会抄録集 2001 ; 61(2) : 44.

B. 膵

◆ はじめに ◆

膵は一般に微小な病変が多く，CT画像でも高い空間分解能が要求されるが，従来のCT装置では必ずしも満足のいく分解能が得られていなかった。しかし，多列検出器を搭載したCT装置(multidetector-row CT；MDCT)の登場により，空間分解能が飛躍的に向上した。結果として，高分解能な3D画像あるいは冠状断および矢状断などの多断面画像(multiplanar reformation；MPR)の作成が可能となり，画像診断の精度を向上させている。

また，時間分解能も向上したことで，動脈相(arterial phase；AP)，膵実質相(pancreatic parenchymal phase；PPP)，肝実質相(hepatic parenchymal phase；HPP)が分離できるようになってきており，今まで以上に撮像タイミングの適正化が求められるようになってきている。この項では膵についての撮像方法を中心に説明する。

1. 膵多時相造影CT ―総論―

a. 膵実質の血流支配

膵実質の血流は，胃十二指腸動脈系と脾動脈系の異なる2つの系統の動脈から支配されているが，肝実質における動脈系，門脈系のような二重支配とは異なり，動脈血流のみによって支配されている(図Ⅲ-37A，B)。膵頭部は主に胃十二指腸動脈から分岐する前上膵十二指腸動脈(anterior superior pancreaticoduodenal artery；ASPDA)と後上膵十二指腸動脈(posterior superior pancreaticoduodenal artery；PSPDA)と上腸間膜動脈より分岐する下膵十二指腸動脈(inferior pancreaticoduodenal artery；IPDA)が吻合することにより形成される膵アーケードから血流が供給されている。

一方，腹腔動脈領域(その多くは脾動脈)から分岐する背側膵動脈(dorsal pancreatic artery)，大膵動脈(great pancreatic artery)，膵尾動脈(caudal pancreatic artery)などが膵体尾部後面下端部にて横行膵動脈(transverse pancreatic artery)を形成し，膵体尾部の血流を支配している。

このように膵頭部と膵体尾部を支配する動脈系は若干異なるが，膵頭部と膵体尾部の血管系の間には吻合枝が存在しており，両者を交通している。我々の検討データを示すが，膵頭部と膵尾部のTDCはほぼ一致しており，膵実質の造影効果を検討する場合，膵頭部と体尾部を別々に考える必要はない(図Ⅲ-37C)。実際の読影で，正常な膵実質の造影効果が頭部と体尾部で異なると感じることはないであろう。

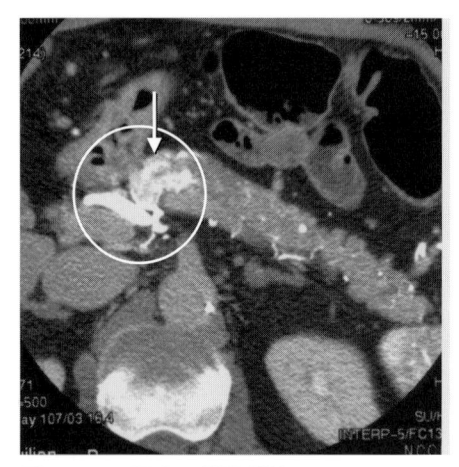

図Ⅲ-37A　胃十二指腸動脈からのCTA
膵頭部に造影剤の流入が見られる。

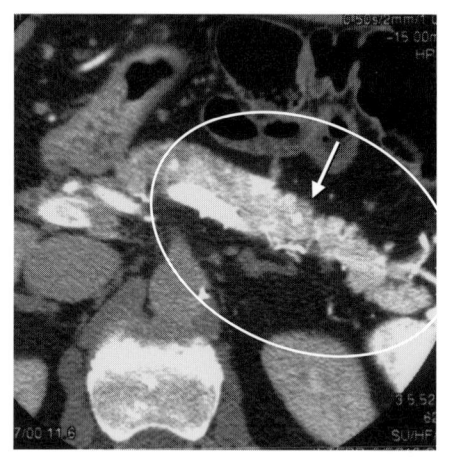

図Ⅲ-37B　脾動脈からのCTA
膵体尾部に造影剤の流入が見られる。

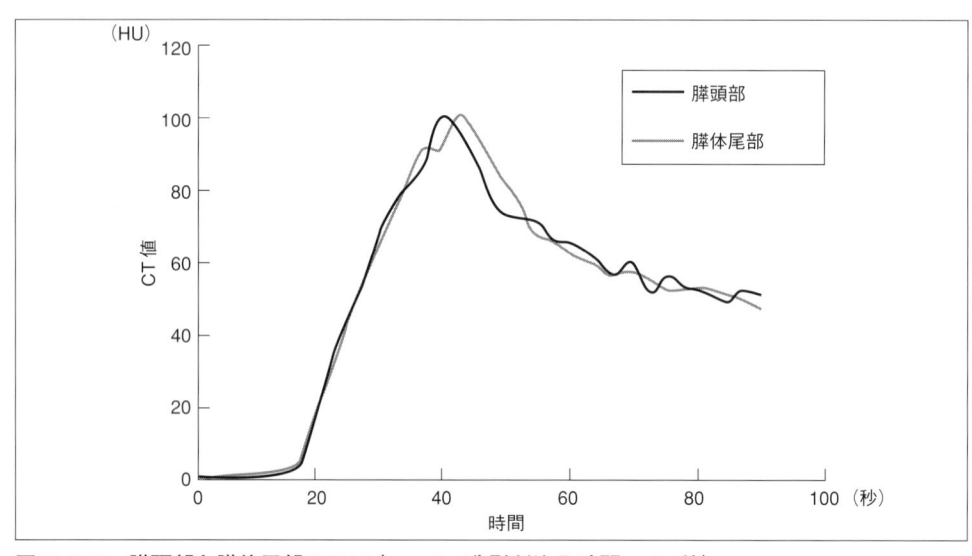

図Ⅲ-37C　膵頭部と膵体尾部のTDC(n＝9，造影剤注入時間＝25秒)

b．膵多時相造影CTにおける各時相の臨床的意義

　　MDCTの出現により，膵造影CT検査では，AP，PPP，HPP，遅延相(delayed phase；DP)を撮像することが可能である(図Ⅲ-38A)。
　　AP撮像の主目的は，膵癌の動脈系血管(腹腔動脈，上腸間膜動脈，胃十二指腸動脈，総肝動脈など)浸潤の有無を診断することであるが，多血性膵腫瘍の存在診断にも有用なことがある。PPPは膵実質が最大造影効果を示す相であり，この時相で乏血性膵癌と膵実質とのコントラストが最大となると報告されている[1]。したがって，膵癌の同定および病期診断において最も重要な撮像相ということができる。HPP〔以前，門脈優位相(portal venous phase；PVP)と呼ばれていた時相と同義〕撮像の臨床的意義の1つは，膵癌の門脈

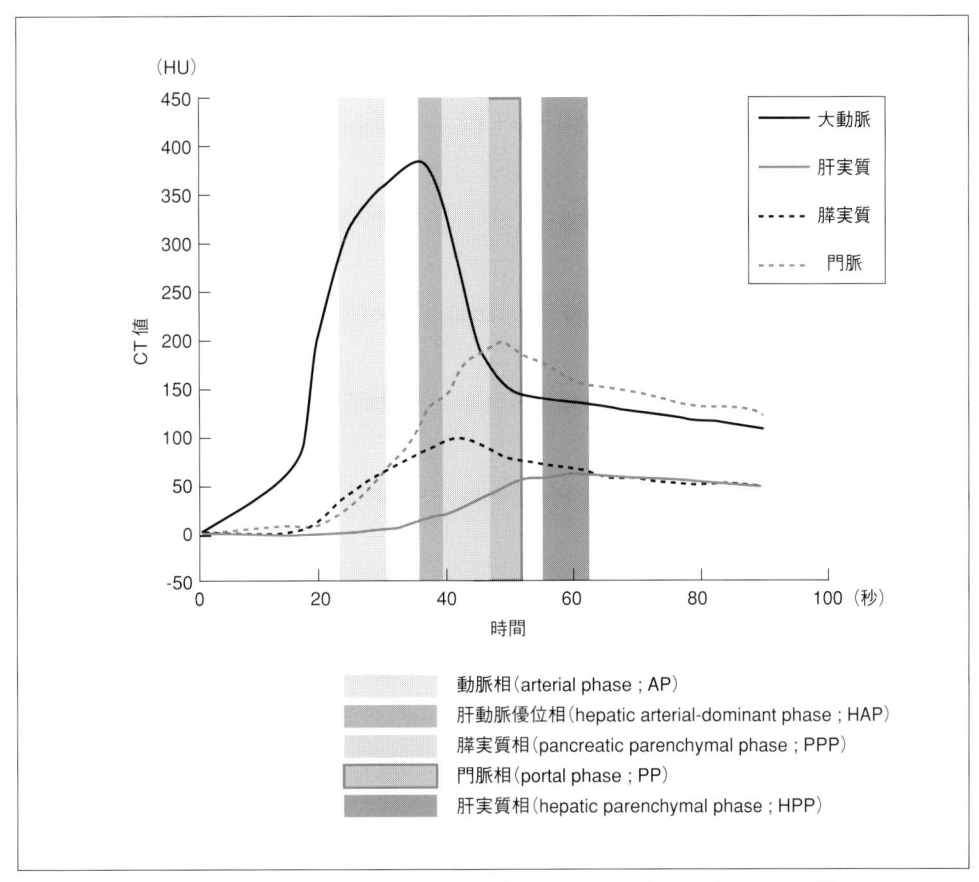

図Ⅲ-38A　各臓器の平均 TDC と撮像相との関係（n＝15，造影剤注入時間＝25秒）

　動脈相（arterial phase；AP）
　肝動脈優位相（hepatic arterial-dominant phase；HAP）
　膵実質相（pancreatic parenchymal phase；PPP）
　門脈相（portal phase；PP）
　肝実質相（hepatic parenchymal phase；HPP）

系血管浸潤の診断であるが，これは門脈が最大濃染を示す門脈相（portal phase；PP）に近いPPPでも可能であることが多い．むしろ，肝実質が最大造影効果を示すHPPの最も重要な意義は，膵癌の肝転移巣診断である．膵癌は腫瘍内線維化（desmoplastic reaction）を示すことが多く，DPで濃染されてくる傾向がある（delayed enhancement）．したがって，DPでは膵癌は膵実質よりも高吸収を示すことが多く，時として，AP，PPP，HPPのいずれでも同定不可能な膵癌が，DPのみで検出可能な場合もある．

2. 膵多時相造影 CT 検査における撮像プロトコール

a. 至適造影法の考え方（図Ⅲ-38B）

　上述したように，膵実質は肝実質とは異なり動脈系からのみ血流が供給されるので，乏血性膵管癌の存在診断および周囲組織進展度診断を目的とするだけなら，造影法に関する考え方は至ってシンプルである．端的に言うと，膵が最大濃染を示すPPPにおいて，染まらない膵癌とよく染まる膵実質のコントラストは最大になるわけだから，PPP撮像を

```
┌─────────────────────────────────────────────────────┐
│          時間比ヨード量                              │
│             動脈相における大動脈造影能および         │
│             多血性組織（膵臓など）の造影能に影響     │
│                                                      │
│          造影剤容量＊，造影剤濃度，注入速度          │
│                       ↓                              │
│                                                      │
│          多血性組織である膵実質のCT値は造影剤濃度と注入速度 │
│          の影響を強く受ける                          │
│                                                      │
│           ＊実際は容量効果（volume effect）により，造影剤容量が増加すると大 │
│            動脈および膵実質のCT値は上昇する          │
└─────────────────────────────────────────────────────┘
```

図Ⅲ-38B　使用造影剤決定におけるポイント（原則）

中心に造影プロトコールを設定すればよい。

　基本的に多血性である膵実質のTDCは大動脈のTDCから推測可能である。これは，前項「A．肝」で述べられている肝における多血性肝腫瘍の検出，後項「C．3D-CT angiography（CTA）」における造影理論と同じであり，大動脈の造影ピーク値をできるだけ大きくすることにより，膵実質の造影効果を大きくすることが可能である。大動脈の造影ピーク値を高くすることが直接的に膵の最大濃染効果に影響するわけだから，注入ヨード量を考える場合，時間比ヨード量が重要で総投与ヨード量はあまり考慮する必要はない。したがって，膵造影CT検査のポイントは，時間比ヨード量を増加させることであり，過去に報告されているように，①造影剤注入速度を上げる，②高濃度製剤を使用する，ということに集約される[2]。

b．プロトコールの実際

　現段階では，我々の施設（山梨大学医学部付属病院）では，体重比造影剤容量は導入せず，固定造影剤＝100mL（350mgI/mL），固定注入速度＝3mL/秒により造影剤注入時間を一定（33秒）としている。ただし，これは膵癌検出を主目的とするスクリーニング検査を前提としたものであり，最初から肝転移巣検出も考慮するのであれば，体重比造影剤の考え方を導入すべきであろう。

　肝動脈優位相（hepatic arterial-dominant phase；HAP）における多血性肝腫瘍の検出は，腫瘍と周囲肝が最大コントラストを示す時間帯として定義されるため，肝が造影されてくる前，すなわち多血性腫瘍が最大濃染を示す時間より数秒前に設定される。膵の造影効果は動脈系血管からの造影剤流入のみによって決定されるので，PPPは単純に膵が最大濃染を示す時間帯，肝のTDC上で言い換えると，HAPとかなりオーバーラップする（HAPよりわずかに遅い）と考えてよい（図Ⅲ-38A参照）。至適HAP撮像時間（中央値）は造影剤

表Ⅲ-20　山梨大学医学部付属病院のMDCTプロトコール

造影剤容量：100mL（固定）
造影剤濃度：350mgI/mL
造影剤注入速度：3mL/秒（固定）
造影剤注入時間：33秒（固定）

	撮像範囲	撮像開始時間	スライス厚／ピッチ	再構成画像
単純	膵・全肝		5mm/3	注1 3mm(0.5mm interval)
動脈相	膵のみ	30秒	1mm/3	
膵実質相	膵のみ	45秒	1mm/3	
門脈相	膵・全肝	70秒	3mm/3	
遅延相	膵・全肝	300秒	3mm/3	

注1：動脈系の3D画像を作成する場合など必要に応じて1mm(0.5mm interval)の再構成画像を作成する

注入時間＋15秒で近似可能なので（前章参照），このプロトコールでのPPP撮像中央時間は48秒前後となる（次項参照）。

したがって，血管浸潤を評価するためのAPはまだ膵濃染が不十分で動脈のみが強く濃染される30秒（ほぼ造影剤注入時間と同じ）から，膵実質相は45秒から撮像している。APとPPP撮像は息継ぎなしの連続撮像で行うため，HPPは本来の肝造影ピーク時間からは遅れるものの，被検者の息継ぎを考えて70秒から撮像している。このように4列のMDCT使用下では，各相の撮像時間設定において多少妥協が必要であるが，16列のMDCTでは解決可能な問題であろう。

DPは，造影後期で濃染されてくる膵管癌の特徴を考え，多時相肝造影CTプロトコールで設定されるDP（造影後3分）より遅い5分で撮像している。

再構成スライス厚は5mmであるが，膵癌検出におけるMPR画像の有効性は非常に高いので，全例でPPPの冠状断・矢状断MPR像を作成している（必要に応じてcurved MPRを作成することもある）。そのため，PPPだけはthin slice（row；0.5mm, reconstruction; 1mm, section thickness；4mm）にて撮像を行っている。本来ならAPも3D-CTA作成のため，PPPと同様に撮像したいのだが，4列のMDCTではAPあるいはPPPのどちらかしか選択できない。したがって，必要に応じてAPについてthin slice撮像を行っている。

c. プロトコールの検証

前章までに，造影剤注入時間と各臓器の濃度ピーク時間およびピーク値の関係は詳細に述べられているが，体重比造影剤容量を使用した場合，造影剤注入速度を一定にすると，造影剤注入時間が被検者ごとに異なり，それに伴い大動脈濃度ピーク時間も被検者ごとにバラバラになる。膵実質のTDCの形状は大動脈のTDCに直接的に依存するので，造影

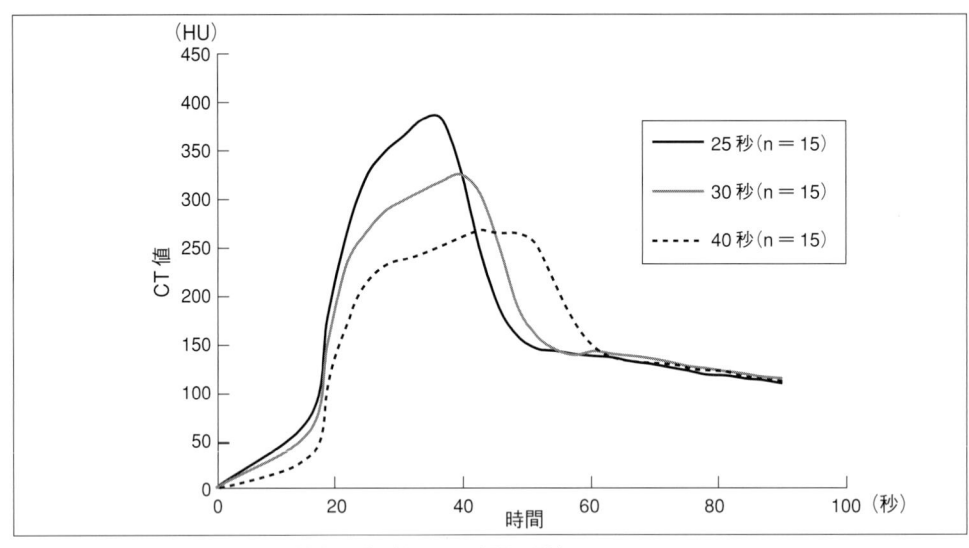

図Ⅲ-39A　大動脈のTDCに対する造影剤注入時間の影響

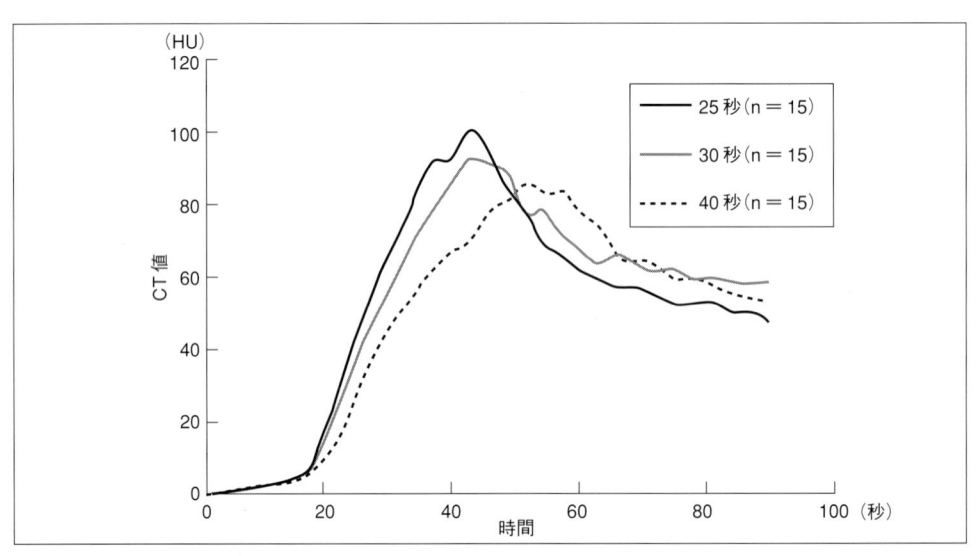

図Ⅲ-39B　膵実質のTDCに対する造影剤注入時間の影響

剤注入時間が被検者ごとに異なる場合，膵濃度ピーク時間も被検者ごとに異なることは容易に想像される。したがって，膵造影CT検査でも肝造影CT検査と同様，造影剤注入時間を一定にすることが大切となる。我々は膵実質における造影パターンと造影剤注入時間との関係についても検討を行ったのでその結果を下記に示す[3]。

体重比造影剤容量（300mgI/mL製剤で2mL/kg）使用下で，造影剤注入時間をA：25秒，B：30秒，C：40秒と3群に設定した場合の各群の大動脈，膵実質のTDC示す（図Ⅲ-39A，B）。各群の大動脈および膵濃度ピーク値（A_{max}およびP_{max}）は，大動脈：A；390HU，B；328HU，C；282HU，膵実質：A；106HU，B；96HU，C；90HUであった。造影剤注入時

表Ⅲ-21　大動脈（T-A$_{max}$）および膵実質（T-P$_{max}$）造影ピーク時間

	造影剤注入時間		
	25 秒	30 秒	40 秒
T-A$_{max}$	34.6	39.6	48.0
T-P$_{max}$	41.3	44.8	52.6
T-A$_{max}$-T-P$_{max}$	6.7	5.1	4.6

単位：秒

間を短くすることで，A$_{max}$ および P$_{max}$ は大きくなり，大動脈については，A 群および B 群は C 群よりも有意に大きい結果となった（$p < 0.05$）。しかし，膵実質については大動脈と同様な傾向を見るものの，統計学的な有意差は見られなかった。

　次に各群の平均濃度ピーク時間（T-A$_{max}$ および T-P$_{max}$）を**表Ⅲ-21**に示すが，各群の T-A$_{max}$ および T-P$_{max}$ は造影剤注入時間が短くなるにつれ，有意に短縮した（$p < 0.05$）。以上の結果から，膵濃度ピーク時間は大動脈のそれと同様，造影剤注入時間に依存し，濃度ピーク時間と造影剤注入時間の差（bolus transfer time に相当）は，大動脈に関しては約 10 秒と前章での結果と同じであり，膵実質では約 15 秒と，前章における HAP の至適撮像時間と一致することがわかる。したがって，PPP の至適撮像タイミングは，造影剤注入時間に 15 秒を加えた時間が中央値になるように撮像開始時間を設定すればよいことになり，上述した PPP の撮像プロトコールは正しいといえる。具体的には，造影剤注入時間 = 30 秒とすると，45 秒後に膵実質が濃度ピークを迎えるので，造影剤注入後 40 秒から 50 秒まで膵実質を撮像すれば，最適な PPP 画像が得られることになる。

3. MDCT 画像による膵癌の存在・進展度診断

　我々の施設では，通常の横断像に加え，PPP 画像より作成した冠状断および矢状断の MPR 画像を膵癌の存在診断，進達度診断に用いている[4]。以下にその結果について記載する。

a．存在診断

　我々は膵多時相造影 CT 検査として，AP，PPP，HPP，DP の 4 相撮像を行っているが，これらすべての画像（All Ax）に PPP より作成した MPR を追加した場合，膵癌の存在診断能が向上するかどうか ROC 解析により評価した。対象は外科手術が施行され組織診断が得られている通常型膵管癌 29 例で，病期分類は stage 1；3 例，stage 3；5 例，stage 4a；4 例，stage 4b；18 例であった。造影法は以下の通りである：造影剤容量 = 100mL（固定），造影剤濃度 = 350mgI/mL，造影剤注入速度 = 3mL/秒，造影剤注入時間 = 33 秒。各相の撮像開始時間は造影剤注入開始より，AP = 25 秒，PPP = 45 秒，HPP = 70 秒，DP =

300秒。横断像の再構成スライス＝5mm，MPR画像はPPP画像（row；0.5mm，reconstruction；1mm）からスライス厚＝4mmで再構成。

この結果を図Ⅲ-40，表Ⅲ-22Aに示す。それぞれ単独相で診断した場合，PPPおよびHPPが最も高いAz値を示した。APとDPの単独読影での存在診断能は，PPPおよびHPPより有意に劣っていた。4相すべての画像（All Ax）を読影した場合，PPPまたはHPP単独読影時より膵癌の存在診断能は向上したが，MPR画像を読影に付加すると，その診

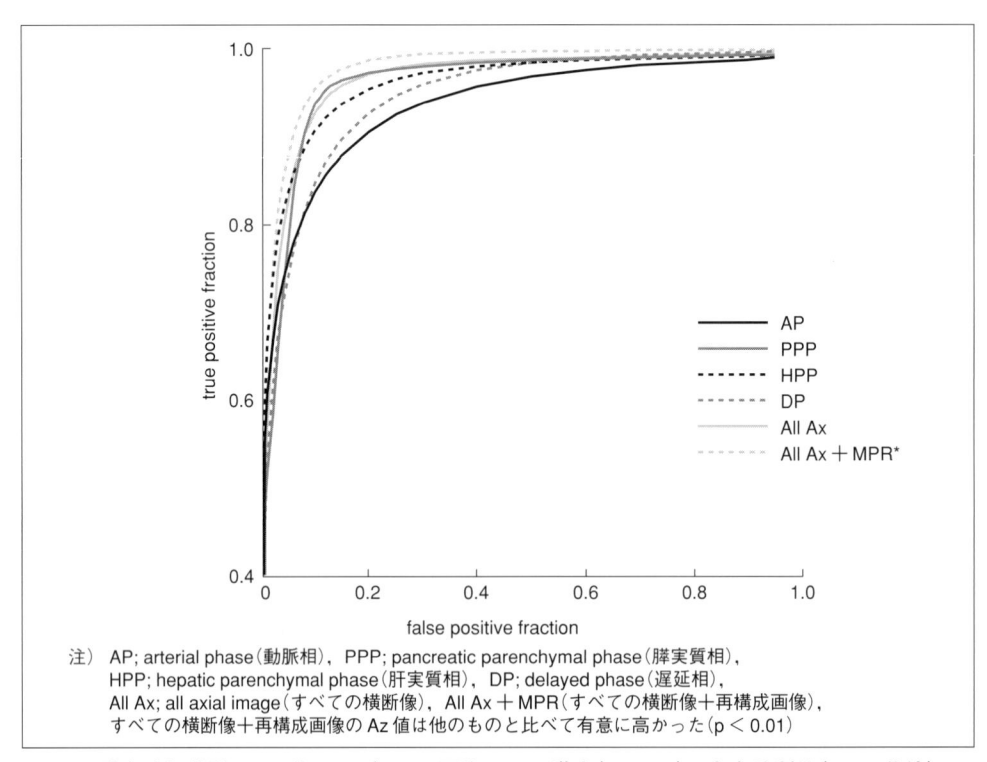

注）AP; arterial phase（動脈相），PPP; pancreatic parenchymal phase（膵実質相），
HPP; hepatic parenchymal phase（肝実質相），DP; delayed phase（遅延相），
All Ax; all axial image（すべての横断像），All Ax＋MPR（すべての横断像＋再構成画像），
すべての横断像＋再構成画像のAz値は他のものと比べて有意に高かった（p＜0.01）

Ⅲ-40 膵多時相造影CT画像およびMPR画像による膵癌（n＝29）の存在診断能（ROC曲線）

表Ⅲ-22 膵多時相造影CT画像およびMPR画像による膵癌（n＝29）の存在診断能（Az値および検出率）

	Az値	検出率
AP	0.94±0.04	55 / 69（80）
PPP	0.96±0.02	77 / 87（89）
HPP	0.96±0.02	77 / 87（89）
DP	0.95±0.03	66 / 87（76）
All Ax	0.97±0.03	78 / 87（90）
All Ax＋MPR	0.98±0.02*	70 / 75（93）**

注）かっこ内はパーセント。AP; arterial phase（動脈相），PPP; pancreatic parenchymal phase（膵実質相），HPP; hepatic parenchymal phase（肝実質相），DP; delayed phase（遅延相），All Ax; all axial image（すべての横断像），All Ax＋MPR（すべての横断像＋再構成画像）。
＊すべての横断像＋再構成画像におけるAz値は他の群よりも有意に高かった（p＜0.0.1）
＊＊すべての横断像＋再構成画像の検出率は動脈相よりも有意に高かった（p＜0.0.1）

表Ⅲ-23 膵癌の膵周囲組織進展における読影結果と手術所見の一致率（カッパー検定）

	膵癌の膵周囲組織進展における各因子						
	S	RP	CH	DU	PV	A	N
AP	0.40*	0.36	0.64	0.39	0.45	0.54	0.53
PPP	0.51	0.39	0.78	0.38	0.66	0.54	0.67
HPP	0.56	0.43	0.67	0.38	0.71	0.48	0.60
DP	0.43	0.26	0.64	0.36	0.54	0.46	0.46
All Ax	0.51	0.46	0.68	0.38	0.74	0.60	0.67
Ax＋MPR	0.66	0.52	0.81	0.48	0.74	0.62	0.76

注）カッパー値：excellent（＞0.75），good（0.4-0.75），poor（＜0.4），
S；serosal invasion（前方浸潤），
RP；retroperitoneal invasion（後方浸潤），CH；choledochal involvement（胆管浸潤），
DU；duodenal involvement（十二指腸浸潤），PV；portal involvement（門脈浸潤），
A；arterial involvement（動脈浸潤），N；lymphnode metastasis（リンパ節転移）

断能は All Ax よりさらに向上した。

b. 進展度診断

4相単独画像，4相すべての画像（All Ax），All Ax に MPR 画像を追加した場合（MPR＋All Ax）について，膵癌取り扱い規約に従い，前方（S）および後方進展（RP），総胆管（CH），十二指腸（DU），動脈（A），門脈（P）への浸潤の有無，リンパ節転移（N）の有無について，読影結果と手術所見との一致率についてカッパー検定を用いて解析した．結果を**表Ⅲ-23**に示す．各相の単独画像での進展度診断能は，各因子で PPP および HPP の診断能が高い傾向にあり，All Ax とほぼ同等であった．動脈浸潤は AP で，門脈浸潤は HPP で高い診断率であった．All Ax に MPR を追加した場合，すべての因子について，All Ax のときより進展度診断能は向上した．特に，横断像のみではその診断が困難な前方進展（S），後方浸潤（RP），リンパ節転移（N）診断において，MPR 画像を加えることによりその診断能は劇的に改善した．

◆文献

1) Lu DSK, et al.: Two-phase helical CT for pancreatic tumors : pancreatic versus hepatic phase enhancement of tumor, and vascular structures. Radiology 1996 ; 199 : 697-701.
2) Tonsok Kim, et al.: Pancreatic CT imaging : effects of different injection rates and dose of contrast material. Radiology 1999 ; 212 : 219-225.
3) 塚本達明，ほか：膵実質の造影効果について．インナービジョン第 18 巻第 6 号：58-60, 2003.
4) 曹 博信，ほか：膵管癌における multidetector-row CT の multiplanar reformation images の有用性．日本医学放射線学会雑誌臨時増刊号 63（2）：S185, 2003.

C. 腎

◆ はじめに ◆

腎病変の診断における CT の有用性は高く，腫瘍性病変のみならず結石，炎症性病変，血管性病変を含め，あらゆる疾患の診断に用いられる。特に single-detector helical CT（SDCT）が登場し，連続したスライスデータを得ることが可能となり，病変の検出能，診断能は向上した。さらに，multi-detector helical CT（MDCT）の登場により空間分解能，時間分解能が飛躍的に向上し，腎，尿路系，血管系おいて等方性（isotropic）に近いボクセルデータにより良好な三次元画像が得られるようになった。良好な三次元構成による CT angiography（3D-CTA），CT urography（CTUG）は，従来の血管造影，排泄性尿路造影をも代用できるようになり，腎腫瘍に関しては MDCT による質的診断，病期診断から術前マッピングにかけて one stop shopping として期待される。本稿では腎領域における MDCT での造影法を中心に述べる。

1. 腎 CT

a. 単純 CT

単純 CT は，主に石灰化，脂肪，出血（腫瘍内出血，腎盂血腫，後腹膜血腫など）の検出に用いる。石灰化を伴う腎疾患には腎結石，常染色体優性多囊胞腎，腎囊胞，腎結核，腎動脈瘤，腎細胞癌などがある。特に腎細胞癌の石灰化（図Ⅲ-41）は約 30％にみられるといわれてきた[1]。しかし，石灰化はサイズが大きい腎細胞癌の壊死部分に認められることが多く，3cm 以下の小腎癌では 3％以下ときわめてまれである[1, 2]。よって，小腎癌が見つけられることが多くなった今日では，その頻度はもっと少ないものと思われる。脂肪成分の検出は腎血管筋脂肪腫の診断に重要で（図Ⅲ-42），MDCT による薄いスライス厚を用いれば，わずかな脂肪も検出可能となる。しかし，腎細胞癌でも，腫瘍内壊死にみられる化骨内の脂肪髄あるいは腫瘍浸潤により取り込まれた腎周囲，腎洞部の脂肪組織によって，まれに脂肪が検出されることがあり注意を要する[3]。

b. 造影 CT

（1）造影剤濃度，投与量，注入速度

我々は，通常，腎，尿管系のルーチン検査ではヨード含量 300mgI/mL の造影剤 100mL を 4mL/秒で 1 段階注入（単相性注入）を行う。高濃度造影剤を使用すると皮質の強い濃染によって多血性腫瘍が隠れてしまう危険性があるため使用を避けている。また，腎腫瘍術前の血管系評価，腎血管性高血圧の診断，腎移植前のドナーの評価には，5mL/秒の急速

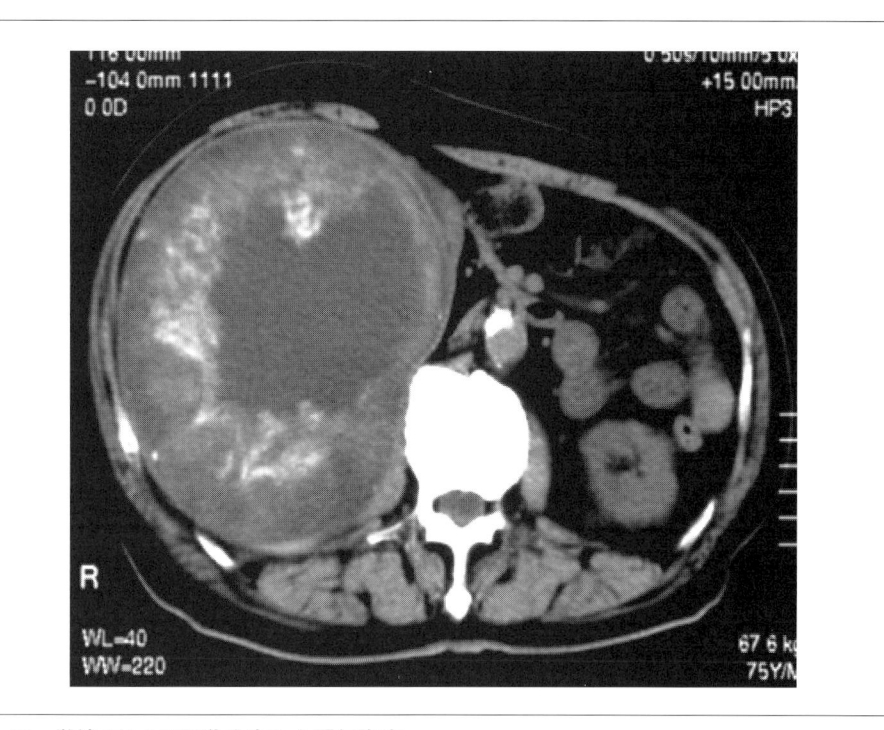

図Ⅲ-41　単純CT：石灰化を有した腎細胞癌
右腎に径15cm大の腫瘤を認め，腫瘍内壊死の周囲に斑状ないし点状の石灰化を伴っている。

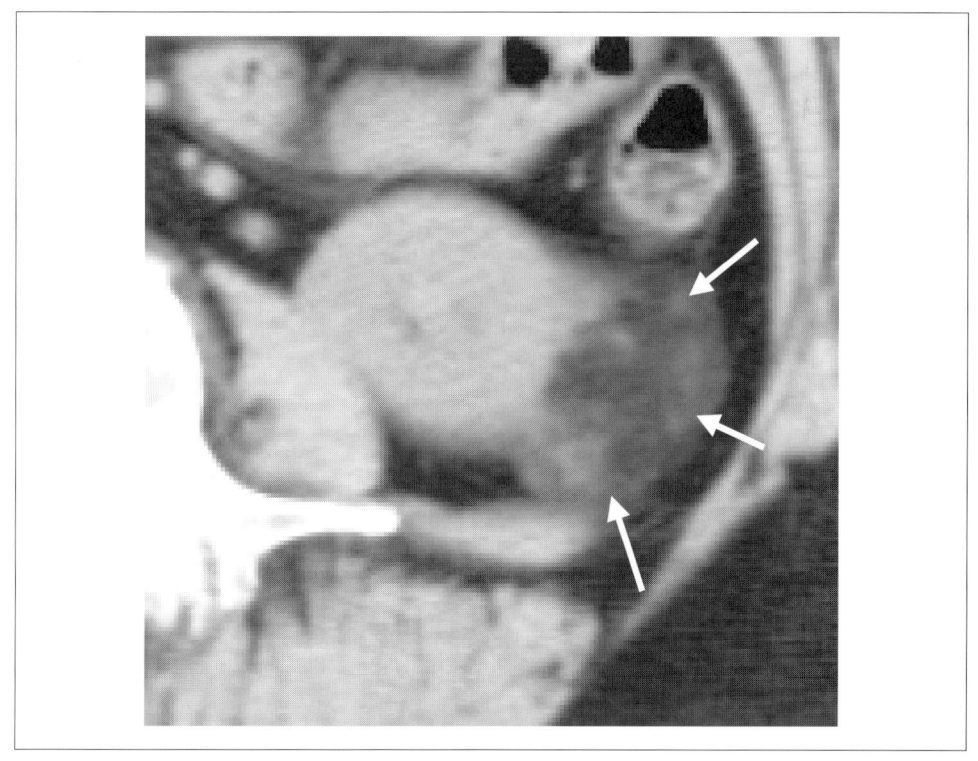

図Ⅲ-42　単純CT：腎血管筋脂肪腫
左腎に脂肪成分を伴った腫瘤（矢印）を認める。

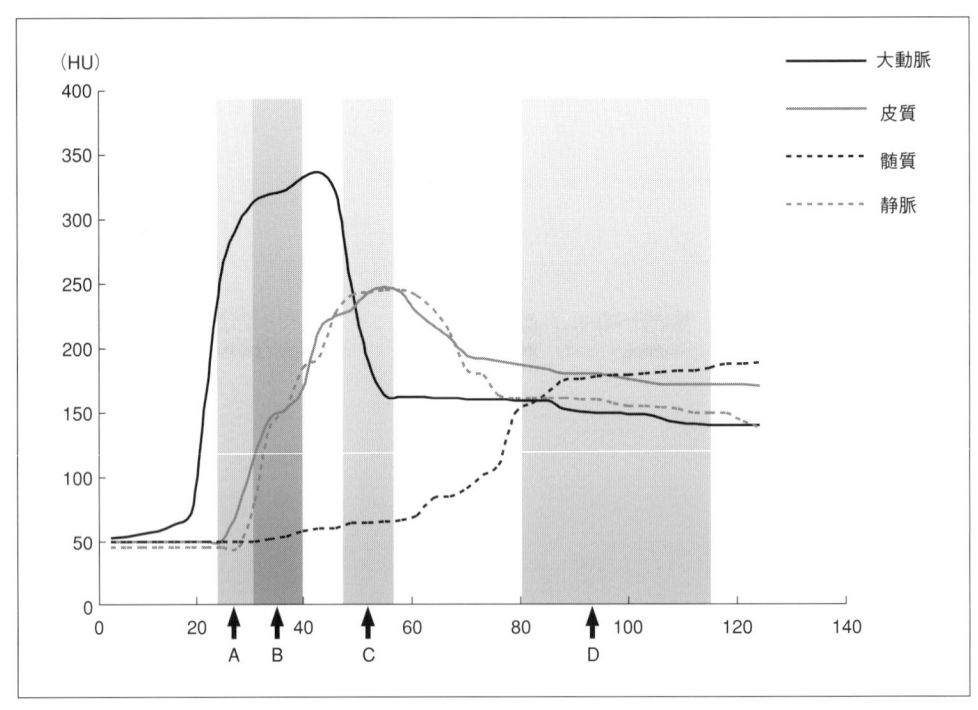

図Ⅲ-43　造影CTにおける腎門部でのtime-density curve
ヨード含量300mgI/mL造影剤100mLを4mL/秒で単相性注入，A：動脈相，B：早期皮髄相，C：皮髄相，D：実質相。

注入を採用することがある。

(2) 撮影タイミングとその目的

　腎造影CTには動脈相，皮髄相，実質相，排泄相の4相，あるいは早期皮髄相，実質相，排泄相の3相があり（図Ⅲ-43，44，表Ⅲ-24），疾患により適宜その時相が選択される。

(a) 動脈相

　腎動脈が最も造影される時相で，腎上極から下極にかけて撮影し，撮影タイミングは，通常造影剤注入約20〜25秒後である。しかし，造影剤の大動脈到達時間は個々の症例の循環動態に左右されるため，テスト造影法（テストインジェクション法）あるいはボーラストラッキング（bolus tracking）法が用いられる（詳細は別項を参照）。我々は，後者を用い，腹腔動脈分岐部レベルの腹部大動脈に関心領域（region of interest；ROI）を置き，造影前よりCT値が30〜50HU（トリガー値）上昇した時にスキャンを開始するように設定している。通常は，トリガー値を50HUに設定し，感知して撮影開始するまでのディレイタイムを5秒に設定している。しかし，腎動脈狭窄症のように腎内動脈分枝まで評価したい場合には，腎皮質，腎静脈が強く濃染する前に評価する必要があるので，CT値の設定を30HUに下げ，早めにスキャンを開始している。この時相は，腎動脈の本数，分岐形態（図Ⅲ-45），早期濃染する腫瘍と栄養血管の位置関係（図Ⅲ-46），腎血管性病変（図Ⅲ-47）などを描出する目的に用いられる。腎動脈がまれに総腸骨動脈から分岐することがあり，

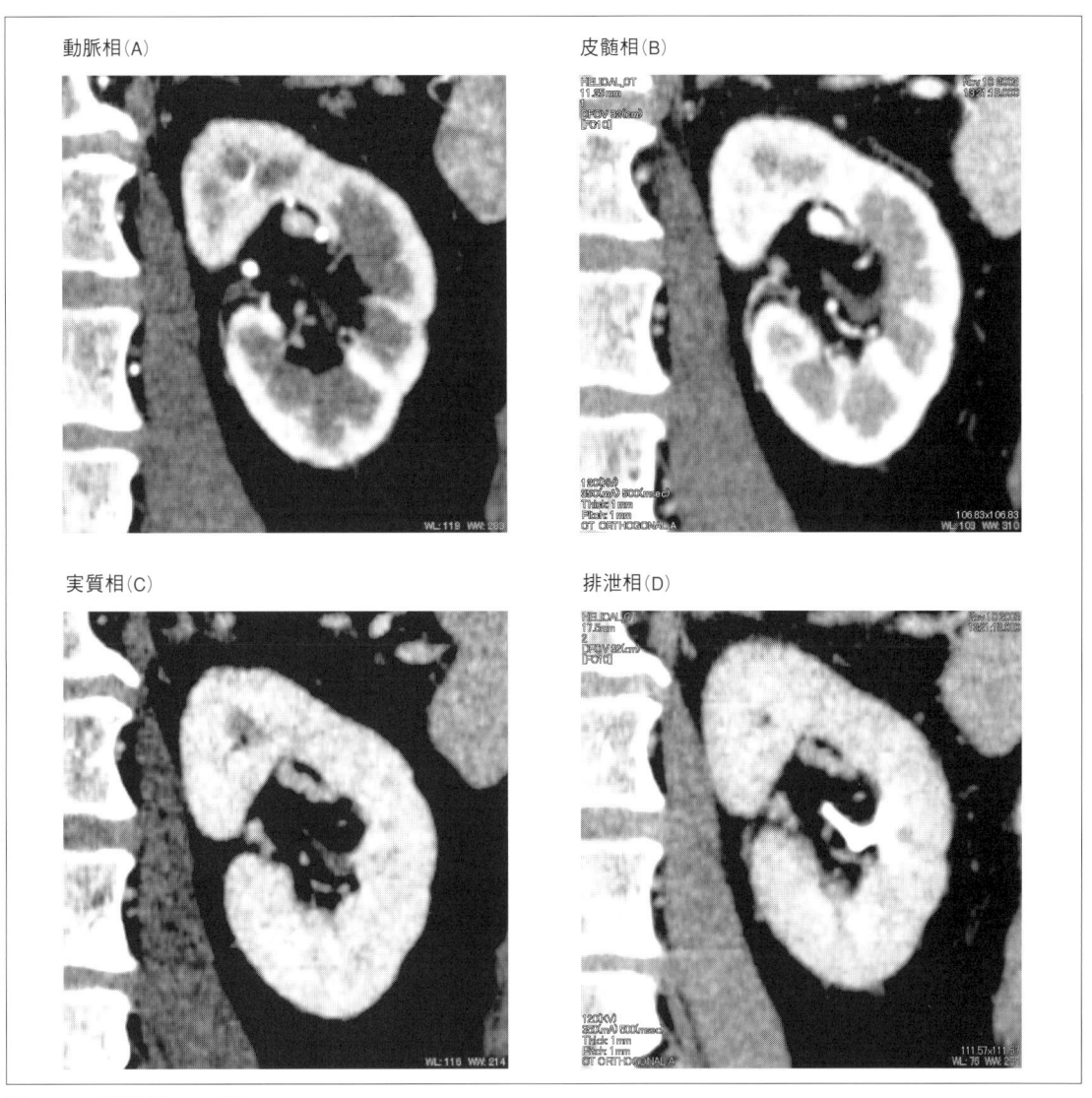

図Ⅲ-44 腎造影CT4相
A：動脈相，B：皮髄相，C：実質相，D：排泄相。

表Ⅲ-24 腎造影CTにおける各時相の撮影タイミングと目的

時相	造影後撮影タイミング	目的
(A)動脈相	20〜25秒後	腎動脈本数，分岐形態の評価，腫瘍支配血管の同定，腎血管性病変の診断
(B)早期皮髄相	30〜35秒後	動脈相と皮髄相の目的を兼ねる
(C)皮髄相	40〜60秒後	多血性腫瘍の検出，腫瘍のvascularityの評価，腎静脈腫瘍栓，血栓の評価
(D)実質相	80〜120秒後	皮髄境界病変，髄質病変の検出，下大静脈腫瘍栓，血栓の評価
(E)排泄相	4分後	腎盂病変

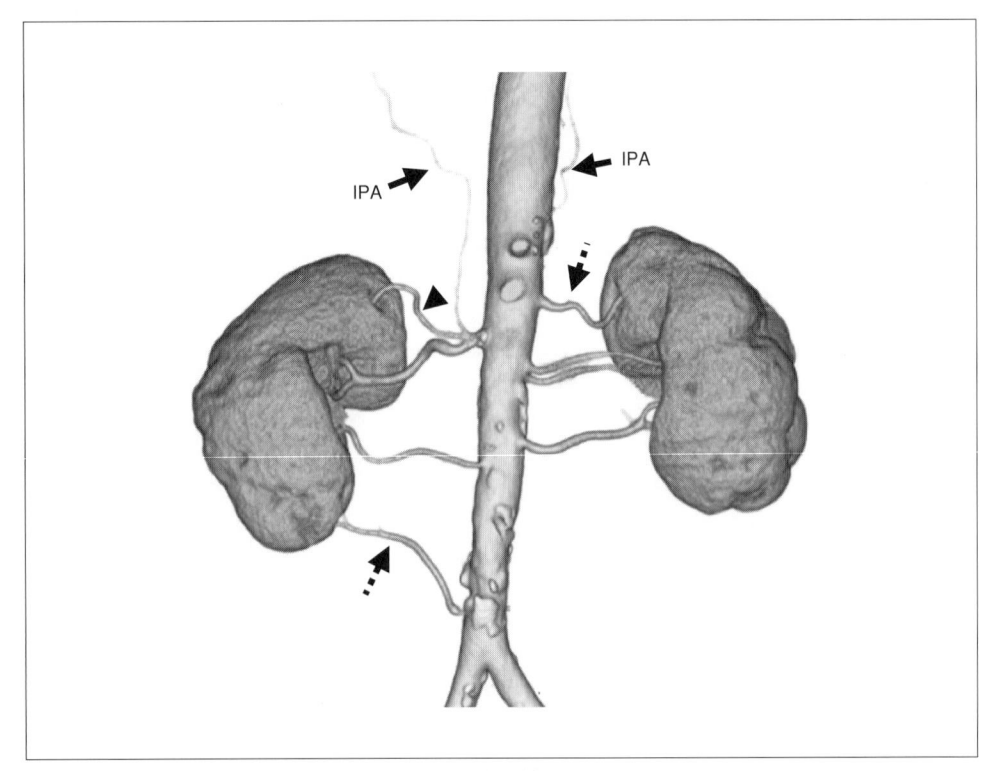

図Ⅲ-45　動脈相 3D-CTA：腎動脈の本数，分岐形態
右腎動脈は 3 本で，最も頭側から分岐している腎動脈の起始部から上極へ向かう枝（矢頭），下横隔動脈（inferior phremic artery；IPA；矢印）を認める。最も尾側の副動脈（点線矢印）は大動脈分岐部近傍より分岐している。また左腎動脈に上極を支配している副動脈（点線矢印）がみられる。

その場合，通常の腎下極までの撮影範囲では分岐部が撮影外にあることがあり注意を要する。

(b) 早期皮髄相

　動脈相と皮髄相を兼ねた時相で，腎上極から下極にかけて撮影し，撮影タイミングは，動脈相を少し遅らした造影剤注入約 30〜35 秒後である。早期皮髄相のタイミングについて，陣崎ら[4]はボーラストラッキング法のディレイタイムを 10〜15 秒に遅らせた時点で，高橋ら[5]はテスト造影法による決定時間に 5 秒追加した時点で撮像するように設定している。このタイミングでは，腎動脈と腎静脈の両方を表示することが可能で，従来行われていた造影 4 相を 3 相に減らすことができ，被曝の軽減にもつながると考えられている。

(c) 皮髄相

　皮質は濃染されているが髄質にはまだ造影剤が達していないタイミングで，皮質と髄質のコントラストが最も明瞭である。通常腎上極から下極にかけて撮影され，撮影タイミングは，通常造影剤注入約 40〜60 秒後である。この時相は，多血性腫瘍の検出，腫瘍の vascularity の評価を目的とするが，皮髄境界の病変（図Ⅲ-48）は見落とされる危険性があり，注意が必要である。また，皮髄相は腎静脈が最も濃染し，腎静脈腫瘍栓，血栓の評価に適している。しかし，このタイミングでは腎静脈合流部より中枢側の下大静脈では，造

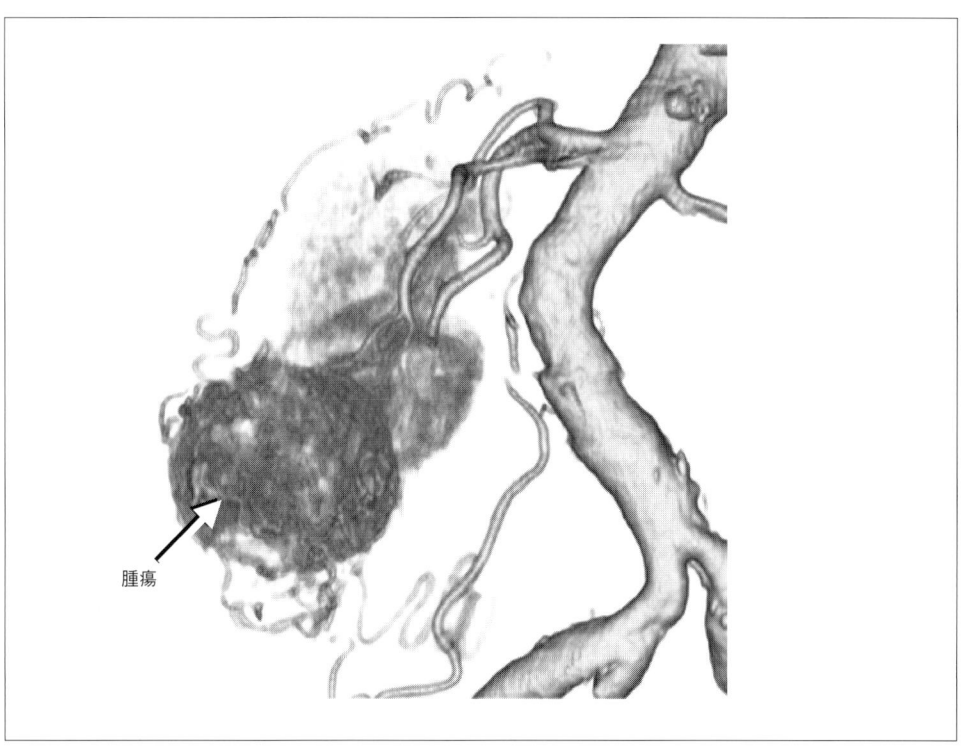

図Ⅲ-46 動脈相 3D-CTA：腎細胞癌
右腎下極に外方性に突出する多血性腫瘤（矢印）を認め，腎動脈腹側枝，背側枝とも腫瘍を栄養している。また腎周囲腔の血管の増生を認め，被膜外進展が疑われる。

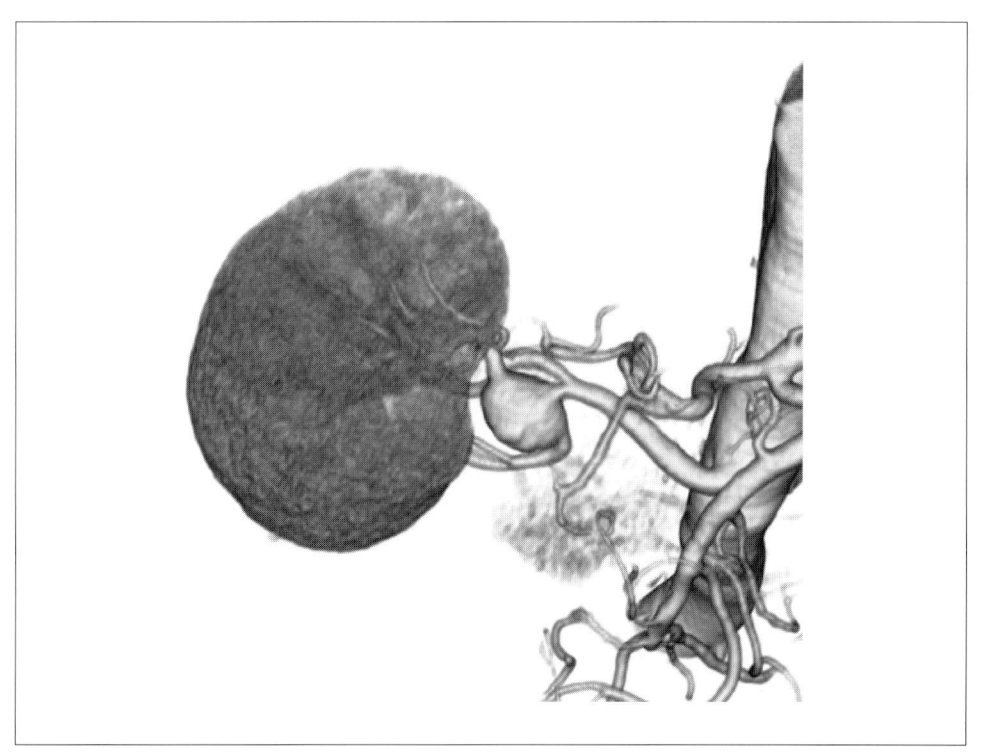

図Ⅲ-47 動脈相 3D-CTA：腎動脈瘤
右腎動脈腹側枝に動脈瘤を認める。

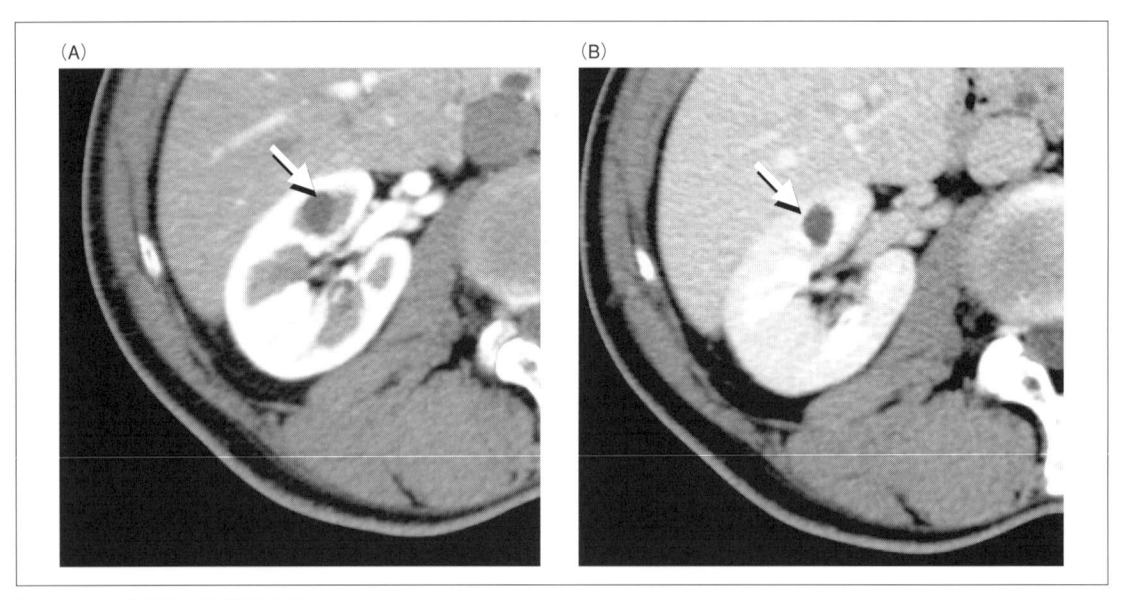

図Ⅲ-48 腎囊胞皮髄境界病変
皮髄境界の囊胞は、皮髄相(A)では髄質の低吸収域にマスクされ見落とされる危険性があるが、実質相(B)では明瞭に描出されている。

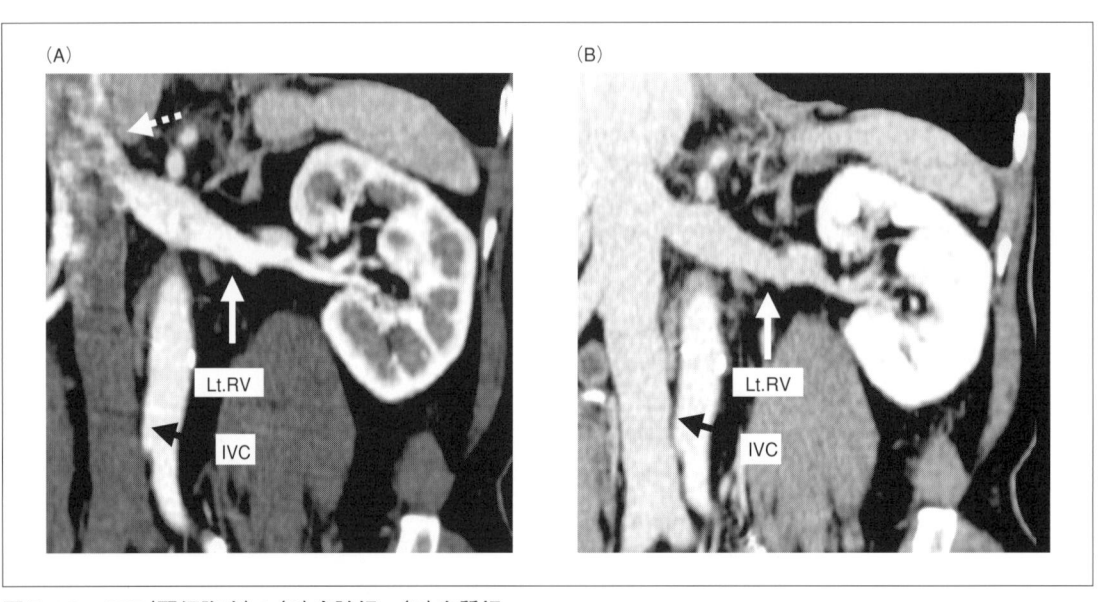

図Ⅲ-49 CPR(腎細胞癌)：(A)皮髄相,(B)実質相
皮髄相(A)では腎静脈(RV)が最も強く濃染するが、腎静脈合流部より中枢側の下大静脈(IVC)では造影剤の到達していない末梢側の下大静脈の血流と腎静脈からの造影剤が混和し、まだらな濃度になる(点線矢印)。一方、実質相(B)では腎静脈、下大静脈とも均等に濃染している。

影剤の到達していない末梢側の下大静脈の血流と腎静脈からの造影剤が混和し，まだらな濃度になる（図Ⅲ-49）。よって，下大静脈腫瘍栓，血栓の評価はむしろ実質相が適している（図Ⅲ-50）。MDCTの登場により動脈相，皮髄相の各相が10秒程度に時間短縮され，1回の呼吸停止下で2相を撮影することが可能になった（1回呼吸停止下2相撮影法：single-breath hold dual arterial phase imaging）[6]。我々は，16列検出器MDCTを用いて動脈相，皮髄相（各々約8秒）間を15秒あけて，31秒間の1回呼吸停止下で，両時相を撮影した（1回呼吸停止下2相撮影変法：arranged single-breath hold dual arterial phase imaging）（図Ⅲ-51A）。これにより得られた動脈相の動脈造影像（arteriography）と皮髄相の静脈造影像（venography）は呼吸停止のずれもなく，その統合画像は，腹腔鏡下腎摘出術における術前シミュレーション，術中ナビゲーションとして期待される（図Ⅲ-51B）。

(d) 実質相

皮質と髄質がほぼ均一に濃染する時相である。通常肝上縁から腎下極にかけて撮影され，撮影タイミングは，通常造影剤注入約80〜120秒後である。この時相は，小病変，皮髄境界病変（図Ⅲ-48），髄質病変の検出，下大静脈腫瘍栓，血栓の評価（図Ⅲ-49, 50）を目的とする。

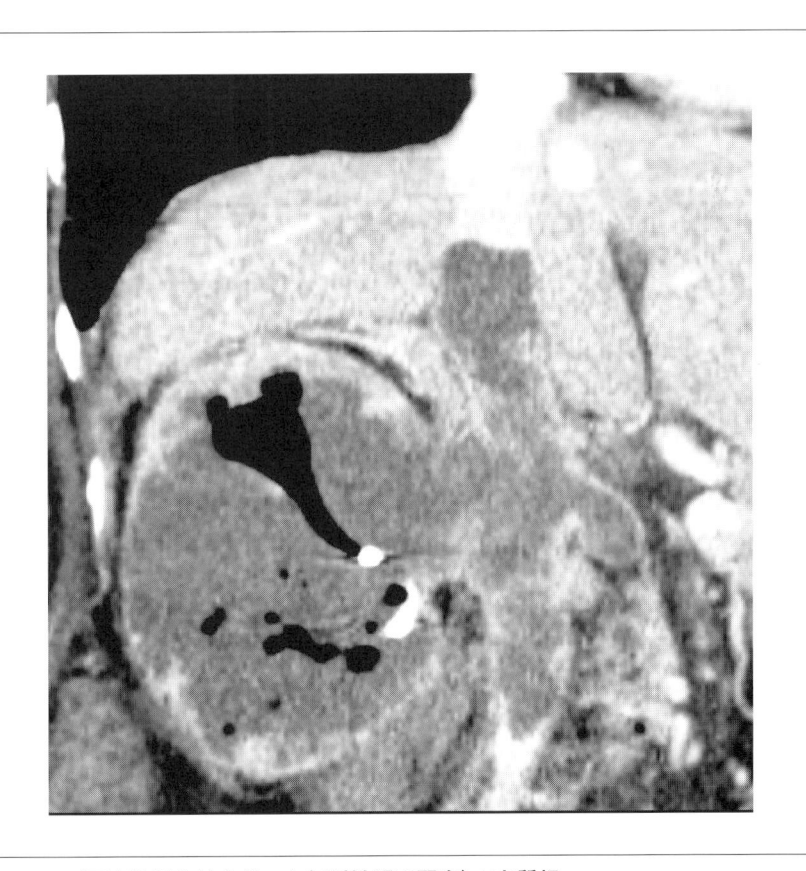

図Ⅲ-50　MPR（下大静脈血栓を伴った気腫性腎盂腎炎）：実質相
実質相にて左右腎静脈，下大静脈の血栓を明瞭に描出する。

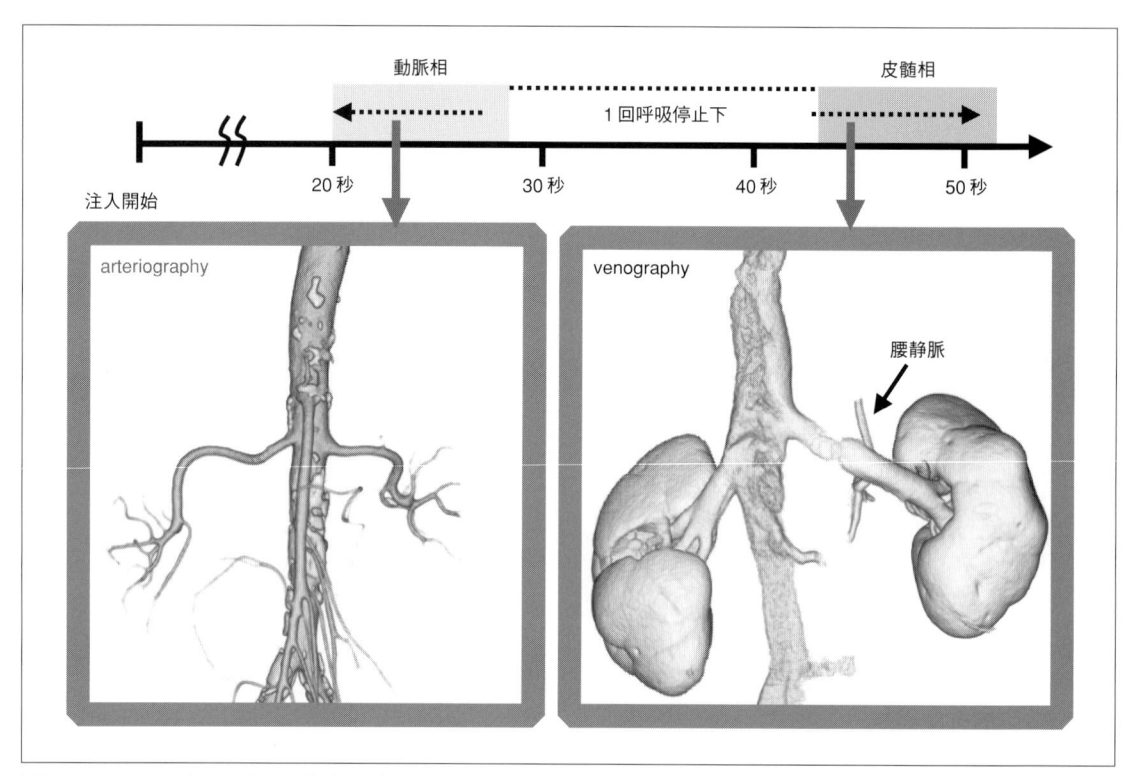

図Ⅲ-51A　1回呼吸停止下2相撮影変法
1回の呼吸停止下(約31秒間)に動脈相，皮髄相(各々約8秒)を撮影し，各々の相で3D-CTAを作成する。

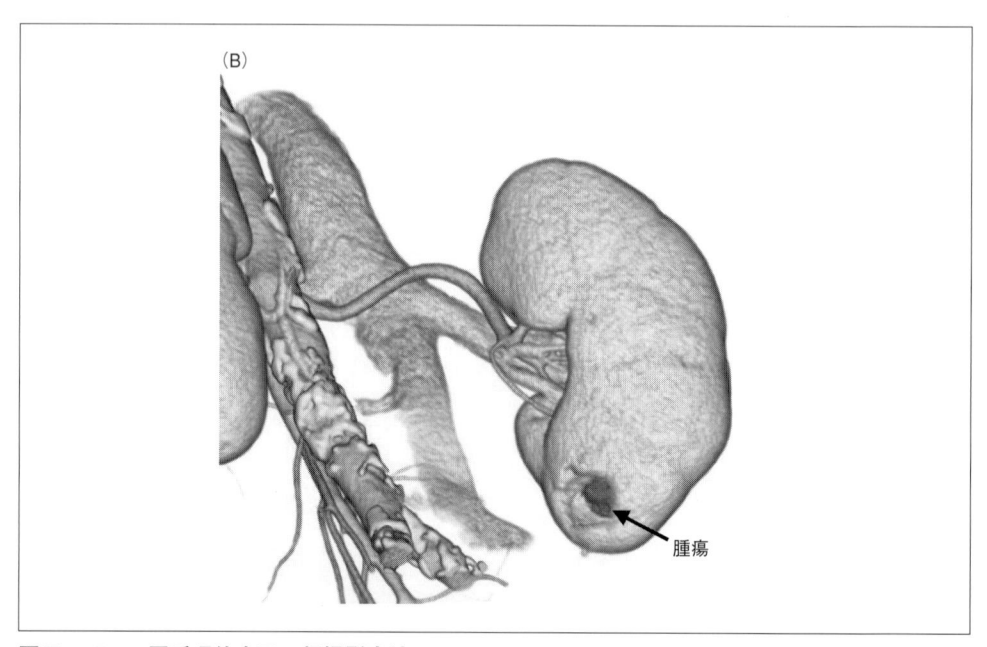

図Ⅲ-51B　1回呼吸停止下2相撮影変法
動静脈を統合した画像は，時相間で呼吸停止のずれのない3D-CTAで，さらに任意の方向で観察可能で，腹腔鏡下腎摘出術の術前シミュレーション，術中ナビゲーションに活用できる。

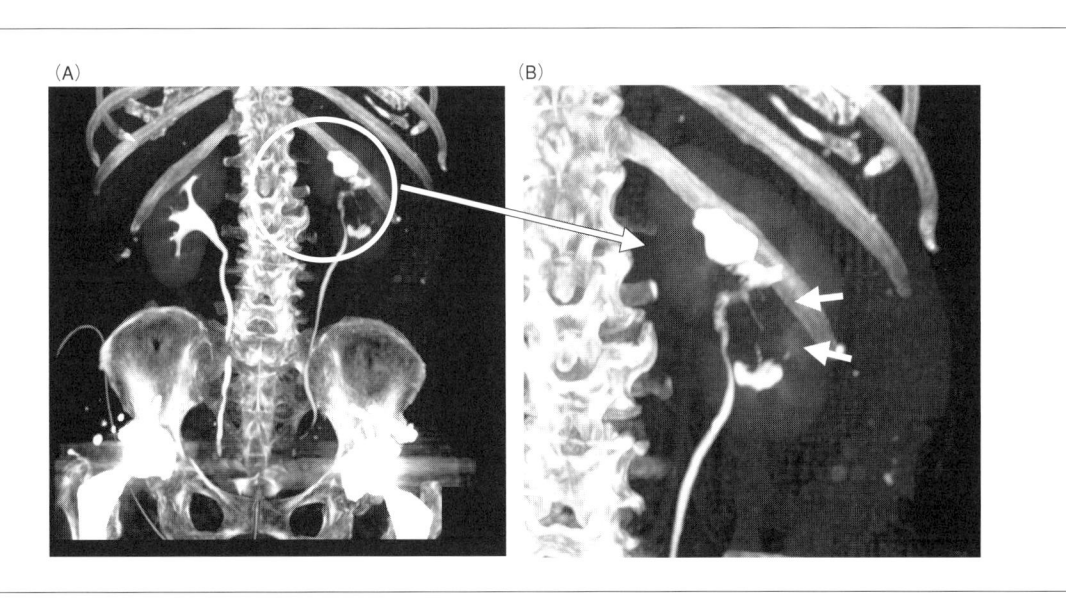

図III-52 CTUG：腎盂癌（乳頭状増殖型）
A：排泄相，B：Aの拡大図。
左下腎杯に陰影欠損（矢印）と上腎杯の拡張を認める。

(e) 排泄相

腎盂腎杯への造影剤排泄が認められる時相である。通常腎上極から恥骨結合レベルにかけて撮影され，撮影タイミングは，通常造影剤注入約4分後である。この時相は，腎盂病変の検出を目的とし，特にCTUGが有用である（**図III-52**）。

(3) 撮影パラメータ（表III-25）

4列検出器MDCTを使用する場合は，造影動脈相，皮髄相では腎上縁から下極までを，実質相では肝上縁から腎下極までをコリメーション2mm，ヘリカルピッチ5，再構成間隔1mmで撮影し，排泄相では腎上極から恥骨結合までをコリメーション2mm，ヘリカルピッチ5.5，再構成間隔1mmで撮影する。16列検出器MDCTを使用する場合は，撮影範囲は上記と同様で，4相ともコリメーション1mm，ヘリカルピッチ15，再構成間隔1mmで撮像する。

(4) 画像表示法

MPR（multi-planar reconstruction）法，CPR（curved-planar reconstruction），MIP（maximum intensity projection）法，VR（volume rendering）法が用いられる。腫瘍の進展度の多断面評価にはMPR法，CPR法が用いられ，CTA，CTUGにはMIP法，VR法が用いられる。動脈壁の不整や狭窄や腎内の細い動脈の評価にはMIPのほうが適している。

表Ⅲ-25 撮影パラメーター

		腎CT（4列検出器MDCT）	腎CT（16列検出器MDCT）
X線条件	管電圧	120kV	
	管電流	300mA	Real EC（SD8.0）
	コリメーション	2mm	1mm
ヘリカルピッチ		5（ビーム・ピッチ1.25）	15（ビーム・ピッチ0.938）
スキャン時間		0.5秒/回転	
スキャン範囲		動脈相，皮髄相：腎，実質相：肝上縁から腎下極，排泄相：肝上縁から恥骨結合	
画像再構成間隔		1mm	
造影方法	造影剤濃度	300mgI/mL	
	使用量	100mL	
	注入速度	4〜5mL/秒	
	スキャン開始時間	動脈相：Real Prep（約20〜25秒） 皮髄相：40秒後 （動脈相と皮髄相は1回の息止め） 実質相：80秒後 排泄相：240秒後	動脈相：Real Prep（約20〜25秒） 皮髄相：40秒後 （動脈相と皮髄相は1回の息止め） 実質相：80秒後 排泄相：240秒後

2. 代表的な腎腫瘍の診断

a. 腎嚢胞

　腎嚢胞は，通常造影CTにて濃染をしないことより診断される。しかし，実際に腎嚢胞に関心領域を設定して計測すると造影後にCT値の上昇をみることがあり，pseudo-enhancementと呼ばれる（図Ⅲ-53）。この原因として部分容積（partial volume）効果と線質硬化（beam hardening）効果などがあげられる。特にbeam hardening効果は関心領域がCT値の高い組織に囲まれた場合，実際のCT値より高く測定されるアーチファクトで，腎造影CTでは腎実質が最も濃染する実質相でよくみられる。partial volume効果はMDCTによる空間分解能の向上によって改善されるが，beam hardening効果はMDCTで強く出る傾向にあり[7,8]，注意が必要である。

b. 腎細胞癌

　腎細胞癌で最も頻度の多い組織型である淡明細胞癌は，通常皮髄相にて強く不均一に濃染する（図Ⅲ-54）。しかし，まれな組織型である乳頭状腎細胞癌（図Ⅲ-55）や嫌色素細胞性腎癌（図Ⅲ-56）は造影効果が乏しく，乳頭状腎細胞癌は漸増的に濃染するパターンが多く，濃染パターンが組織型の診断に寄与すると報告されている（図Ⅲ-57）[9]。また腎細胞癌の病期診断では，静脈腫瘍栓（T3），筋膜外浸潤（T4）の評価が重要となる。静脈腫瘍栓

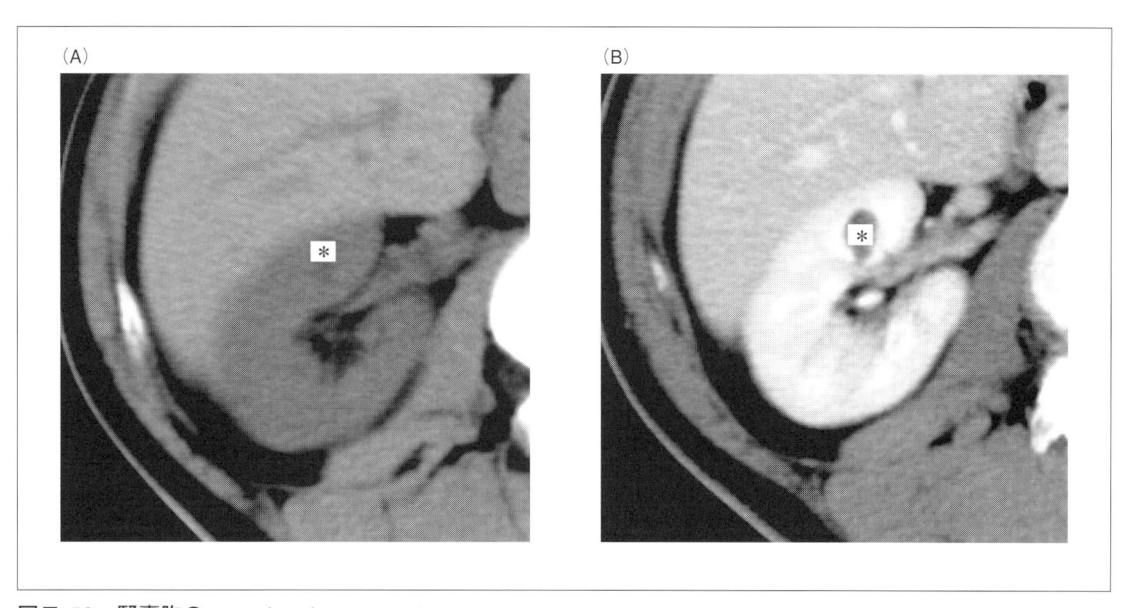

図Ⅲ-53　腎囊胞の pseudoenhancement
A：単純 CT, CT 値 11HU。B：造影 CT の実質相, CT 値 38HU。腎囊胞の CT 値の上昇を認める。

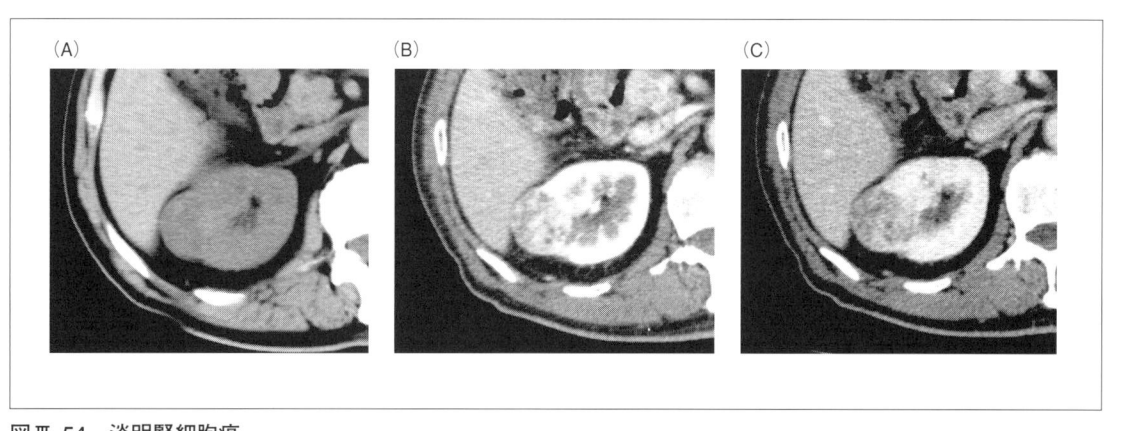

図Ⅲ-54　淡明腎細胞癌
右腎腫瘍は，単純（A）にて低吸収を呈し，皮髄相（B）にて不均一に強く早期濃染し，実質相（C）にても不均一な濃染を示す。

は，前述の通り腎皮髄相で，下大静脈腫瘍栓は実質相で評価する。筋膜外浸潤（T4）では，Gerota 筋膜を越えて肝・脾・膵，大腸，腸腰筋など周囲臓器への浸潤の評価が重要となる。MDCT による多断面評価は，横断面のみでは臓器浸潤の評価が困難な症例についても浸潤か，圧迫のみかの診断に役立つ（図Ⅲ-58）。

　近年，腎細胞癌の手術に対し，術後の腎機能温存を考え，腎温存術（nephron sparing surgery）が行われるようになってきた。その適応として，一般的に①径 4cm 以下，②辺縁に存在する，③腎被膜より突出している，④腎の主要血管と離れている，⑤腎静脈や腎

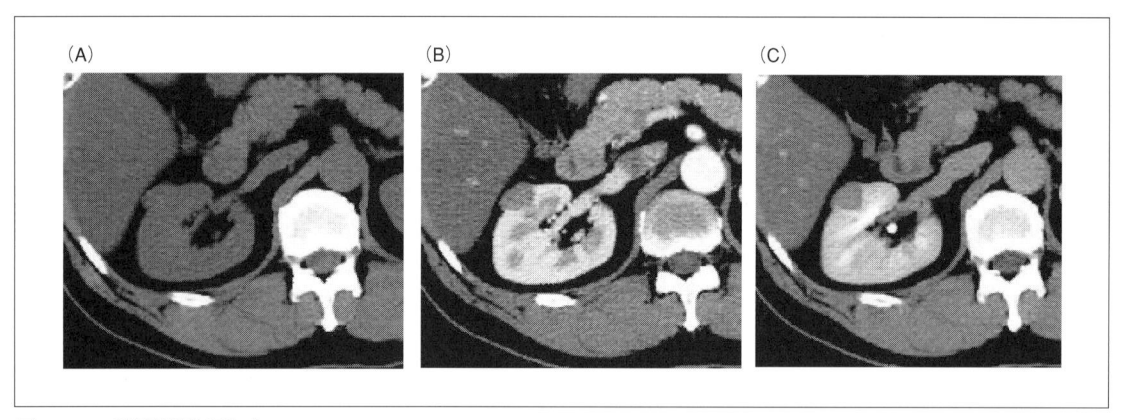

図Ⅲ-55 乳頭状腎細胞癌
右腎腫瘤は，単純(A)にて等吸収を呈し，皮髄相(B)，実質相(C)にて均一で造影効果が乏しい(大阪大学大学院医学系研究科診療画像情報学講座鳴海善文先生のご厚意による)。

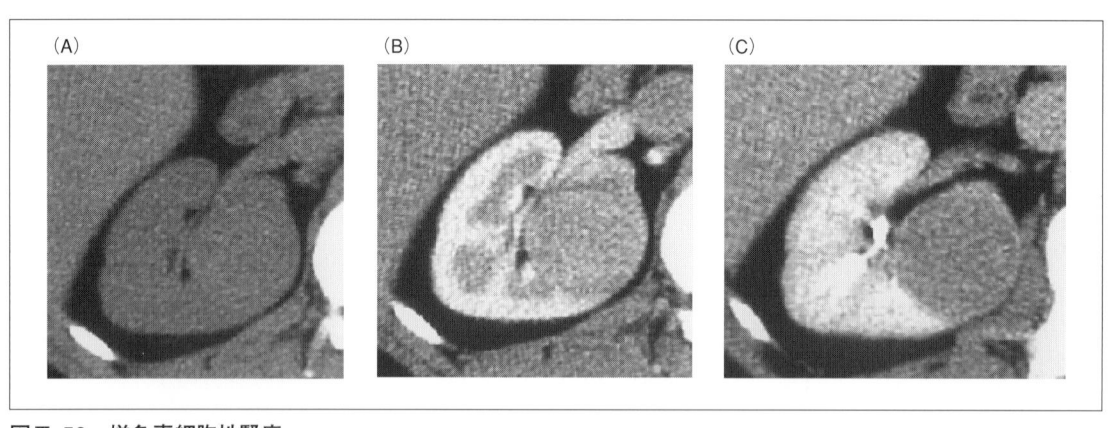

図Ⅲ-56 嫌色素細胞性腎癌
右腎腫瘤は，単純(A)にて等吸収を呈し，皮髄相(B)，実質相(C)にて均一に軽度濃染している(慶應義塾大学医学部放射線診療科陣崎雅弘先生のご厚意による)。

門部に進展していないことがあげられている。ここで重要となる腫瘍と血管の関係は前述の通り，動脈と腫瘍については動脈相でのCTAを活用し，静脈と腫瘍については皮髄相のCTAが活用される。さらに術後の尿溢流を防ぐため腫瘍と腎盂・腎杯との位置関係を把握することも重要であり，その場合は排泄相のCTUGが活用され，VR法(図Ⅲ-59A，B，C)，MIP法で観察し，MPRで距離を測定する(図Ⅲ-60)ことによって適切な切除断端(surgical margin)を選択することができる。また，腹腔鏡下腎摘出術がT1，T2症例に対し低侵襲的手術として施行されている。腹腔鏡下手術は，内視鏡による操作のため全体像をとらえることが困難で，術中に誤って血管損傷を引き起こす危険性がある。よって，3D-CTAが活用され，特に前述した動静脈の統合画像は，腹腔鏡下腎摘出術における術前シミュレーション，術中ナビゲーションとして期待される(図Ⅲ-51B)。

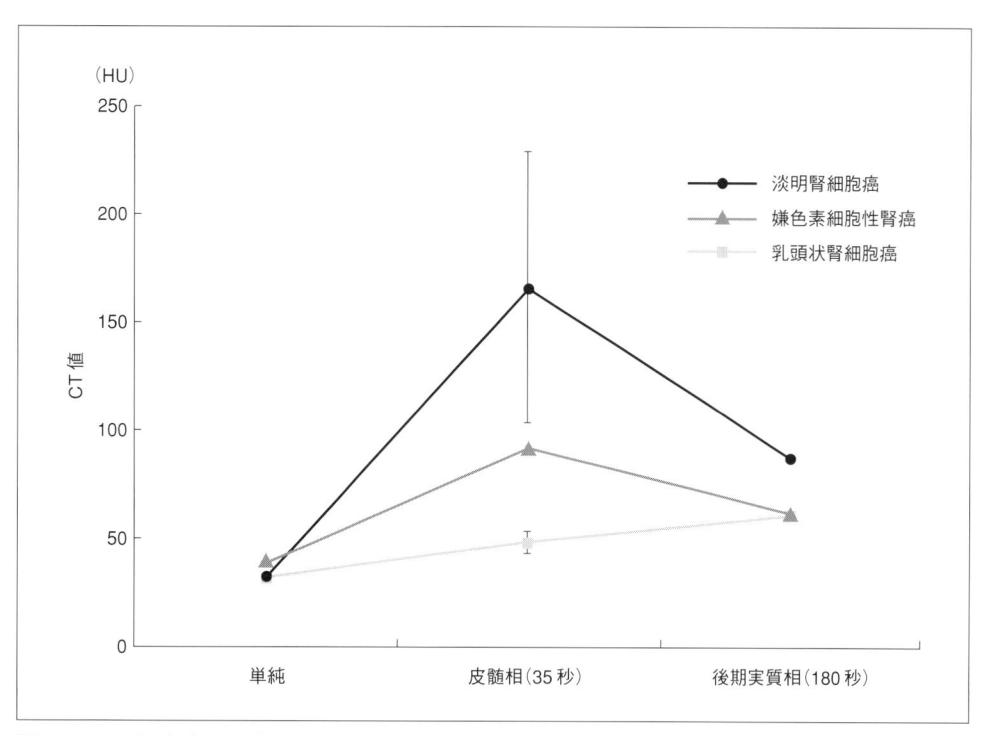

図Ⅲ-57　腎細胞癌の組織別でのtime-density curve
(文献9より引用)

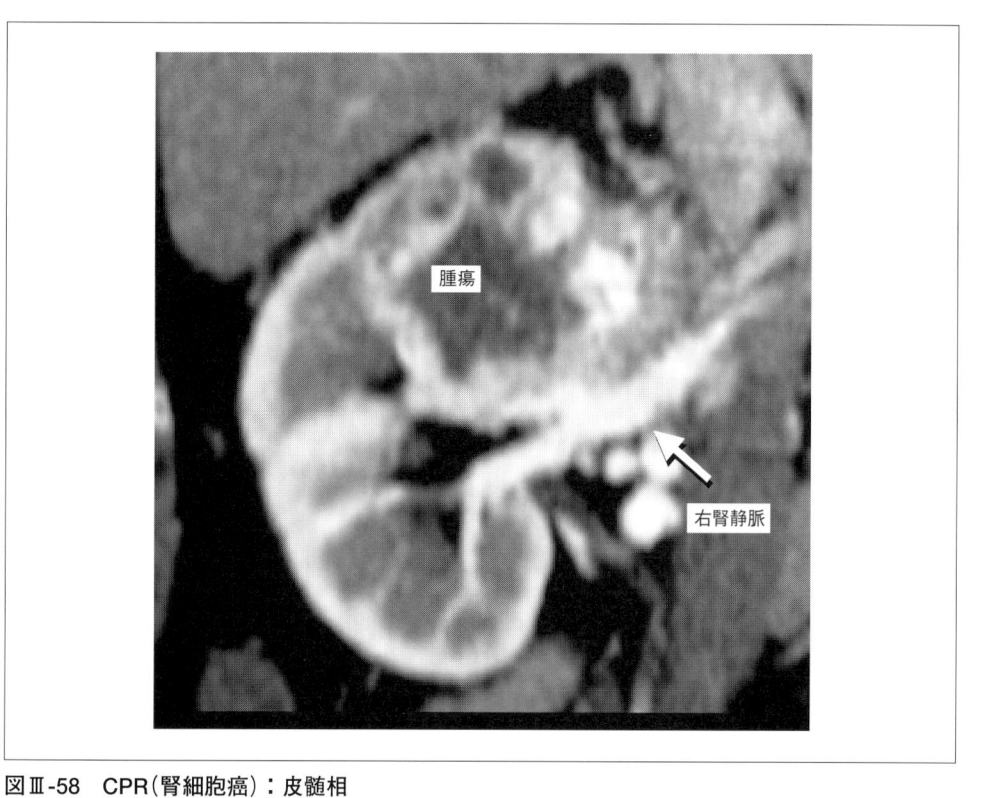

図Ⅲ-58　CPR(腎細胞癌):皮髄相
右腎静脈に沿ったCPRを作成することによって右腎静脈は腫瘍による浸潤はなく，圧排のみと診断できる。

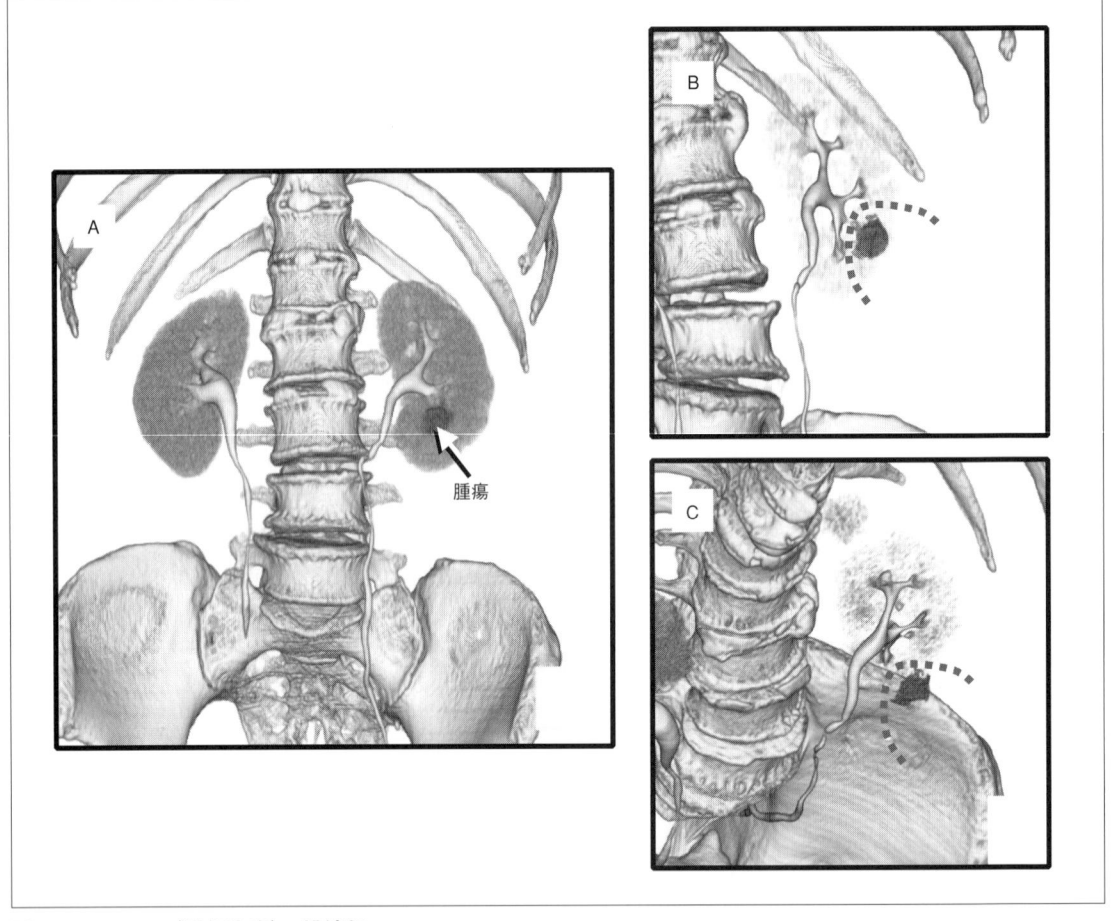

図Ⅲ-59　CTUG（腎細胞癌）：排泄相
腫瘍と腎盂・腎杯との位置関係を任意断面で観察することが可能で，腎温存術における適切な切除断端（点線）を選択することができる。

c. 腎血管筋脂肪腫

　腎血管筋脂肪腫の診断において，わずかな脂肪成分の検出が重要な手がかりとなるため，空間分解能の向上したMDCTによる評価はその診断能を向上させる（図Ⅲ-61）。また腫瘍内の血管は正常な弾性板が欠如しているため微小動脈瘤（microaneurysm）を形成しやすく，さらに腫瘍内出血，後腹膜血腫（図Ⅲ-62A）をきたしやすくなる。そこで動脈相の3D-CTAは微小動脈瘤の同定（図Ⅲ-62B，63）に有用で，経過観察あるいは塞栓術後の評価にも用いる。脂肪成分の乏しい血管筋脂肪腫については造影CTにて早期濃染し，腎細胞癌（淡明細胞癌）との鑑別が問題となる。鑑別点として，腎血管筋脂肪腫は単純CTで腎実質より高吸収を呈し，造影にて均一に濃染する傾向があり，内部壊死，変性に乏しい（図Ⅲ-64）[10]。

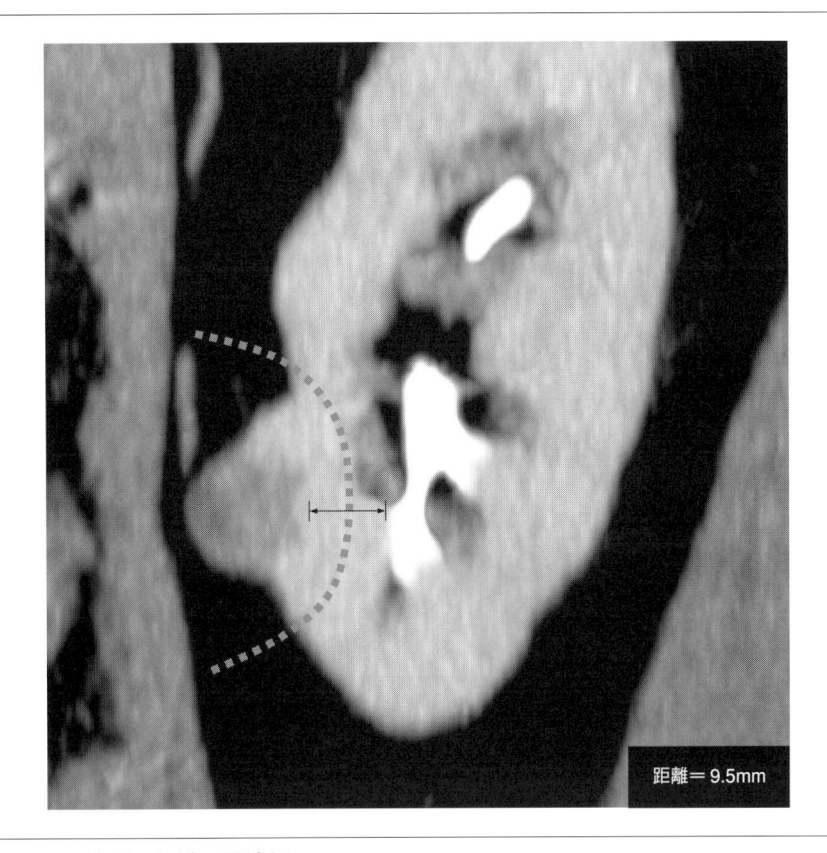

図Ⅲ-60　MPR(腎細胞癌):排泄相
腫瘍と腎盂・腎杯との正確な距離(9.54mm)を測定することができる。(点線:切除断端)

d. オンコサイトーマ

　オンコサイトーマは良性腺腫で，腫瘍内の車軸様血管，中心瘢痕(central scar)を特徴とする。車軸様血管については動脈相，皮髄相で中心部から辺縁に伸びる支配血管が同定されることがあり，また比較的サイズの大きいものでは中心瘢痕が見られ，診断の一助となり得る(図Ⅲ-65)。しかし，サイズの小さいオンコサイトーマはその特徴が乏しく，しばしば腎細胞癌と鑑別困難で(図Ⅲ-66)，また比較的濃染するものから染まりの弱いものまでさまざまで術前診断が難しい[9]。

e. 腎盂腫瘍

　病理学的には約90％が移行上皮癌，10％が扁平上皮癌である。移行上皮癌の発育形態として乳頭状に増殖するもの(図Ⅲ-52)と浸潤性に増殖する(図Ⅲ-67)ものに分類される。前者は悪性度が低く，後者は悪性度が高い傾向にある。乳頭状に増殖するタイプは造影排泄相で腎盂腎杯内の陰影欠損として描出される。一方，浸潤性に増殖するタイプは腎盂腎

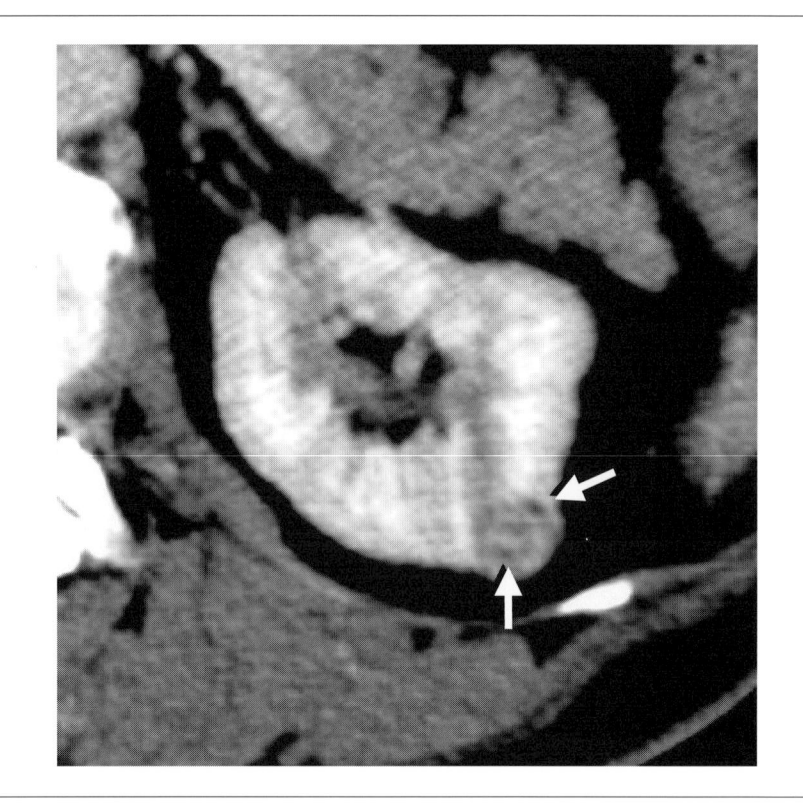

210　Ⅲ．CT造影理論のすべて―臨床編―

図Ⅲ-61　腎血管筋脂肪腫：実質相
MDCTによる空間分解能の高い画像によってわずかな脂肪（矢印）を検出することができる。

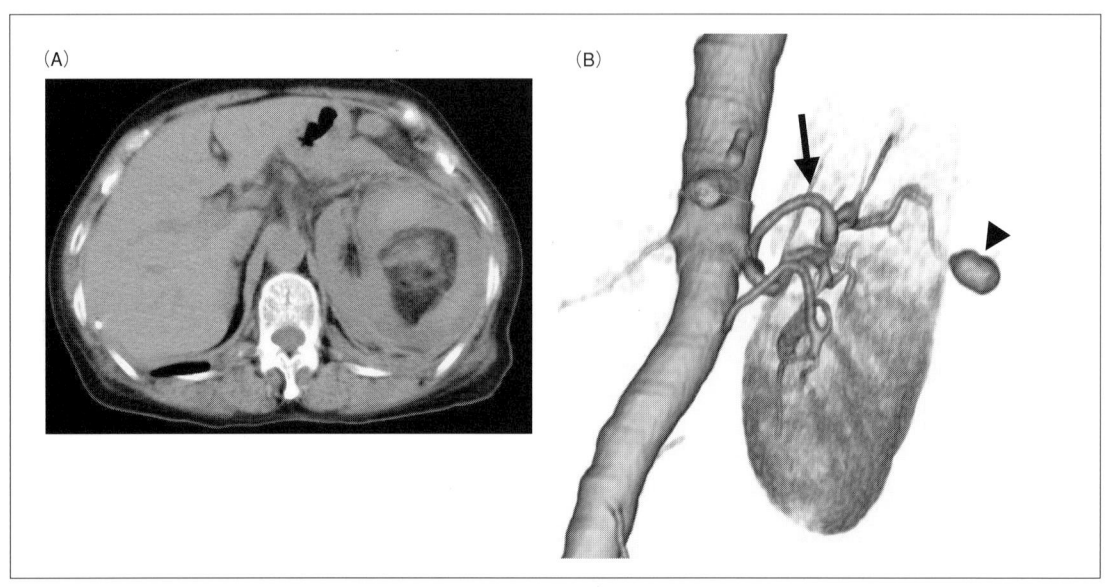

図Ⅲ-62　後腹膜血腫を伴った腎血管筋脂肪腫
A：単純CT。左腎周囲腔に脂肪性腫瘤を取り囲むように高吸収を呈した血腫を認める。
B：動脈相3D-CTA。3本の左腎動脈を描出し、最も頭側の腎動脈（矢印）は屈曲・蛇行し、腫瘍を支配し、その末梢に動脈瘤（矢頭）を認める。

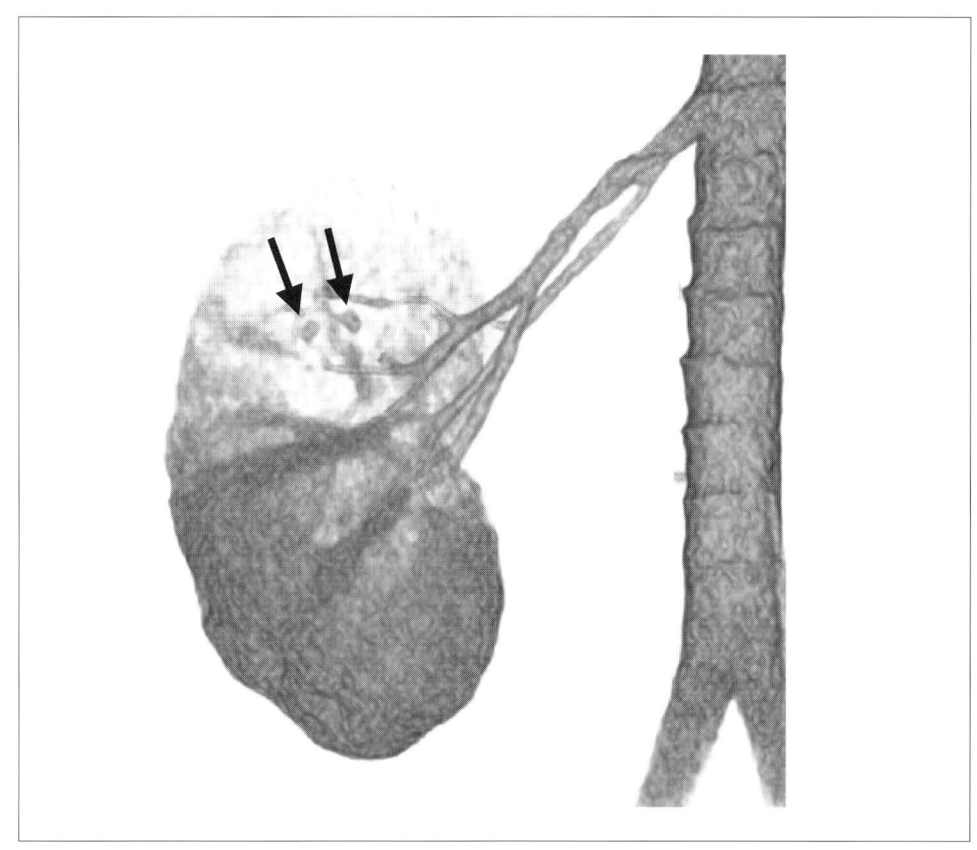

図Ⅲ-63 動脈相3D-CTA：腎血管筋脂肪腫
腫瘍内に微小動脈瘤を2か所(矢印)認める。

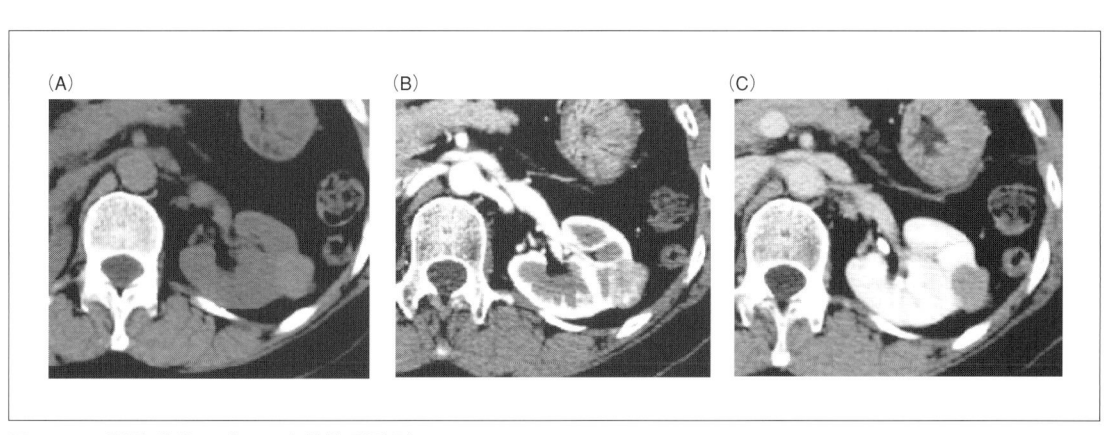

図Ⅲ-64 脂肪成分の乏しい血管筋脂肪腫
左腎腫瘤は外方に突出し，単純CT(A)にて高吸収を呈し，皮髄相(B)にて強く濃染し，実質相(C)では均一な濃染を示す(大阪大学大学院医学系研究科診療画像情報学講座鳴海善文先生のご厚意による)。

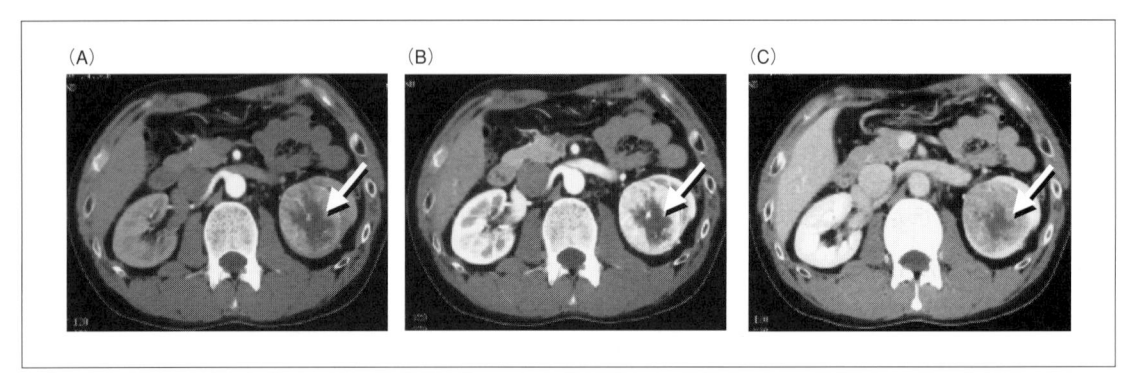

図Ⅲ-65 オンコサイトーマ
左腎腫瘤は動脈相(A)，皮髄相(B)にて早期濃染を示し，動脈相(A)にて腫瘍内に中心から放射状に走行する血管(車軸様血管)を認め，中心部に瘢痕(central scar)による低吸収域を伴う．(大阪大学大学院医学系研究科診療画像情報学講座鳴海善文先生のご厚意による)．

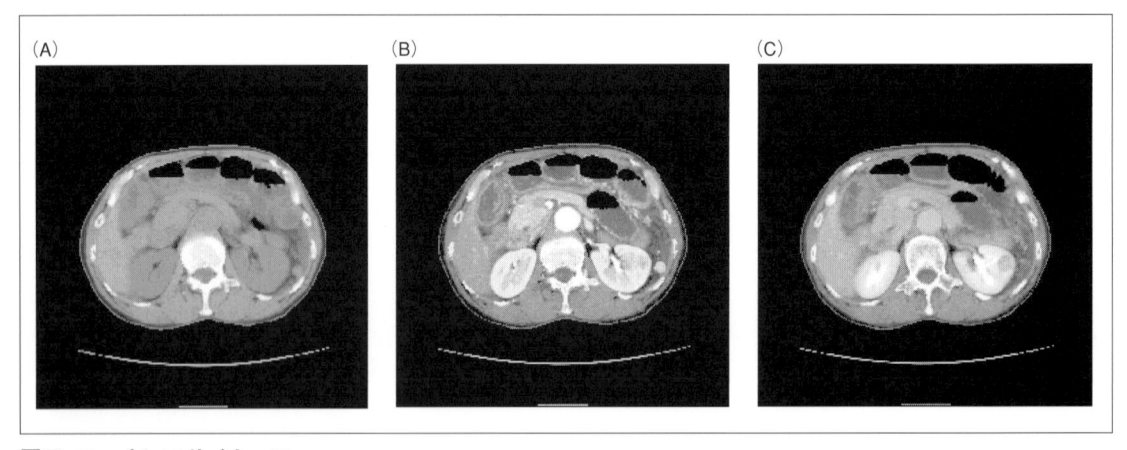

図Ⅲ-66 オンコサイトーマ
サイズの小さい左腎腫瘤は，単純CT(A)で低吸収を呈し，皮髄相(B)，実質相(C)にて淡く，比較的均一に濃染を示し，嫌色素細胞性腎癌との鑑別が困難である(大阪大学大学院医学系研究科診療画像情報学講座鳴海善文先生のご厚意による)．

杯を腫瘍が充満することなく，腎盂周囲から腎実質を置換するように浸潤し，高頻度にリンパ節転移を認める(図Ⅲ-67)．また，このタイプは画像上，浸潤性腎細胞癌，集合管癌(乳頭管癌)，腎悪性リンパ腫，転移性腎腫瘍などの腫瘍性病変，慢性腎盂腎炎，黄色肉芽腫性腎盂腎炎などと鑑別を要する．扁平上皮癌は，結石，炎症による慢性の刺激が発生原因と考えられ，結石を伴う頻度は18〜100％と報告され[11]，わが国の報告例の約半数は結石を伴う．移行上皮癌に比べ，浸潤傾向が強く，予後がきわめて悪い．特に，臨床所見，画像所見とも黄色肉芽腫性腎盂腎炎との鑑別を要する．

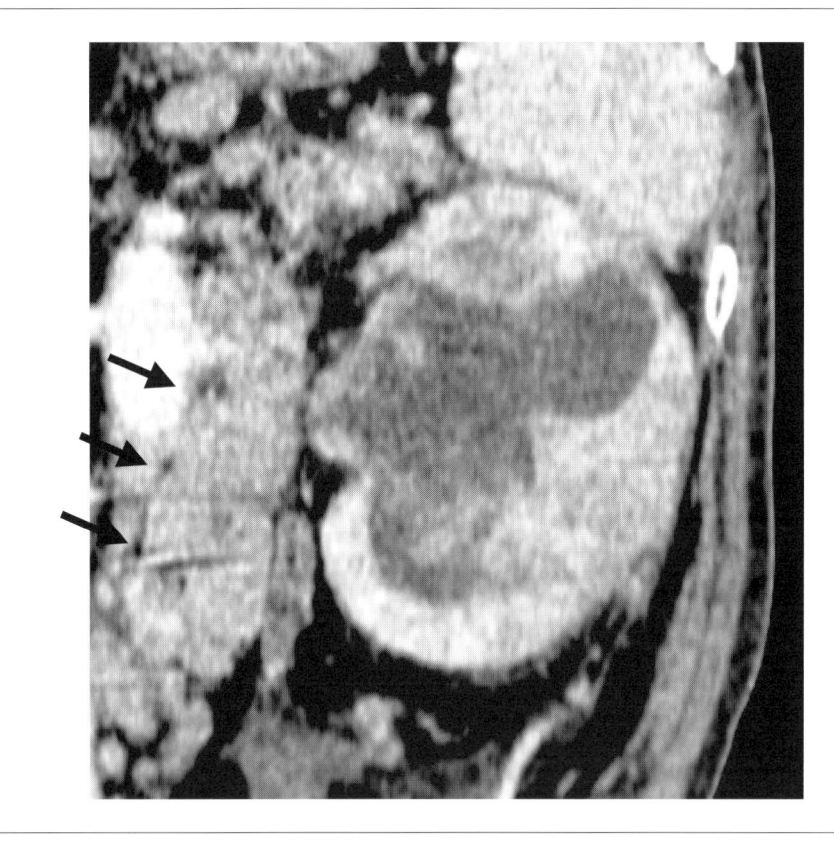

図Ⅲ-67　腎盂癌(浸潤性増殖型)：実質相
左腎実質を置換するように浸潤する腫瘍を認め，腎盂腎杯の拡張を伴う。さらに傍大動脈リンパ節(矢印)の累々とした腫大を認める。

f. 腎悪性リンパ腫

　腎原発はまれで，血行性転移，後腹膜リンパ節腫大の直接浸潤によるものが多い。単発性，多発性腫瘤，びまん性腫大までさまざまな形態を呈し，境界明瞭なものから浸潤性のものまで存在する。造影CTでは，造影効果に乏しく，均一である(図Ⅲ-68)。しばしば，腎周囲腔，腎洞部に進展するが，血管，腎盂腎杯，尿管などの既存構造物への影響は乏しい(図Ⅲ-68)。そのためCTA，CTUGの評価が診断に役立つことがある。

◆ おわりに ◆

　CTによる腎疾患の質的診断は，多くの症例の蓄積によって解説され，特に造影CTによる濃染パターンは腎腫瘍の質的診断に有用である。しかし，CTのみでは腎細胞癌と脂肪成分の乏しい腎血管筋脂肪腫，オンコサイトーマとの鑑別はしばしば困難で，超音波検査，MRIでの総合診断が必要となる。またMDCTによる良好なMPR，CTA，CTUGは

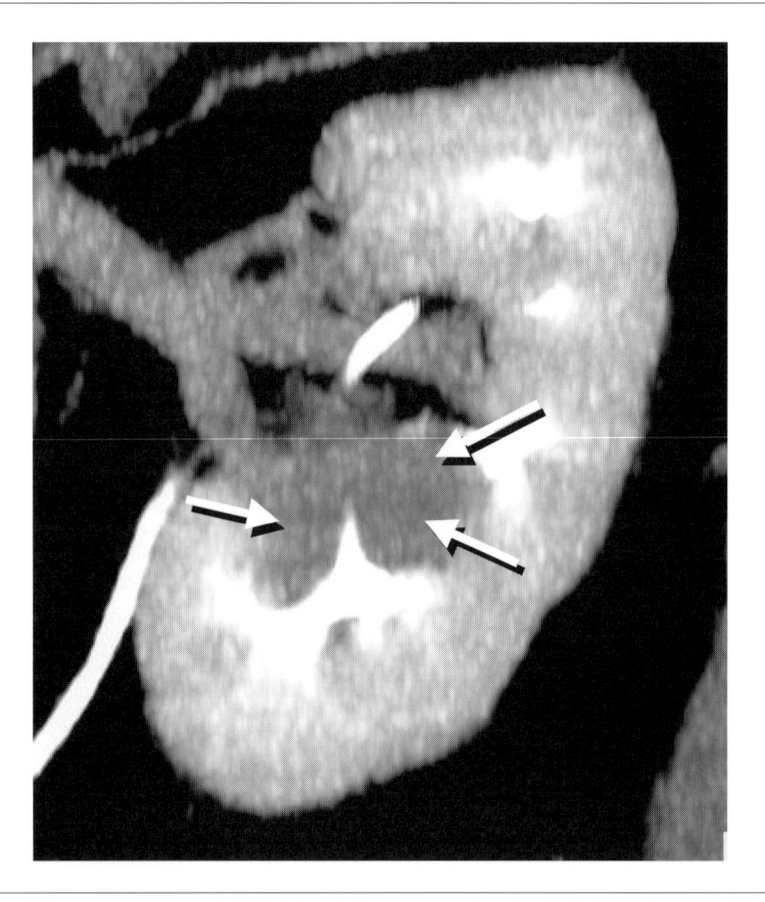

図Ⅲ-68　腎悪性リンパ腫：partial MIP（排泄相）
左腎洞部を占拠する腫瘤（矢印）は造影効果が乏しく，水腎症を合併していない。

　日常臨床において腎腫瘍の病期診断，血管性病変の診断，腎盂病変の検出，腎腫瘍術前マッピングとして活用され，従来の血管造影，排泄性尿路造影をも代用できるようになった。さらに1回呼吸停止下2相撮影法による動静脈同時描出は，腹腔鏡下腎摘出術の迅速かつ安全な遂行に寄与するものと期待される。

謝辞
　本稿を終えるに当たり，CT検査を担当し常日頃最良の画像を提供してくださる診療放射線技師の福村勝典氏，浅津　輝氏，吉川秀司氏に心から御礼申し上げます。

◆文献
1) Zagoria RJ, Wolfman NT, Karstaedt N, et al.: CT features of renal cell carcinoma with emphasis on relation to tumor size. Invest Radiol 25: 261-266, 1990.
2) Yamashita Y, Takahashi M, Watanabe O, et al.: Small renal cell carcinoma ; pathologic and radiologic correlation. Radiology 184: 493-498, 1992.
3) Helenon O, Merran S, Paraf F, et al.: Unusual fat-containing tumors of the kidney; a diagnostic

dilemma. Radiographics 17: 129-144, 1997.
4) 陣崎雅弘, 佐藤浩三, 杉浦弘明, ほか：これで決まり！マルチスライス CT 時代の腹部画像診断―腎, 尿管. 画像診断 23: 392-399, 2003.
5) Takahashi S, Narumi Y, Kim T, et al.: Pre-operative evaluation of renal cancer with multi-detector row CT; Is double arterial phase useful for assessing venous anatomy and lesions?. Radiological Society of North America ; Scientific Assembly and Annual Meeting Program : p223, 2003.
6) Takahashi S, Kim T, Takamura M, et al.: Multidetector row helical CT angiography of the renal vessel ; usefulness of single breath-hold dual-phase acquisition. Radiology 213 :432, 1999.
7) Abdulla C, Kaira MK, Saini S, et al.: Pseudoenhancement of simulated renal cysts in a phantom using different multidetector CT scanners. AJR 179: 1473-1476, 2002.
8) Heneghan JP, Spielmann AL, Sheafor DH, et al.: Pseudoenhancement of simple renal cysts ; a comparison of single and multidetector helical CT. J Comput Assist Tomogr 26 : 90-94, 2002.
9) Jinzaki M, Tanimoto A, Mukai M, et al.: Double-phase helical CT of small renal parenchymal neoplasms ; correlation with pathologic findings and tumor angiogenesis. J Comput Assist Tomogr 24 : 835-842, 2000.
10) Jinzaki M, Tanimoto A, Narimatsu Y, et al.: Angiomyolipoma ; imaging findings in lesions with minimal fat. Radiology 205 : 497-502, 1997.
11) Lee TY, Ko SF, Wan YL, et al.: Renal squamous cell carcinoma ; CT findings and clinical significance. Abdom Imaging 23: 203-208, 1998.

D. 腹部領域の 3D-CT angiography

◆ はじめに ◆

マルチスライス CT(multi-detector helical CT; MDCT)の登場により，シングルスライス CT(single-detector helical CT; SDCT)では困難であった広範囲，高分解能の容積情報を短時間で取得できるようになった。この利点により飛躍的に向上したものに 3D-CT angiography(3D-CTA)があり，これによって各領域において診断あるいは術前・術後評価のために行われていた侵襲的な血管造影の多くが 3D-CTA に置き換わっている。しかし，精度の高い 3D-CTA を作成するには，造影剤の血行動態を理解し，造影剤使用法から撮影，画像処理について工夫する必要がある。本稿では，腹部領域の 3D-CTA について，造影条件から臨床での活用方法までを詳しく述べたい。

1. 腹部領域の 3D-CTA を作成するための造影条件

a. 動脈系の 3D-CTA を作成するための造影条件

造影剤を一定の速度(単相性，monophasic)で静脈内に注入した場合，腹部大動脈の時間濃度曲線(time density curve；TDC)の立ち上がりは大きくみて1峰性である(図Ⅲ-69)。良好な動脈系の 3D-CTA を作成するには，その濃度ピーク値を上昇かつ長時間持続させ，ピーク時間付近を的確なタイミングで撮影することが重要である。

そこで，その重要な因子となる造影剤投与量，造影剤濃度，造影剤注入速度，撮影タイミングについて説明する。

(1) 造影剤投与量

造影剤の総投与量については，撮影時間(秒)×造影剤注入速度(mL/秒)が大まかな目安となり，たとえば撮影時間 20 秒で，造影剤注入速度を 5mL/秒と設定すると総投与量は 100mL で十分となり，それ以上の造影剤は動脈系の 3D-CTA を作成する上では余分と考えられている。

(2) 造影剤濃度，造影剤注入速度

動脈の濃度ピーク値は単位時間当たりに投与されるヨード量(時間比ヨード量)に規定されるので，ピーク値を上昇させるためには，高濃度ヨード造影剤の使用あるいは造影剤注入速度を上げることが必要となる。高濃度造影剤(ヨード含量 350mgI/mL)を 4mL/秒，5mL/秒，中濃度造影剤(ヨード含量 300mgI/mL)を 4mL/秒，5mL/秒で投与した場合の検討では，動脈の濃度ピーク値は，中濃度造影剤を 5mL/秒で投与した場合が，高濃度造

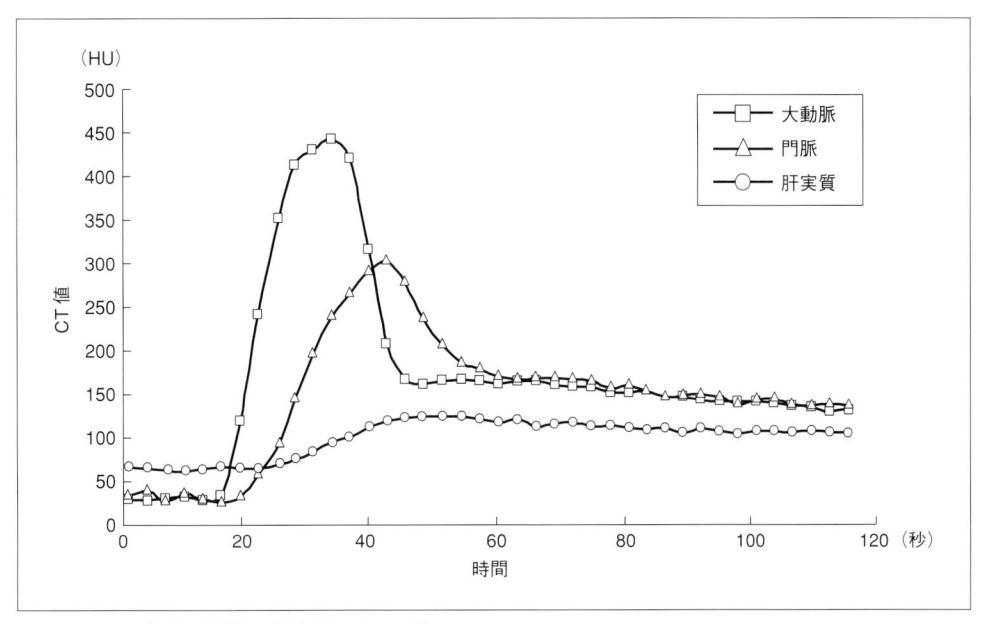

図Ⅲ-69 大動脈，門脈，肝実質のシングルレベル TDC
中濃度造影剤（300mgI/mL）を 5mL/秒で注入した場合

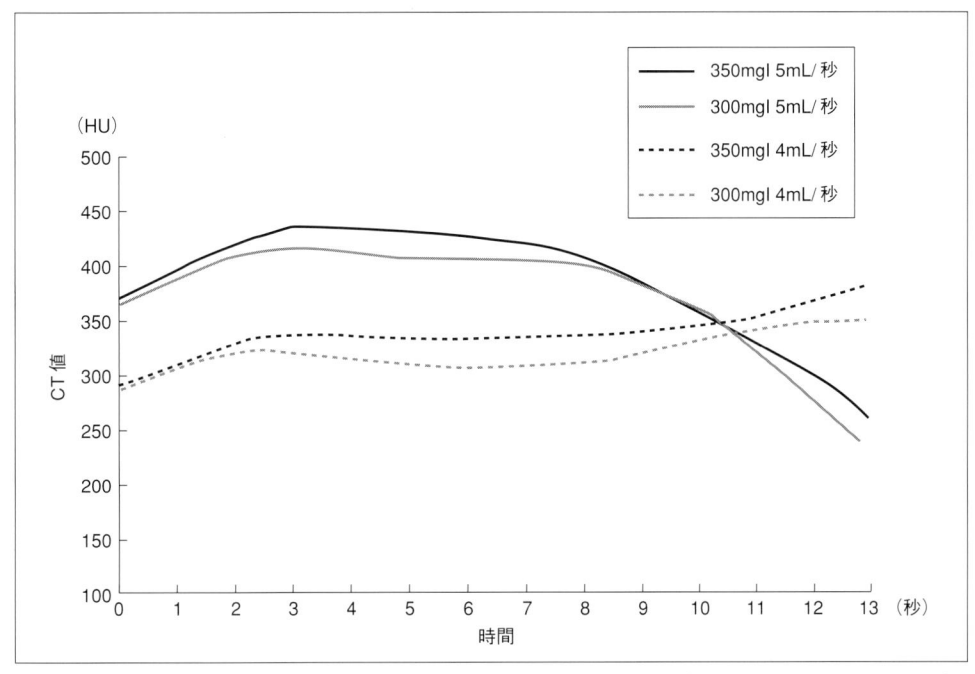

図Ⅲ-70 動脈相における大動脈の各スライスレベルの CT 値比較（ヨード含量，注入速度別）[1]
（文献 1 より引用）
中濃度造影剤（300mgI/mL）を 5mL/秒で投与した場合の動脈の造影ピーク値は，中濃度，高濃度造影剤（350mgI/mL）を 4mL/秒で投与した場合より有意に高く，さらに，高濃度造影剤を 5mL/秒で投与した場合とは有意差を認めない。

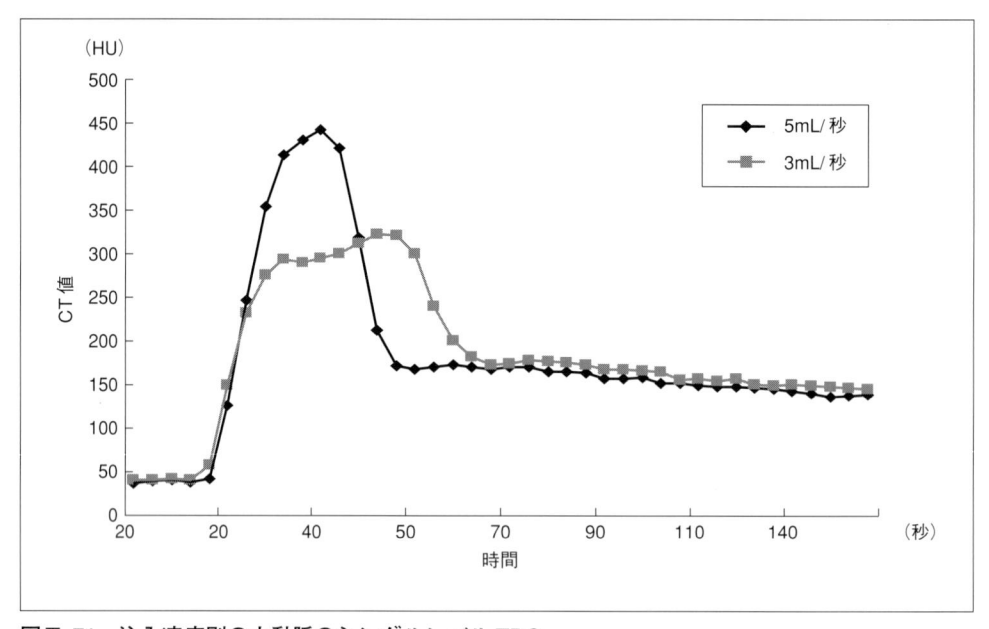

図Ⅲ-71　注入速度別の大動脈のシングルレベル TDC
造影剤注入速度を上げる(5mL/秒)と大動脈における濃度ピーク値は先鋭化し，濃度ピーク時間は短縮する。

影剤を 4mL/秒で投与した場合より有意に高く，さらに，高濃度造影剤を 5mL/秒で投与した場合とは有意差はなかった(図Ⅲ-70)[1]。そこで，我々は造影剤注入速度を上げることに重点をおき，中濃度造影剤を 5mL/秒で高速注入することを推奨する。

(3) 撮影タイミング

腹部大動脈の TDC において，濃度ピーク時間は，造影剤の注射部位より CT 値測定ポイントに造影剤が到達するのにかかる時間〔造影剤到達時間(bolus transfer time)〕と造影剤到達時間から造影ピーク値に達するまでの時間の和に相当する。Bae ら[2] の作成したコンパートメントモデルからのコンピュータ上の解析あるいはブタを用いた動物実験によると，造影剤到達時間から濃度ピークまでの時間は造影剤注入時間に一致すると報告されている。しかし，通常人間においては注入時間より 10 〜 20 ％短くなる傾向にある[3]。動脈系血管の撮影タイミングの決定方法として主に以下の 3 通りがある。

(a) 固定法：撮影タイミングを固定して，患者ごとに変更しない方法，

(b) テスト造影法(テストインジェクション法)：少量の造影剤を静注した後，一定の横断面を連続的に撮影し，造影剤到達時間を実測し，これをもとに撮影タイミングを決定する方法，

(c) computer-assisted automatic bolus tracking 法(東芝：Real Prep., GE：Smart Prep., Siemens：CARE bolus など)：横断像上で大動脈(腹部領域では主に腹腔動脈分岐部レベルの大動脈)に関心領域を設定し，造影剤を注入しながら同一断面を連続的にスキャンし，造影剤の流入に伴う CT 値の上昇変化をモニタリングしながら造影剤の

到達を確認した後に，自動的に撮影を開始する方法，である．

造影剤到達時間は，患者の循環動態などに左右され，個々の症例によってばらつきがある．さらに造影剤注入速度を上げると動脈系血管における濃度ピーク時間は短縮され(図Ⅲ-71)，個々の症例に合った的確な撮影タイミングが要求され，テストインジェクション法あるいはcomputer-assisted automatic bolus tracking法のいずれかが選択される．しかし，テストインジェクション法は①手技が煩雑，②ある程度の造影剤量を使用する必要がある，③検査時間が延長する，といった欠点がある．したがって，我々は後者を用い，関心領域のCT値が造影前より50HU上昇した時点で感知する(50HUをトリガー値とする)ように設定し，感知してから呼吸停止の合図を行い撮影を開始するディレイ・タイムを5秒とした．通常，動脈相(arterial phase)は造影剤を高速注入した場合，注入開始15〜25秒後より撮影されることになる．

b. 門脈の3D-CTAを作成するための造影条件

門脈のTDCも一峰性であり(図Ⅲ-69)，良好な門脈3D-CTAを作成する造影法の考え方は，動脈系3D-CTAと同じである．すなわち，門脈濃度ピーク値をなるべく上昇させ，濃度ピーク時間付近の的確なタイミングで撮影することが大切である．以下に，門脈3D-CTA撮影における造影剤濃度，造影剤投与量，造影剤注入速度，撮影タイミングに分けて説明する．

(1)造影剤濃度，造影剤投与量

門脈血流は脾臓および腸管からの還流によるため，門脈の十分な造影効果を得るためには動脈系の3D-CTAで使用する以上の造影剤投与量が必要である．Yamashitaら[4]は，中濃度造影剤(300mgI/mL)を用いた場合の視覚的門脈描出能および門脈CT値測定の結果から，体重比造影剤容量として2.0〜2.5mL/kgが必要であると報告している．よって，我々は中濃度造影剤(300mgI/mL)を使用し，体重40kgまでは固定低容量(100mL)，40〜60kgまでは体重比造影剤容量(2.5mL/kg)，60kg以上では固定高容量(150mL)を使用している．

(2)造影剤注入速度

門脈の濃度ピーク値を高くするためには，動脈系の場合と同様，造影剤の高速注入が必要で，4〜5mL/秒を推奨する．

(3)撮影タイミング

造影剤高速注入(4〜5mL/秒)下では門脈と肝実質のTDCを比較すると，門脈が最大濃染を示す時相(門脈相：造影剤注入開始約35〜45秒後)と肝実質が最大濃染を示す時相(肝実質相：造影剤注入開始約55〜75秒後)には若干の時間差がある(図Ⅲ-69)．門脈の3D-CTA(図Ⅲ-72)を作成する上では，肝実質が強く濃染する前の門脈相で的確に撮影する

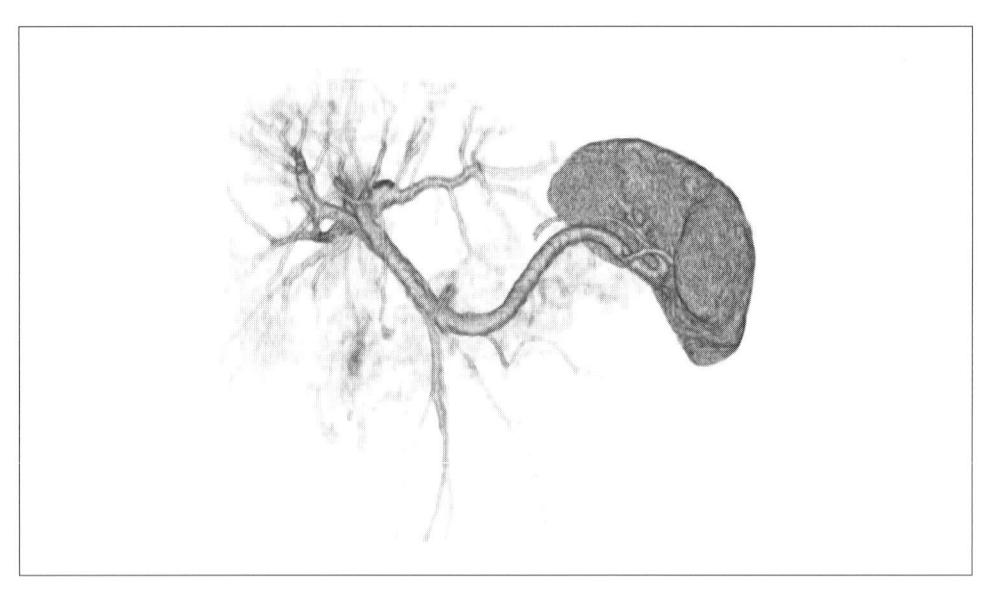

図Ⅲ-72　後期動脈相 3D-CTA（VR 像）
門脈，脾静脈，は良好に描出されているが，上腸間膜静脈，下腸間膜静脈の描出にはタイミングが早く，不良である。

ことが望ましい。この門脈相を動脈相および肝実質相と分離して撮影するためには，当然のことながら MDCT の使用が前提となる。TDC 上，この門脈相は「A．肝」の項で述べられている動脈 2 相（double arterial phase）撮影における後期動脈相（late arterial phase）とほぼ一致することから，後期動脈相が注目されるようになっている。通常，後期動脈相は造影剤を高速注入した場合，注入開始 30 〜 40 秒後より撮影されることになる。

c．腸間膜静脈系の 3D-CTA の造影条件

上・下腸間膜静脈の造影効果については，個々の腸管からの造影剤還流にばらつきがあり，一定の見解を得ることはできない。ここでは我々の私見を含めて造影剤濃度，造影剤投与量，造影剤注入速度，撮影タイミングに分けて説明する。

(1) 造影剤濃度，造影剤投与量

腸間膜静脈の造影効果は，基本的に門脈の造影効果と類似するため，造影剤濃度，造影剤投与量は門脈の 3D-CTA 撮影の条件に準じる。

(2) 造影剤注入速度

同様に門脈の 3D-CTA 撮影の条件に準じ，4 〜 5mL/秒を推奨する。

(3) 撮影タイミング

後期動脈相では，脾静脈から門脈は良好に描出されるが，上腸間膜静脈，下腸間膜静脈

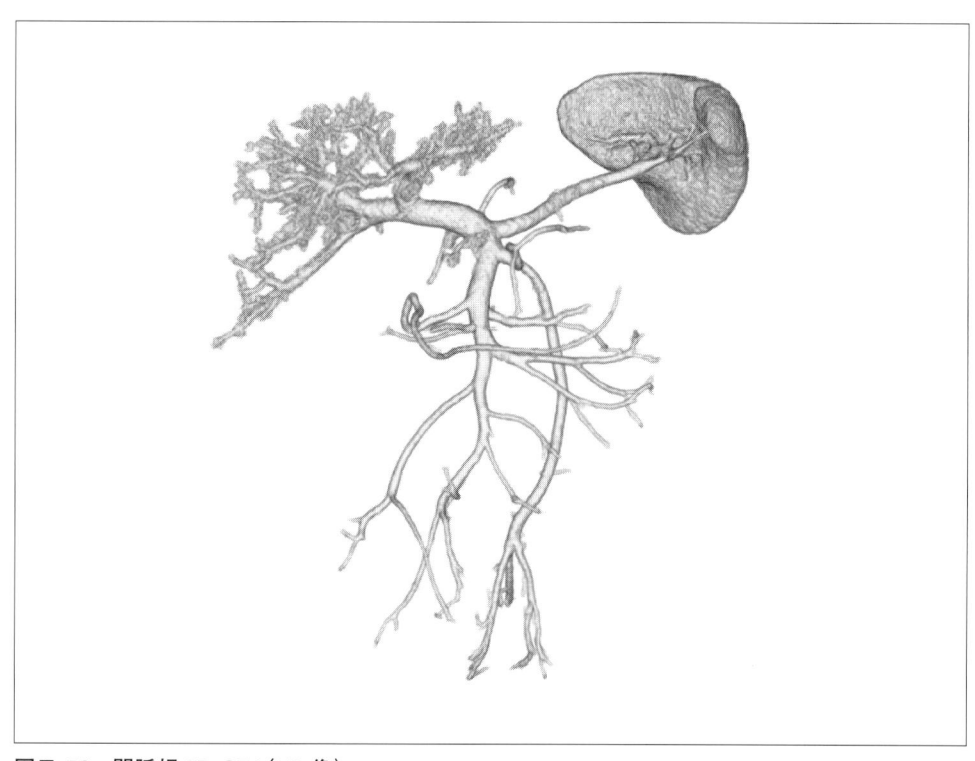

図Ⅲ-73　門脈相 3D-CTA（VR 像）
門脈，脾静脈，腸間膜静脈系が同時に描出されている。

はまだ造影されていないことが多い（図Ⅲ-72）。さらに個々の腸管からの造影剤還流にばらつきがあり，撮影タイミングを体系化するのは困難であるが，腸間膜静脈系の 3D-CTA では肝実質の濃染が画像作成の邪魔になることは少ないため，肝実質が最大濃染を示す肝実質相あるいはその直前である約 40 〜 60 秒後に撮影すると良好な腸間膜静脈 3D-CTA を作成できることが多い（図Ⅲ-73）。

2. 3D-CTA 撮影におけるオプションとしての最新造影技術

a．生理食塩水による後押し（生食後押し法，生食フラッシュ法）

　造影剤注入に引き続き，生理食塩水（以下，生食）を注入し，鎖骨下静脈，下大静脈，右心系に停滞した造影剤を後押しすることにより，特に胸部領域では，鎖骨下静脈，下大静脈周囲のアーチファクトの軽減，肺動脈の造影効果の増強をもたらし，造影剤投与量，濃度の軽減に寄与することが報告されている。腹部領域の有用性を検討した報告は少ないが，我々が行った肝臓領域の 3D-CTA の検討[5]では，造影剤投与量 100mL，造影剤注入速度 5mL/秒の条件下にて撮影後半（10 〜 15 秒以降）に CT 値が低下する傾向にあったが，生食後押し法（生食容量 50mL）併用群では，撮影後半でも CT 値の低下がみられなかった（図Ⅲ-74）。この結果は，生食後押し法が撮影後期に撮影される動脈または末梢の小動脈の

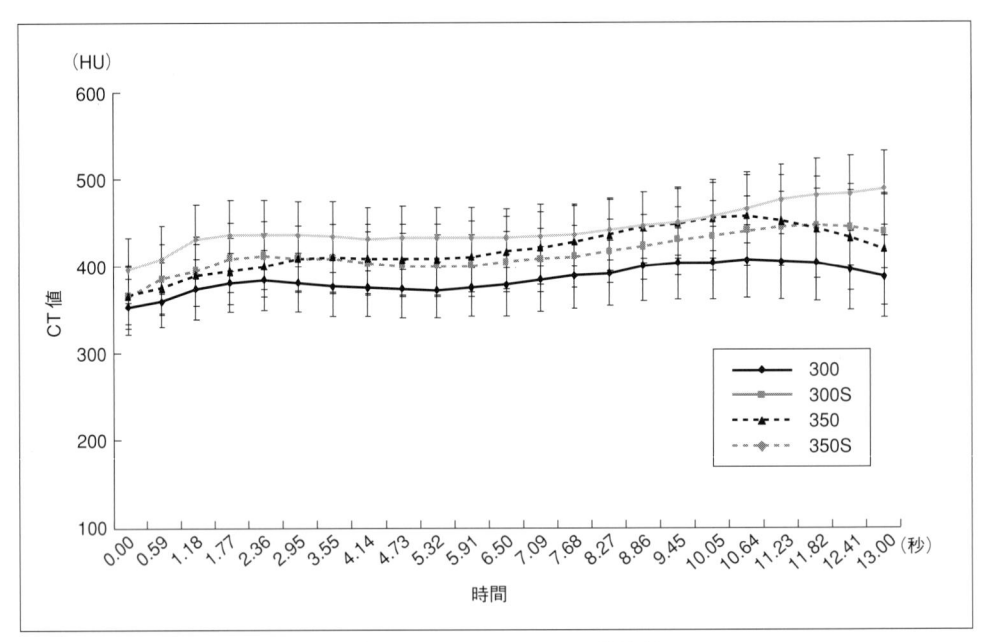

図Ⅲ-74 動脈相における大動脈の各スライスレベルのCT値比較
300：造影剤（300mgI/mL）100mLのみ，300S：造影剤（300mgI/mL）100mL＋生理食塩水50mL後押し，350：造影剤（350mgI/mL）100mLのみ，350S：造影剤（350mgI/mL）100mL＋生理食塩水50mL後押し
造影剤100mLを生食後押しなく注入速度4mL/秒あるいは5mL/秒で急速注入を行った場合，大動脈のCT値（300，350）は，後半のスライスレベルで低下する傾向にあったが，生理食塩水50mLを後押し（300S，350S）することによって後半もCT値を維持することができる。

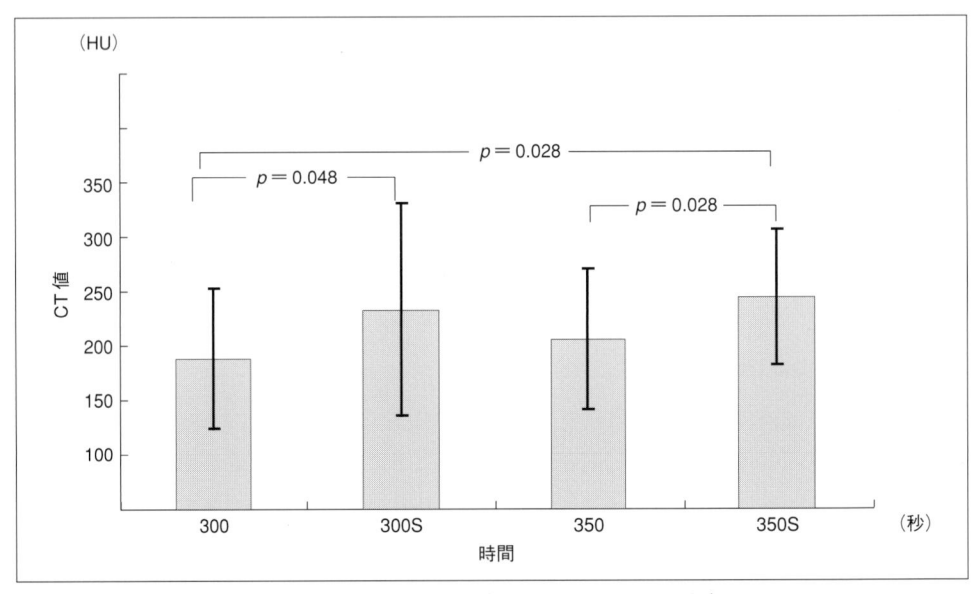

図Ⅲ-75 後期動脈相における門脈のCT値比較（図Ⅲ-74の4群の比較）
生理食塩水を後押しすること（300S，350S）によって門脈のCT値は有意に上昇する（p；300 vs 300S ＝ 0.048，350 vs 350S ＝ 0.028）。

描出能の改善にも寄与することを示唆していると考えられる。また生食後押し群では、門脈において有意な造影効果の上昇を認めた（図Ⅲ-75）。これは生食後押しが、脾静脈を介した門脈への造影剤還流を促進させた結果と考えられる。このように生食後押し法は動脈、門脈 3D-CTA 撮影において重要な造影効果の増強と持続という点で有用と考えられるが、今後、適切な生食注入法（注入速度、投与量など）の検討が必要であろう。

b. 2段注入法，可変注入法

　従来用いられている造影剤注入は、単相かつ定速注入が一般的である。その場合、大動脈の TDC は 1 峰性で、造影剤注入速度が速くなるほど、濃度ピーク時間までの立ち上がりは急峻となり、濃度ピーク値は先鋭化する（図Ⅲ-71）。したがって、高速注入になればなるほど、濃度ピーク値をピンポイントで的確にとらえる高度の撮影技術が要求される。このためには、短時間撮影が不可欠で、そうでなければ撮影タイミングをはずしたり、血管が十分な造影効果を維持している時間内（通常 20 秒以内）での撮影は不可能となる。狭い範囲の撮影であれば、MDCT 使用と理論に基づく撮影タイミングの綿密な計算により解決できる問題であるが、広範囲撮影では、MDCT をもってしても、動脈系血管が至適造影効果を維持している撮影時間内に全範囲を撮影することは難しくなるであろう。そこで考えられた造影剤注入法が、2 段階注入を代表とする段階的に造影剤注入速度を変化させる可変注入法である。造影剤注入を最初は高速で、その後低速の 2 段階で行うと、大動脈の TDC のピーク値は低くなるものの 2 峰性に分かれ、ある一定濃度以上の CT 値の持続時間が延長する傾向にある（図Ⅲ-76）[6]。さらに Bae ら[6] は造影剤注入速度を指数関数的

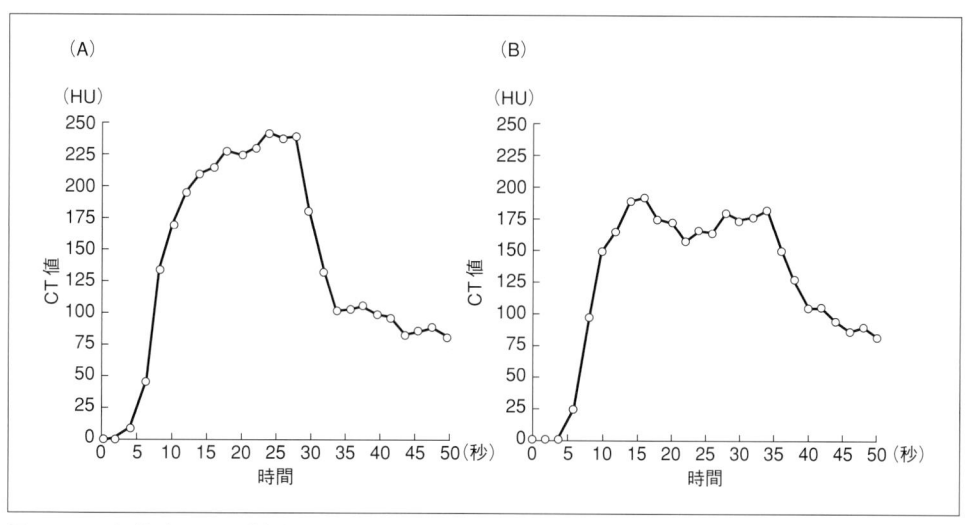

図Ⅲ-76　大動脈の TDC（単相注入法と 2 段注入法）（文献 6 より引用）
A：単相注入法（造影剤総量 50mL：注入速度 2mL/秒）では 1 峰性の立ち上がりを示す。
B：2 段注入法〔造影剤総量 50mL：（1 段目）25mL を注入速度 2mL/秒，（2 段目）25mL を注入速度 1.4mL/秒〕では 2 峰性の立ち上がりを示し、一定の CT 値を維持する傾向にある。

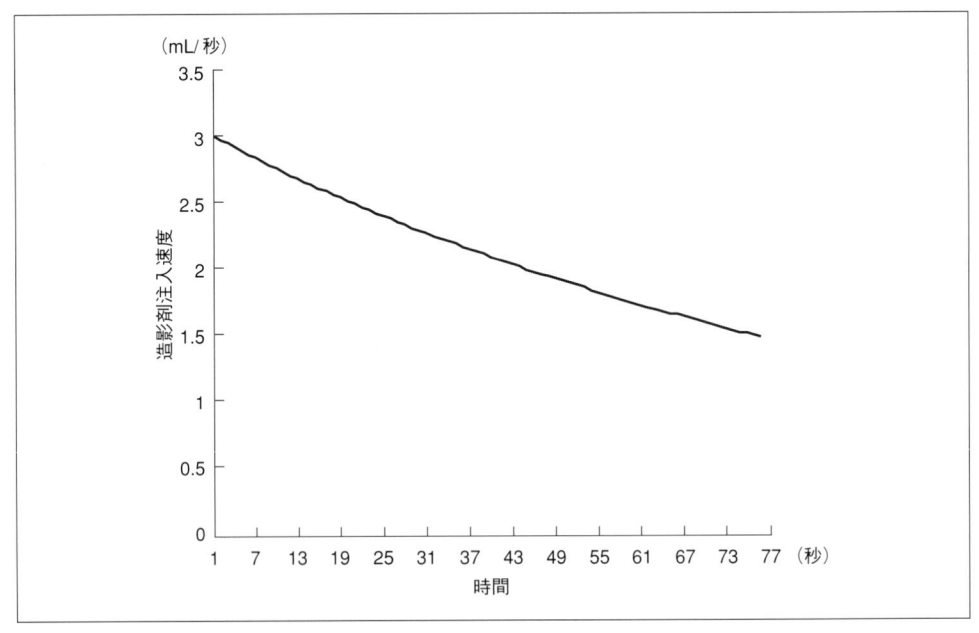

図Ⅲ-77A　造影剤注入速度（可変注入）と大動脈 TDC
造影剤注入速度を 3mL/秒から始め，指数関数的（指数関数＝ 0.01）に減少するように調整して 77 秒間可変注入する。

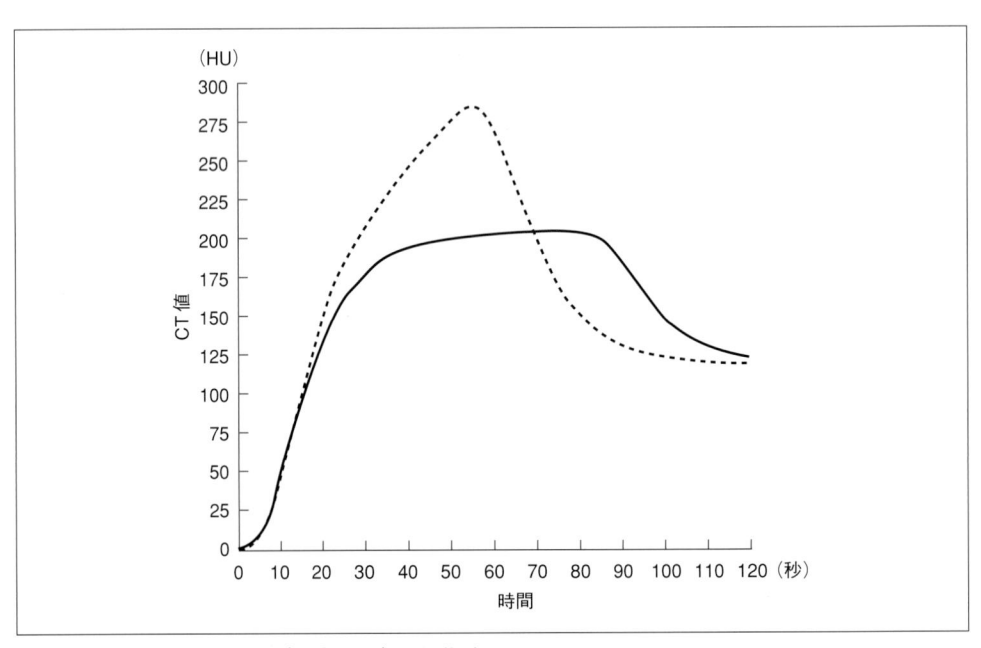

図Ⅲ-77B　造影剤注入速度（可変注入）と大動脈 TDC
可変注入（図Ⅲ-77A）を行うと大動脈の CT 値を一定に維持することができる（実線）。点線：造影剤注入速度 3mL/秒，注入時間 53 秒の単相注入（文献 6 より引用）。

に減少するように調整して造影剤を可変注入すると一定のCT値を長時間維持することができると報告している(図Ⅲ-77A, B)。しかし、MDCTにおける16列検出器の登場あるいはさらなる検出器の多列化によって、撮影時間は今後ますます短縮されることから、撮影タイミングが造影理論に基づき正確に設定されることが条件ではあるが、このような複雑な造影剤注入法の必要性も少なくなるであろう。

3. 撮影パラメータ,再構成間隔

4列検出器MDCT使用下で3D-CTAを作成する場合は、1〜2mmの薄いコリメーションを採用し、撮影範囲が比較的狭ければオーバーラップを有したヘリカルピッチ3(ビームピッチ0.75)の低いヘリカルピッチ(low pitch)を用いる。しかし、消化管を撮影する場合は撮影範囲が広いため、ヘリカルピッチ5〜6(ビームピッチ1.25〜1.5)の高いヘリカルピッチ(high pitch)を用いることが多い。ここで注意すべきこととして前述の造影条件下では動脈の濃度ピーク時間が短いため、空間分解能を最優先し撮影時間を長くすると、撮影後半では血管内の造影効果が不足する危険性がある。よって、我々は4列検出器MDCT使用時には、撮影時間が20秒以下に設定するよう心がけている。しかし、16列検出器MDCTで検査する場合は、肝上縁から恥骨結合レベルまでの約40cmの広範囲撮影でも、コリメーション1mm、ヘリカルピッチ15(ビームピッチ0.738)(low pitch)を用いて空間分解能を優先させても約15秒で撮影することができることから、上記の危険性を回避することができる。画像再構成間隔については、通常50％オーバーラップ再構成を用いることによって画像分解能を向上させる。50％以上のオーバーラップを行ってもさらなる画像分解能の向上は期待できない。

4. 画像表示方法

3D-CTAの作成には、最大値輝度投影(maximum intensity projection ; MIP)法、ボリュムレンダリング(volume rendering ; VR)法を用いる。

a. 最大値輝度投影(maximum intensity projection ; MIP)法

ある方向から光線を当て投影を行い、その投影線上のボクセルの最大CT値を投影面に反映させる方法である。造影効果が高い血管、点滴静注胆道造影法(DIC-CT)時に造影剤が排泄され非常に高濃度となる胆道など、周囲よりかなり高いCT値を示す構造物を表現するのに優れている。投影線上の最大値選択には、閾値などのパラメータの設定を一切用いないため、本来のCT値、つまり微妙な濃度の変化が描出され、小血管や動脈壁の不整や狭窄の評価に用いられる。しかし、投影線上の最大CT値が常に優先されるため立体的情報は保持されない。

b. ボリウムレンダリング(volume rendering ; VR)法

　すべてのボクセルデータを用いて作成する方法で，不透明度(opacity)と色調をすべてのボクセルに対して設定し，それを投影させる。この不透明度は，ボクセルのヒストグラム上(look up table)で全体あるいは一部の組織に対して設定され，血管だけを表示するには高いCT値の不透明度を上げて血管を不透明にし，低いCT値の不透明度を下げて血管以外の染まった画像を透明にする。また，内部情報が保持されるため情報量が多く，今日の三次元処理法の主流となり，血管解剖を立体的に把握するのに有用である。また，全体のデータから障害構造物を取り除くことによって，目的とする構造物や病変部の視認性を大幅に向上させることができる。対象構造物の抽出法として，不透明度設定，物体選択，画像演算，用手的切り抜きなどがある。今日のワークステーションでは"選択して残す"や"選択して削除"などで比較的CT値が近いもの同士でも，分離・選択・抽出することができるようになり，さらに"切り抜き"などで確実に対象構造を表示することができる(図Ⅲ-78A，B)。

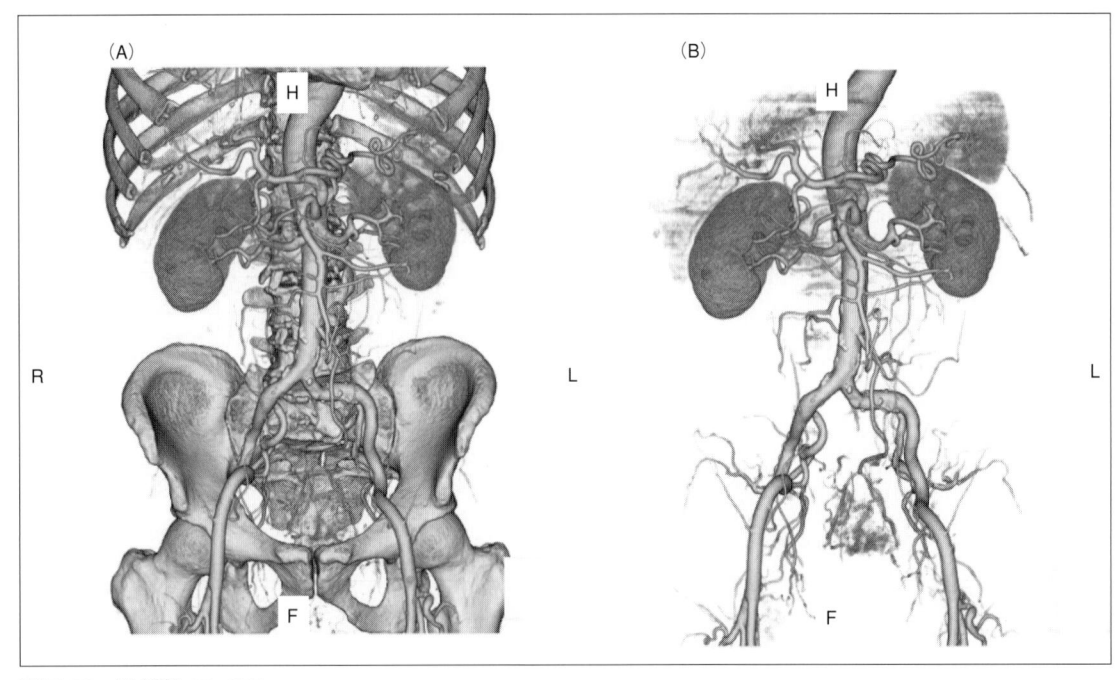

図Ⅲ-78　動脈相 3D-CTA
A：VR元画像，B：選択削除後。
VR元画像(A)より骨を選択して削除して血管系のみを抽出することができる(B)。

5. 臨床での活用方法

a. 肝(表Ⅲ-26)

　肝細胞癌に対する経カテーテル動脈塞栓療法(TAE)の術前評価(図Ⅲ-79, 80), 転移性肝腫瘍に対するリザーバー留置のプランニングのために動脈の 3D-CTA, 生体肝移植のドナーの術前評価に動脈, 門脈の 3D-CTA, 門脈圧亢進症による側副血行路(胃, 食道静脈瘤など)の評価に静脈系の 3D-CTA が用いられる。最近, 胃静脈瘤に対し, バルーン閉塞下逆行性経静脈的塞栓術(balloon-occluded retrograde transvenous obliteration; B-RTO)が行われるようになり, 術前に左腎静脈, 左下横隔静脈といった流出路を評価する目的において, 静脈系の 3D-CTA は非常に有用である(図Ⅲ-81)。撮影プロトコールについては, 特に肝細胞癌検出のため一定のタイミングで撮影する必要があり, よって造影剤注入時間を一定にすることを目標としている。造影剤投与量については, 体重ごとに増減する方法で中濃度造影剤(300mgI/mL)を使用する場合, 体重比造影剤投与量として 2.0〜2.5mL/kg が理想である。しかし, シリンジ製剤が中心となっている現在では, 我々はヨード濃度を変えて体重 40kg 未満：240mgI/mL, 総量 100mL, 体重 40〜59kg：300mgI/mL, 総量 100mL, 体重 60〜69kg：350 あるいは 370mgI/mL, 総量 100mL を注入速度 5mL/秒で注入し, 注入時間(20 秒)を一定にしている。体重 70kg 以上の場合は, 総ヨード量を確保するため 300mgI/mL, 総量 150mL を使用した注入速度 5mL/秒, 注入時間 30 秒を余儀なくしている。撮影タイミングは, 前述の double arterial phase 撮影を用い, 動脈の 3D-CTA は前述の computer-assisted automatic bolus tracking 法(トリガー値；50HU, ディレ

表Ⅲ-26　肝 CT の撮影パラメータ

		4 列検出器 MDCT	16 列検出器 MDCT
X線条件	管電圧	120kV	
	管電流	300mA	Real EC(SD＝8.0)
	コリメーション	2mm	1mm
ヘリカルピッチ		5(ビームピッチ 1.25)	15(ビームピッチ 0.938)
スキャン時間		0.5 秒／回転	
スキャン範囲		肝上縁から下縁まで(約 20cm)	
画像再構成間隔		1mm	
造影方法	造影剤濃度	300mgI/mL	
	使用量	体重 40kg 以下：240mgI/mL, 総量 100mL, 体重 40〜59kg：300mgI/mL, 総量 100mL, 体重 60〜69kg：350 あるいは 370mgI/mL, 総量 100ml, 体重 70kg 以上：300mgI/mL, 総量 150mL	
	注入速度	5mL/秒	
	スキャン開始時間	double arterial phase 撮像 動脈相(動脈 3D-CTA)：約 20 秒後(bolus tracking) 後期動脈相(門脈相)(門脈 3D-CTA)：約 37 秒後 肝実質相(肝静脈 3D-CTA)：70 秒後 平衡相：180 秒後	double arterial phase 撮像 動脈相(動脈 3D-CTA)：約 20 秒後(bolus tracking) 後期動脈相(門脈相)(門脈 3D-CTA)：約 35 秒後 肝実質相(肝静脈 3D-CTA)：70 秒後 平衡相：180 秒後

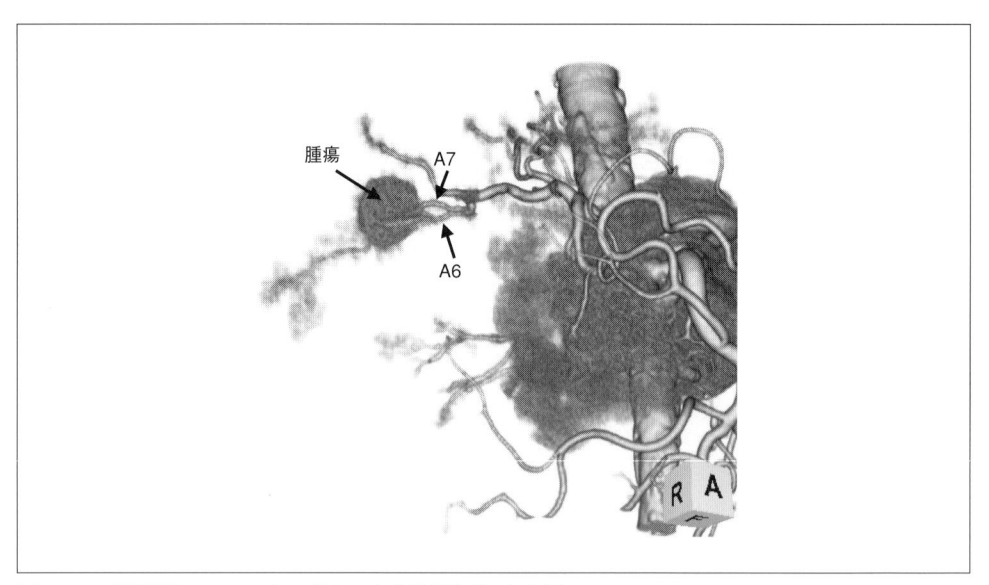

図Ⅲ-79　動脈相 3D-CTA(VR 像)：古典的肝細胞癌症例
腫瘍が亜区域枝(A6, 7)によって支配されていることがわかる。

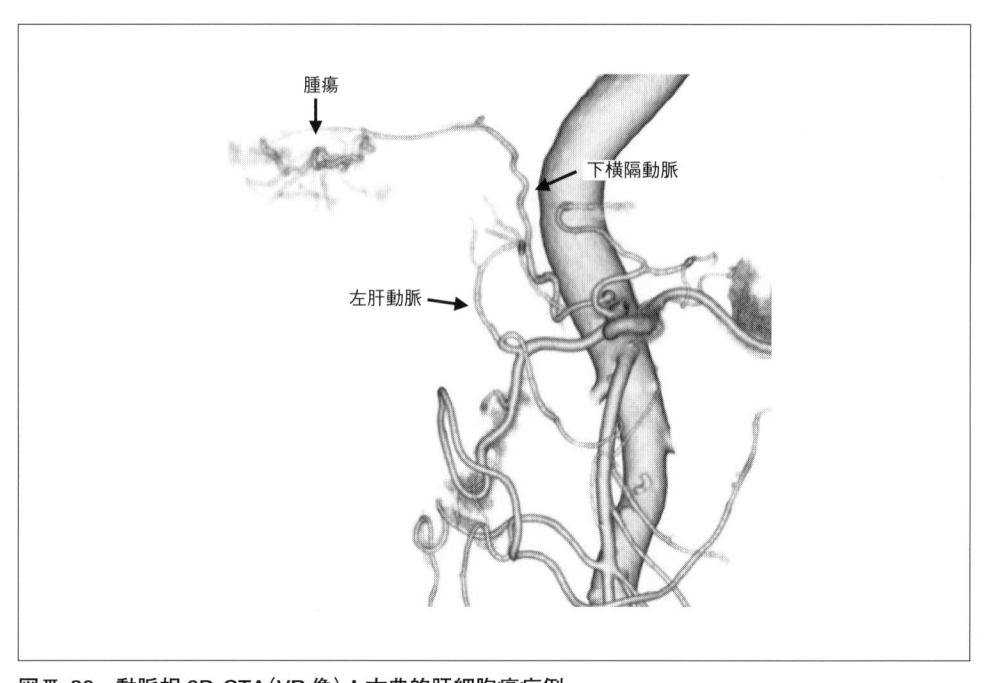

図Ⅲ-80　動脈相 3D-CTA(VR 像)：古典的肝細胞癌症例
繰り返す TAE によって右肝動脈が閉塞している。横隔膜下の腫瘍は，下横隔動脈によって栄養されている。

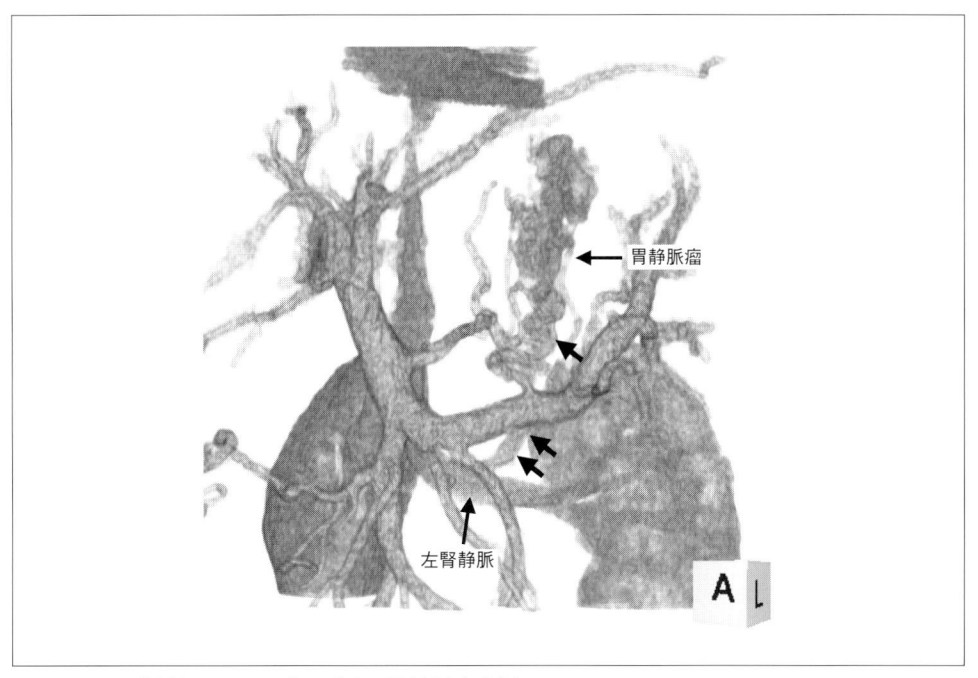

図Ⅲ-81 肝実質相 3D-CTA(VR 像):胃静脈瘤症例
胃静脈瘤から左腎静脈に流入する側副血行路(太矢印)を認める。

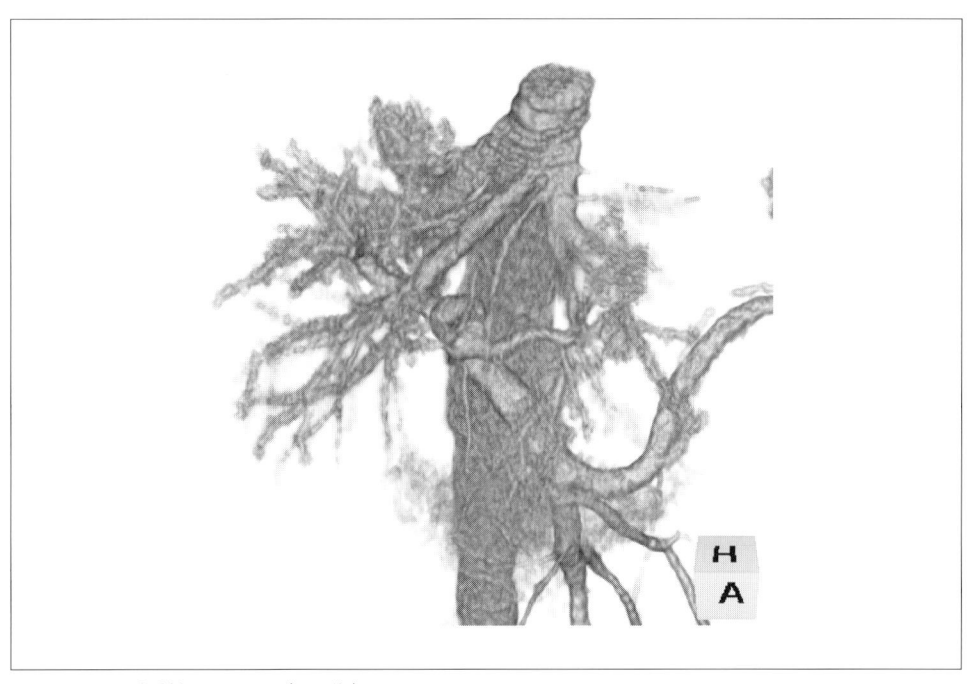

図Ⅲ-82 肝実質相 3D-CTA(VR 像)
門脈と肝静脈の 3D-CTA の融合画像を作成することができる。

イタイム；5秒)による動脈相を使い，門脈の3D-CTAは後期動脈相を使い，静脈系の3D-CTAは肝実質相(造影剤注入開始70秒後)を使う。また肝静脈の3D-CTAは肝実質相が有用であり，この相より門脈3D-CTAと肝静脈3D-CTAを作成することができ，その融合画像は肝切除術の術前マッピングとして有用である(図Ⅲ-82)。

b．膵(表Ⅲ-27)

　膵腫瘍のうち臨床上最も重要な疾患は膵癌である。膵癌のほとんどは乏血性であるため，膵癌の存在診断，進展度診断には膵実質が最大濃染を示す膵実質相の撮影が必須である。膵実質相の撮影タイミングは造影剤注入速度に依存し，3mL/秒では約40秒後であるが，5mL/秒の速度では造影剤注入開始約35秒後であり，前述の門脈相(または後期動脈相)にほぼ相当する[7]。膵癌の進展度診断において重要な因子に，動静脈浸潤の評価があるが，ここで3D-CTAが活用される。動脈の3D-CTAを作成するための撮影は，前述のcomputer-assisted automatic bolus tracking法による動脈相(トリガー値；50HU，ディレイタイム；5秒)を用い，静脈の3D-CTAは肝実質相を用い(図Ⅲ-83)，肝実質相は肝転移の検索にも用いることができる。よって，我々の用いている膵癌診断に対する撮影プロトコールは，肝臓に準じ，double arterial phase〔後期動脈相(門脈相)は膵実質相に相当〕＋肝実質相撮影を基本としている。このプロトコールは，膵島腫瘍，腺房細胞癌などの多血性腫瘍の診断にも対応できる早期動脈相撮影を組み込むことにより，膵多時相造影CT検査において包括的なものであると考えている。

表Ⅲ-27　膵CTの撮影パラメータ

		4列検出器MDCT	16列検出器MDCT
X線条件	管電圧	120kV	
	管電流	300mA	Real EC(SD＝8.0)
	コリメーション	2mm	1mm
ヘリカルピッチ		5(ビームピッチ1.25)	15(ビームピッチ0.938)
スキャン時間		0.5秒／回転	
スキャン範囲		肝上縁から膵下縁まで(約20cm)	
画像再構成間隔		1mm	
造影方法	造影剤濃度	300mgI/mL	
	使用量	体重40kg以下：240mgI/mL，総量100mL，体重40〜59kg：300mgI/mL，総量100mL， 体重60〜69kg：350あるいは370mgI/mL，総量100ml，体重70kg以上：300mgI/mL，総量150mL	
	注入速度	5mL/秒	
	スキャン開始時間	double arterial phase撮像 動脈相(動脈3D-CTA)：約20秒後(bolus tracking) 後期動脈相(門脈相)(門脈3D-CTA)：約37秒後 肝実質相(肝静脈3D-CTA)：70秒後 平衡相：180秒後	double arterial phase撮像 動脈相(動脈3D-CTA)：約20秒後(bolus tracking) 後期動脈相(門脈相)(門脈3D-CTA)：約35秒後 肝実質相(肝静脈3D-CTA)：70秒後 平衡相：180秒後

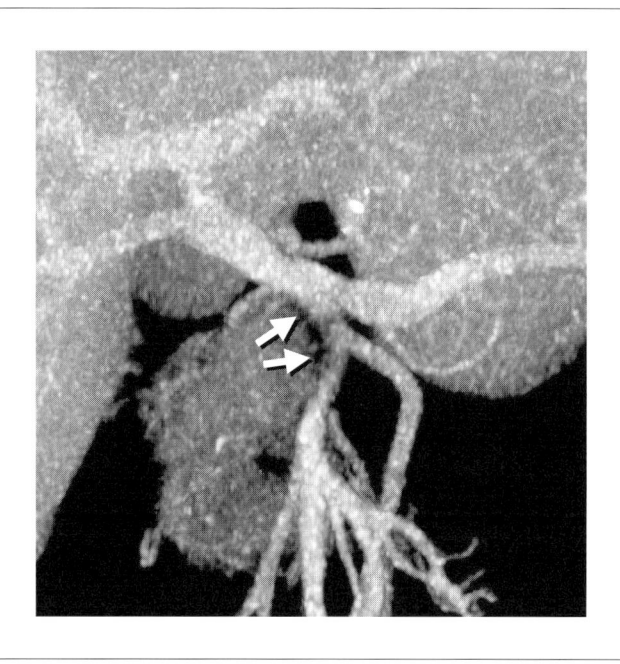

D．腹部領域の 3D-CT angiography 231

図Ⅲ-83 門脈相 3D-CTA（MIP 像）：膵癌症例
膵癌による上腸間膜静脈合流前に狭窄（矢印）を認める。

c. 胃(表Ⅲ-28)

　胃周囲の動静脈の立体的走行あるいは分岐形態，流入部位は個々の症例によりさまざまであるため，腹腔鏡下胃癌手術ではこれらの血管構築の術前把握が重要である。この目的において3D-CTAによるマッピングは非常に有用な方法である。胃周囲動脈の3D-CTAの撮影は，前述のcomputer-assisted automatic bolus tracking法(トリガー値；50HU，ディレイタイム；5秒)による動脈相を用い，胃周囲静脈の3D-CTAの撮影は，動脈相終了10秒後(造影剤注入開始約50秒後)より開始し，このタイミングは肝実質相に相当し肝転移の検索にも用いることができる。また，腹腔鏡下手術では，動静脈相互の位置関係が重要であり，動脈および静脈単独の3D-CTAよりむしろその融合画像が重要視されている[8]。そこで16列検出器MDCT(撮影条件：コリメーション＝1mm，ヘリカルピッチ＝15，テーブル移動速度＝30mm/秒，画像再構成間隔＝0.5mm)を用いると，各3D-CTAに対する撮影時間が約8秒に短縮する。これによって，1回呼吸停止下で胃周囲動脈の3D-CTA撮影終了(造影剤注入開始約28秒後)15秒後より静脈相(造影剤注入開始43秒後：前述の腸間膜静脈系の3D-CTAに適したタイミング)を撮影することができるようになる(図Ⅲ-84A，B)。これによって得られた1回呼吸停止下多時相融合3D-CTAは，時相間の呼吸停止のずれのない正確な動静脈の位置関係を描出することができる(図Ⅲ-84C)[9]。

表Ⅲ-28　胃CTの撮影パラメータ

		4列検出器MDCT	16列検出器MDCT
X線条件	管電圧	120kV	
	管電流	300mA	Real EC(SD＝8.0)
	コリメーション	1mm	
ヘリカルピッチ		5(ビームピッチ1.25)	15(ビームピッチ0.938)
スキャン時間		0.5秒/回転	
スキャン範囲		発泡剤で拡張した胃全体(約20cm)	
画像再構成間隔		1mm	0.5mm
造影方法	造影剤濃度	300mgI/mL	
	使用量	体重40kg以下：総量100mL，体重40〜60kg：2.5mL/kg×体重(kg)，体重60kg以上：150mL	
	注入速度	5mL/秒	
	スキャン開始時間	動脈相(動脈3D-CTA)：bolus tracking(約20秒) 静脈相(肝実質相)(静脈3D-CTA)：動脈相終了10秒後(約50秒後)	動脈相と静脈相は1呼吸停止下 動脈相(動脈3D-CTA)：bolus tracking(約20秒) 静脈相(静脈3D-CTA)：動脈相終了15秒後(約43秒後) 肝実相：70秒後

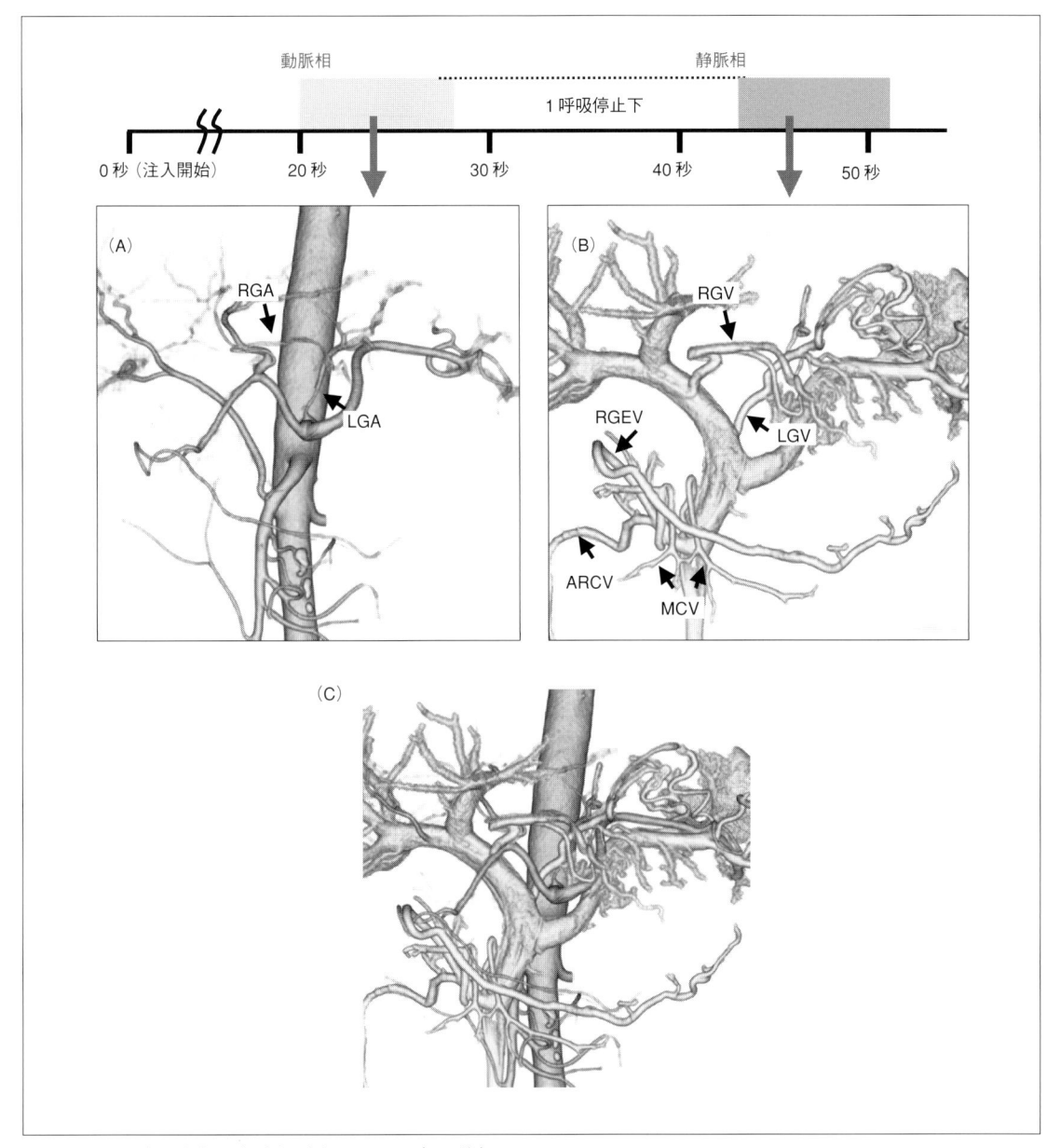

図Ⅲ-84 1呼吸停止下多時相融合 3D-CTA(VR像)
1呼吸停止(31秒間)下で2相間の間隔を15秒おいて動脈相(8秒間),静脈相(8秒間)を撮影し,動脈相から動脈の 3D-CTA(A)を,静脈相から静脈の 3D-CTA(B)を個別に作成し,最終的に両画像を融合させる(C)。
LGA:左胃動脈,RGA:右胃動脈,LGV:左胃冠静脈,RGV:右胃静脈,RGEV:右胃大網静脈,ARCV:副右結腸静脈,MCV:中結腸静脈

d．小腸，大腸（Ⅲ-29）

　小腸，大腸領域の動脈系血管の 3D-CTA は，腫瘍の栄養血管の同定（図Ⅲ-85），血管性病変の診断（図Ⅲ-86），腹腔鏡下大腸癌手術の術前マッピング（図Ⅲ-87A）[10] に用いられる。腸間膜静脈の 3D-CTA も，特に腹腔鏡下大腸癌手術の術前マッピングに活用され，術前に把握しておきたい動脈と静脈の位置関係を知ることができる（図Ⅲ-87B）[10]。腸間膜動脈系の 3D-CTA の撮影は，前述の computer-assisted automatic bolus tracking 法（トリガー値；50HU，ディレイタイム；5 秒）による動脈相を用い，静脈系の 3D-CTA の撮影は，4 列検出器の場合は動脈相終了 10 秒後，16 検出器の場合は 15 秒後（造影剤注入開始 45〜55 秒後）より恥骨結合から肝上縁に向かって静脈に対し順行性に撮影開始（go and return）し，そのスライスデータをもとに腸間膜静脈系の 3D-CTA を作成する。このタイミングで撮影すると肝臓撮影時には肝実質相（造影剤注入開始約 40〜60 秒後）に当たり，肝転移の評価も同時に行うことができる。

表Ⅲ-29　小腸，大腸 CT の撮影パラメータ

		4 列検出器 MDCT	16 列検出器 MDCT
X線条件	管電圧	120kV	
	管電流	300mA	Real EC（SD＝8.0）
	コリメーション	2mm	1mm
ヘリカルピッチ		5.5（ビームピッチ 1.375）	15（ビームピッチ 0.938）
スキャン時間		0.5 秒／回転	
スキャン範囲		肝上縁から恥骨結合まで（約 40〜45cm）	
画像再構成間隔		1mm	0.5mm
造影方法	造影剤濃度	300mgI/mL	
	使用量	体重 40kg 以下：総量 100mL，体重 40〜60kg：2.5mL/kg×体重（kg），体重 60kg 以上：150mL	
	注入速度	5mL／秒	
	スキャン開始時間	動脈相（動脈 3D-CTA）：約 20 秒後（bolus tracking）（頭側→尾側に向かって撮影） 静脈相（静脈 3D-CTA）：動脈相終了 10 秒後（約 50 秒後）［尾側→頭側に向かって撮影（go and return）］	動脈相（動脈 3D-CTA）：約 20 秒後（bolus tracking）（頭側→尾側に向かって撮影） 静脈相（静脈 3D-CTA）：動脈相終了 15 秒後（約 50 秒後）［尾側→頭側に向かって撮影（go and return）］

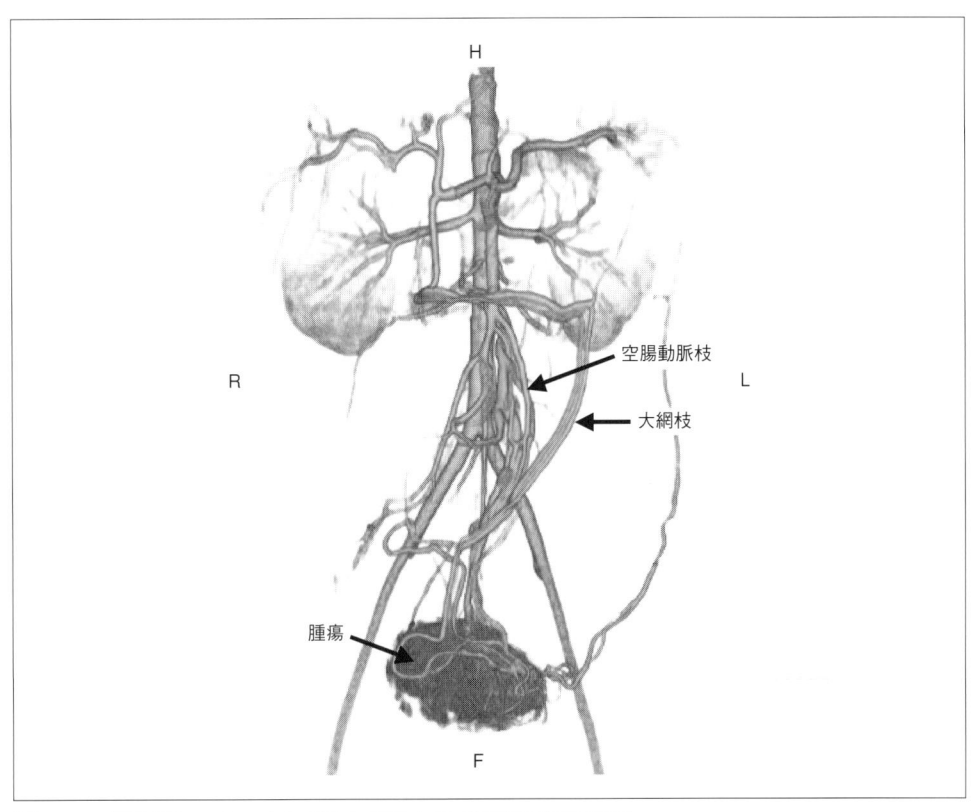

図Ⅲ-85　動脈相 3D-CTA（VR 像）：空腸由来の間葉系腫瘍症例
腫瘍は，空腸動脈枝と大網枝によって支配されている。

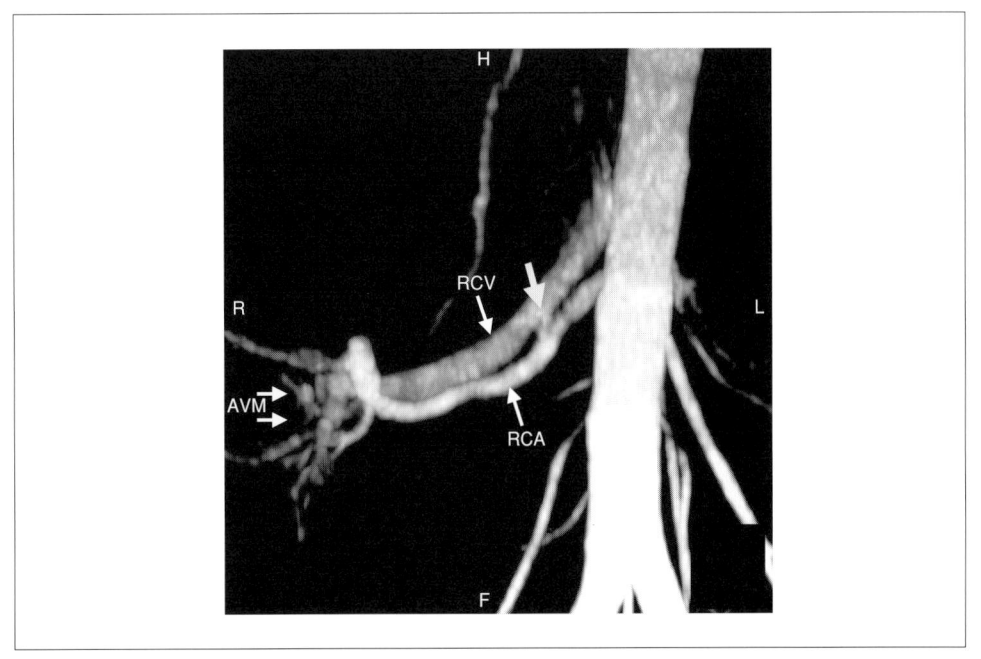

図Ⅲ-86　動脈相 3D-CTA（MIP 像）：右結腸動静脈奇形（arteriovenous malformation；AVM）症例
右結腸動脈（RCA）の末梢に AVM を示唆する異常血管の増生と右結腸静脈（RCV）への早期還流を認める。さらに右結腸動静脈瘻（arteriovenous fistula；AVF，太矢印）も指摘される。

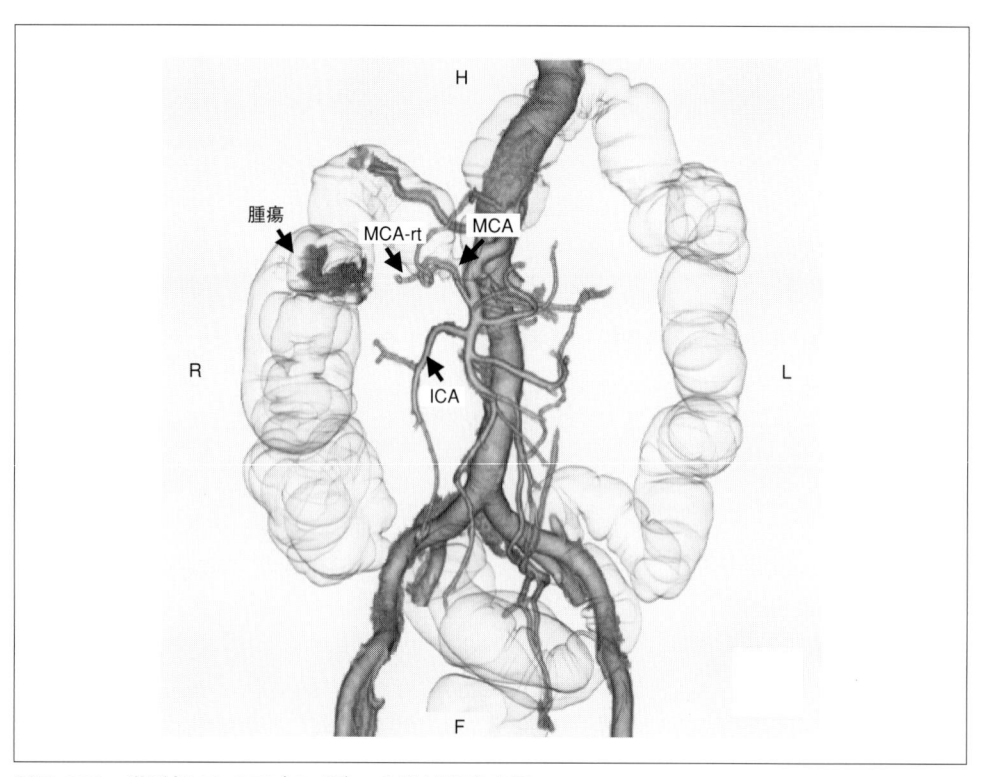

図Ⅲ-87A　動脈相 3D-CTA（VR像）：上行結腸癌症例
腫瘍は，中結腸動脈右枝（MCA-rt），回結腸動脈（ICA）の分枝より栄養されていることがわかる。

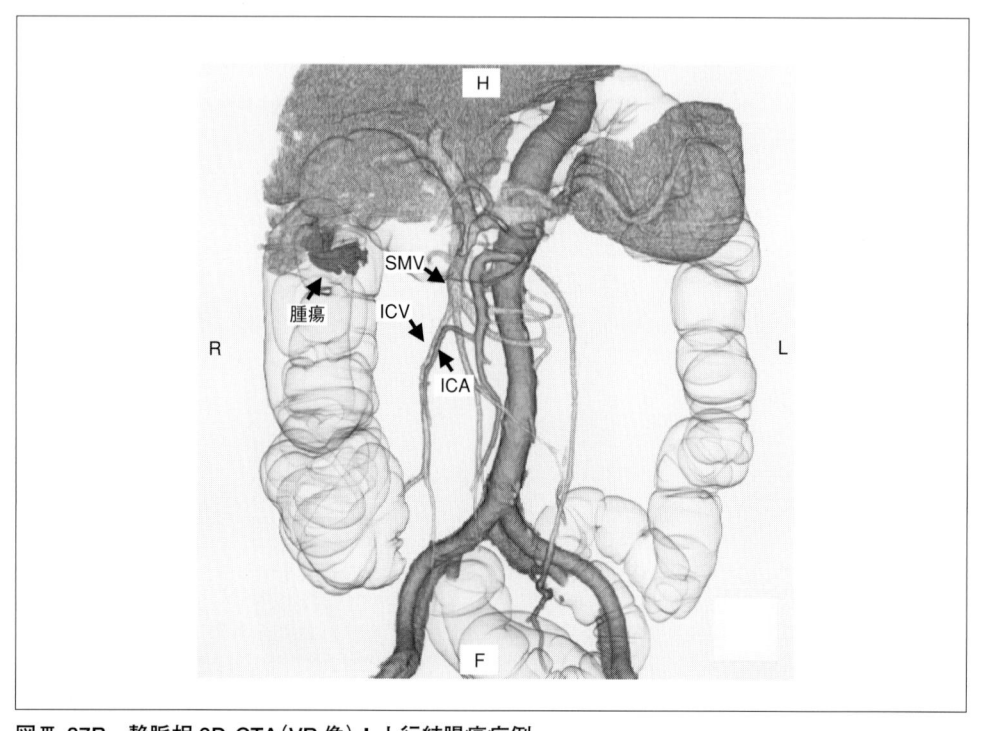

図Ⅲ-87B　静脈相 3D-CTA（VR像）：上行結腸癌症例
2，3群リンパ節郭清にとって重要な回結腸動脈（ICA）と上腸間膜静脈（SMV），回結腸静脈（ICV）の位置関係が明瞭にわかる。

◆ おわりに ◆

　腹部領域における3D-CTAの多くは，動脈，静脈の両方の3D画像を必要とする場合が多い．よって我々は，中濃度造影剤（300mgI/mL）を用い，総量2.0～2.5mL/kgを高速注入（5mL/秒）することを基本にしている．動脈系の3D-CTAを作成する場合は，すべてにおいてcomputer-assisted automatic bolus tracking法（トリガー値；50HU, ディレイタイム；5秒）による動脈相を用い，門脈系の3D-CTAをする場合は門脈相（あるいは後期動脈相）を用いる．腸間膜静脈系の3D-CTAを撮影する場合は，肝実質相あるいはその直前のタイミング（約40～60秒後）で撮影し，特に悪性腫瘍に対しては肝転移も同時に評価できるよう工夫する．今後，検出器のさらなる多列化によって造影条件，撮影条件を変更する場面に遭遇するであろうが，造影剤の血行動態は普遍的なものであり，それを熟知していれば十分に対応できると考える．また，個々の症例に合った適切な時相の撮影に心がけ，不要な被曝を避けることも必要であろう．

謝辞

　本稿を終えるに当たり，本執筆にご協力いただきました大阪医科大学放射線医学教室の立神史稔先生，可児弘行先生，京都市立病院放射線科の谷掛雅人先生に心から御礼申し上げます．

◆参考文献

1) Tanikake M, Shimizu T, Narabayashi I, et al : Three-dimensional angiography of the hepatic artery ; Use of multi-detector row CT and a contrast. Radiology 227: 883-889, 2003.
2) Bae KT, Heiken JP, Brink JA : Aortic and hepatic peak enhancement at CT ; effect of contrast medium injection rate-pharmacokinetic analysis and experimental porcine model. Radiology 206: 455-464, 1998.
3) 粟井和夫，柳生行伸，綿井良輔，ほか：肝のダイナミックMDCTにおける造影剤の使用方法．画像診断　23：1017-1025, 2003.
4) Yamashita Y, Komohara Y, Takahashi M, et al : Abdominal helical CT ; evaluation of optimal doses of intravenous contrast material — a prospective randomized study. Radiology 216 : 718-723, 2000.
5) 立神史稔，松木　充，可児弘行，ほか：マルチスライスCTにおける肝の造影法—生理食塩水フラッシュの有用性について．日本医学放射線学会雑誌63：409-411, 2003.
6) Bae KT, Tran HQ, Heiken JP : Multiphasic injection method for uniform prolonged vascular enhancement at CT angiography ; pharmacokinetic analysis and experimental porcine model. Radiology 216: 872-880, 2000.
7) Kim T, Murakami T, Takahashi S, et al : Pancreatic CT imaging ; effects of different injection rates and doses of contrast material. Radiology 212 : 219-225, 1999.
8) Matsuki M, Kani H, Tatsugami F, et al : Preoperative assessment of vascular anatomy around the stomach by three-dimensional imaging using multi-detector row CT before laparoscopy-assisted gastrectomy. AJR（accepted）

9) 松木　充，可児弘行，新保大樹，ほか：16列検出器マルチスライスCTを用いた一呼吸停止下胃周囲動静脈3D-angiography同時描出の試み．日本医学放射線学会雑誌(印刷中) 2004.
10) 松木　充，奥田順二，吉川秀司，ほか：マルチスライスCTを用いた3次元画像の腹腔鏡下大腸癌手術への臨床応用．日本医学放射線学会雑誌 63：154-159, 2003.

付録 I

非イオン性造影剤比較一覧（尿路・血管用）

(各社インタビューフォームより)

商品名（略称）	オムニパーク	オプチレイ				イオパミロン				イオメロン				イマジニール		プロスコープ		
一般名	イオヘキソール	イオベルソール				イオパミドール				イオメプロール				イオキシラン		イオプロミド		
製剤	140 240 300 350	160 240 320 350				150 300 370				300 350 400				300 350		150 240 300 370		
(シリンジ製剤)	- ○ ○ ○	- - ○ -				- ○ ○				○ ○ -				- -		- - ○ -		
分子式	$C_{19}H_{26}I_3N_3O_9$	$C_{18}H_{24}I_3N_3O_9$				$C_{17}H_{22}I_3N_3O_8$				$C_{17}H_{22}I_3N_3O_8$				$C_{18}H_{24}I_3N_3O_8$		$C_{18}H_{24}I_3N_3O_8$		
構造式 (分子量)	(821)	(807)				(777)				(777)				(791)		(791)		
(水酸基の数)	(6個)	(6個)				(5個)				(5個)				(5個)		(4個)		
分配係数（オクタノール／水）	0.0008 (8×10⁻⁴)	0.0004 (4×10⁻⁴)				0.0019 (19×10⁻⁴)				0.0030 (30×10⁻⁴)				データなし		0.0035 (35×10⁻⁴)		
粘稠度 (cps.・37℃)	1.5 3.3 6.1 10.6	1.6 2.9 5.8 8.2				1.3 4.4 9.1				※2 ※2 4.3 7.0 13.6				4.6〜4.7 8.1		1.5 2.8 4.6 9.5		
浸透圧比（対血漿比）	約1 約2 約2 約3	約1 約2 約2 約3				約1 約3 約4				約2 約2 約3				2.0 2.7		約1 約2 約3 約3〜4		
急性毒性 (LD₅₀) ラット（静注）	15.9g/kg	14.0g/kg				13.4g/kg				14.3g/kg				20.1g/kg		14.4g/kg		
急性毒性 (LD₅₀) マウス（静注）	18.2g/kg (24.3g/kg※1)	18.3g/kg				16.3g/kg (22.1g/kg※1)				20.4g/kg				データなし		データなし		
販売（開発）メーカー	第一－（ノルウェー・ニコメッド）	米・マリンクロット				日本エーザイ（伊・ブラコ）				エーザイ（伊・ブラコ）				協和発酵（米・クック）		田辺（独・シエーリング）		
EDTA・Ca・2Na含有率 (mg/ml)	0.1	0.2				0.1				－				0.1		0.1		

＊ノルウェーのニコメッド社は、イギリスのアマシャム社と合併した。米国マリンクロット社は、米国タイコヘルスケア社と合併した。　※1：INVESTIGATIVE RADIOLOGY 20(SI) 2.9, 1985　※2：IOM の単位の表記は mpss＝c.p.s. で数値に変更なし

付録Ⅱ X線造影剤効能・効果一覧

造影部位の列: 脈管（脳血栓、心臓・肺動脈、心臓、大動脈、選択的血管、四肢血管、IVDSA、IADSA、リンパ系）、脳神経（脳室・脳槽系、脊髄）、耳鼻咽喉・眼（鼻咽頭・喉頭*、唾液腺、涙道*）、呼吸器（気管支*、気管縦隔）、消化器（消化管、胆道・胆嚢、ERCP）、尿路・生殖器（静脈性尿路、逆行性尿路、精嚢、子宮卵管）、その他（CT、気後腹膜、関節、乳腺・穿刺・瘻孔*）

区分	一般名	商品名（販売会社名）	ヨード濃度(mg/mL)	脳血栓	心臓・肺動脈	心臓	大動脈	選択的血管	四肢血管	IVDSA	IADSA	リンパ系	脳室・脳槽系	脊髄	鼻咽頭・喉頭*	唾液腺	涙道*	気管支*	気管縦隔	消化管	胆道・胆嚢	ERCP	静脈性尿路	逆行性尿路	精嚢	子宮卵管	CT	気後腹膜	関節	乳腺・穿刺・瘻孔*
陽性ヨード造影剤／水溶性／非イオン性／モノマー型	イオヘキソール	オムニパーク(第一)	350		○		○	○	○														○				○			
			300	○			○	○	○					■									○				○※			
			240							○				▲	■									○							
			180											▲	■																
			140							○																		○			
	イオパミドール	イオパミロン(日本シエーリング)	370																									○※※			
			300	○			○	○	○														○				○			
			150							○														○				○			
	イオキシラン	イマジニール(協和発酵)	350			○	○	○	○														○				○			
			300		○		○	○	○														○				○			
	イオメプロール	イオメロン(エーザイ)	400			○	○																○								
			350			○	○	○	○														○				○			
			300	○			○	○	○														○				○			
	イオプロミド	プロスコープ(田辺)	370			○	○																○				○			
			300	○			○	○	○														○				○			
			240							○														○				○			
			150							○														○				○			
	イオベソール	オプチレイ(タイコヘルスケアジャパン)	350		○	○	○																○				○			
			320				○	○	○														○				○			
			240							○														○				○			
			160							○																		○			
非イオン性／ダイマー型	イオジキサノール	ビジパーク(第一)	320							○																					
			270	○						○												○	○								
	イオトロラン	イソビスト(日本シエーリング)	300																							○		○			
			240										▲	■														○			
イオン性／モノマー型	イオタラム酸	コンレイ400(第一)	400																				○								
		コンレイ(第一)	282																				○	○							
		コンレイ30%(第一)	141																				○								
	アミドトリゾ酸	ウログラフィン(日本シエーリング)	76%																○											
			60%																		○	○								○
イオン性／ダイマー型	イオトロクス酸	ビリスコピンDIC50(日本シエーリング)	50																		○									
	イオキサグル酸	ヘキサブリックス(田辺)	320	○		○	○	○	○														○								
経口剤	硫酸バリウム	硫酸バリウム(各社)																		■											
	アミドトリゾ酸	ガストログラフイン(日本シエーリング)	370																		■										
油性剤	ヨード化ケシ湯	リピオドールウルトラフルイド(日本シエーリング)	480									○														○					
陰性	空気, O_2, CO_2									▽			○	○					○									○		

※：高速らせんCTで腹部の撮影を行う場合には、150mLまで投与可能。　※※：肝臓領域を除く胸・腹部の場合は100mLまでとするが、肝臓領域の場合は150mLまで投与することができる。○：承認されているもの。▲：CTによる撮影。■：CTによる撮影を含む。▽：CO_2のみ。

*：承認の得られている造影剤はないが、適宜水溶性造影剤が日常診療で利用されている。

IVDSA：intravenous digital subtraction angiography 経静脈的DSA　　IADSA：intraarterial digital subtraction angiography 経動脈的DSA
ERCP：endoscopic retrograde cholangio-pancreatography 内視鏡的逆行性胆管膵管造影　　CT：computed tomography コンピュータ断層撮影

（2005年8月現在）

索引

欧文

3D-CT angiography，腹部領域の……216
A-H 時間 ……………………………120
A-H 時間，臨床的 …………………154
balance phase of CT number ………51
bolus transfer time …………………138
CE index………………………………65
computer-assisted automatic bolus-tracking technique ……………………170
computer-assisted bolus tracking ……97
CT 装置の違い ………………………82
CT 同期システム ……………………107
CT 用インジェクターの変遷 ………106
DAP ……………………………………166
dead space ……………………………174
delayed phase の撮像タイミング……178
detection time …………………………50
double arterial-phase imaging ………166
enhancement unit ……………………49, 65
EU………………………………………49, 65
flash ……………………………………174
HAP の持続時間 ……………………120
hepatic arterial-dominant phase ……120
inclination ……………………………50
injection speed ………………………50
injection start time …………………50
injection time …………………………50
ionic dimer ……………………………3
ionic monomer ………………………3
max CT number ………………………51
maximum intensity projection ………225
MDCT 用プロトコール ………………89
MIP ……………………………………225
nonionic dimer ………………………5
nonionic monomer ……………………5

Real Prep. ……………………………170
SDCT 用プロトコール ………………88
Smart Prep. ……………………………170
TDC ……………………………………35, 119
　――と造影剤因子 …………………44
　――と被検者側因子 ………………37
　――ファントム ……………………36
test bolus injection …………………96
time-density curve …………………35, 119
Van't Hoff の式 ………………………8
volume rendering ……………………226
VR ……………………………………226
window level …………………………83
window width…………………………83
X 線エネルギー，造影剤使用量……75
X 線造影剤 ……………………………1
　――効能・効果一覧 ………………240
　――の排泄 …………………………15
　――の副作用 ………………………17
　――の物理化学的性状 ……………6

和文

あ

後押し，生理食塩水による……………47
アミドトリゾ酸 ………………………4
アレルギー歴別副作用発現率…………18

い

胃 CT の撮影パラメータ ……………232
イオキサグル酸 ………………………4
イオジキサノール ……………………6
イオタラム酸 …………………………4

イオトロクス酸 …………………………4
イオトロラン ……………………………6
イオパミドール …………………………5
イオパロミン ……………………………5
イオヘキソール …………………………5
イオン性，X線造影剤の …………………6
イオン性，水溶性造影剤の浸透圧 ………7
イオン性造影剤 …………………………3
イオン性造影剤の解離 …………………8
イオン性ダイマー ………………………3
イオン性モノマー ………………………3
イソビスト ………………………………6
1段注入 …………………………………54
医療従事者の責任 ………………………26
インジェクター，CT用 ………………106
インフォームド・コンセントをめぐる裁判所
　の考え方 ………………………………28

う

ウインドウ値 ……………………………83
ウインドウ幅 ……………………………83
右心室到達時間，TDCと被検者側因子 …42
ウログラフィン …………………………4

え

延長チューブ ……………………………52

お

押筒圧力 …………………………………118
オムニパーク ……………………………5
オムニパークの遅発性副作用大規模調査…20
オンコサイトーマ ………………………209

か

画像表示法，腎造影CT …………………203
画像表示法，3D-CTA ……………………225
可変注入法 ………………………………58
　──，3D-CTA撮影における …………223
肝，生食後押し効果 ……………………177

肝CTの撮影パラメータ ………………227
肝実質相 …………………………………119
患者の体格 ………………………………79
肝多時相造影CT ………………………117
肝多時相造影(CT)プロトコール ……137, 182
肝動態機能検査，ディレイタイムの設定…104
肝動脈優位相 ……………………………119
　──　撮像タイミング ………………162
　──　の持続時間 ……………………120
肝濃度ピーク時間 ………………138, 141, 150
肝濃度ピーク値 …………………………152

く

グレイスケールと頭部CT画像 …………84
グレイスケールと腹部CT画像 …………85

け

刑事責任 …………………………………28
血液・凝固系，造影剤の生体影響………11
血液透析による造影剤の除去 …………16
血管拡張作用，造影剤の生体影響………12
血管内皮細胞の傷害，造影剤の生体影響…12
血管内流入圧 ……………………………118

こ

高灌流分布相 ……………………………119
光電効果 …………………………………75
高濃度造影剤 ……………………………158
固定造影剤量 ……………………………129
コンプトン効果 …………………………75
コンレイ …………………………………4

さ

再現性，被検者間での……………………91
再構成間隔，3D-CTA……………………225
最大CT値 ………………………………51
　── 到達時間 …………………………51
最大値輝度投影 …………………………225
裁判例，死亡の危険性についての説明義務を

めぐる……33
裁判例,造影剤をめぐる……30
撮影線量,造影剤使用量……72
撮影(撮像)タイミング
　——,腎造影 CT ……196
　——,遅延相 ……178
　——,腸間膜静脈系の 3D-CTA ……220
　——,動脈系の 3D-CTA ……218
　——に影響を与える因子 ……162
　——の適正化 ……90
　——の予測 ……96
　——,門脈の 3D-CTA ……219
撮影パラメータ, 3D-CTA……225
撮影パラメータ, 胃 CT の……232
撮影パラメータ, 肝 CT の……227
撮影パラメータ, 小腸 CT の……234
撮影パラメータ, 腎造影 CT ……203
撮影パラメータ, 膵 CT の……230
撮影パラメータ, 大腸 CT の……234
撮像時間, 至適……138
撮像プロトコール, 膵多時相造影 CT 検査における……187

し

時間−濃度曲線, 一相性造影剤注入における……119
時間比ヨード量 ……124
実質相, 腎造影 CT ……201
至適撮像時間 ……138
　——の視覚的確認法 ……122
至適造影剤
　——注入時間 ……154
　——注入速度 ……133
　——濃度 ……131
　——容量 ……129
至適造影法, 膵 ……187
重症度別副作用発現率……17
循環量比, TDC と被検者側因子 ……41
使用管電圧……76
上大静脈内残存造影剤, TDC と被検者側因子……43
小腸 CT の撮影パラメータ……234

使用ヨード量の適正化……90
腎,造影剤の生体影響……13
腎 CT ……194
腎悪性リンパ腫 ……213
腎盂腫瘍……209
シングルスライス CT 用プロトコール……88
腎血管筋脂肪腫 ……208
腎細胞癌……204
腎腫瘤……204
心・循環器系,造影剤の生体影響……13
親水性, X 線造影剤の ……11
浸透圧, X 線造影剤の ……6
腎嚢胞……204
心拍数, TDC と被検者側因子 ……38
心拍数, 影響因子……163

す

膵 CT の撮影パラメータ ……230
膵癌の存在・進展度診断, MDCT による…191
膵実質造影ピーク時間, 膵 CT ……191
膵実質の血流支配 ……185
膵多時相造影 CT ……185
水溶性, X 線造影剤の……11
水溶性ヨード造影剤 ……3

せ

性差, 造影剤使用量……68
生食後押し(フラッシュ)法, 3D-CTA 撮影における ……221
性別, 影響因子……163
生理食塩水後押し効果 ……174
生理食塩水による後押し……47
　——, 3D-CTA 撮影における ……221
説明義務, 医療行為に選択肢がある場合の……29
説明義務, 危険性のある医療行為を行うに当たっての……28

そ

造影因子の至適化……129

造影効果指数……………………………………65
造影コントラスト……………………………………79
造影剤……………………………………………………1
　——と蛋白結合率……………………………16
　——の加温……………………………………51
　——の除去，血液透析による………………16
　——の浸透圧比…………………………………9
　——の生体への影響…………………………11
　——の大動脈内到達距離……………………161
　——の体内動態………………………………14
　——の排泄……………………………………16
　——の副作用…………………………………17
　——の物理特性………………………………75
　——の分配係数………………………………11
　——をめぐる裁判例…………………………30
造影剤因子，TDCと……………………………44
造影剤検出時間……………………………………50
造影剤効能・効果一覧，X線…………………240
造影剤自動注入器………………………………106
造影剤使用ポイント，肝多時相造影CT検査
　における………………………………………181
造影剤使用量
　——の適正化…………………………………65
　——を決定する撮影側因子…………………71
　——を決定する被検者側因子………………65
造影剤注入圧に対する誤解……………………118
造影剤注入時間
　——，TDCと………………………………47
　——，肝多時相造影プロトコール………137
　——，至適…………………………………154
造影剤注入相……………………………………119
造影剤注入速度……………………………………50
　——，TDCと………………………………45
　——，TDCへの影響………………………129
　——，至適…………………………………133
　——，腸間膜静脈系の3D-CTA……………220
　——，動脈系の3D-CTA……………………216
　——，門脈の3D-CTA………………………219
　——と副作用………………………………119
造影剤注入法……………………………51, 122
造影剤到達時間…………………………………102
　——から撮影開始…………………………102
造影剤投与量

　——，腸間膜静脈系の3D-CTA……………220
　——，動脈系の3D-CTA……………………216
　——，門脈の3D-CTA………………………219
造影剤濃度
　——，TDCと………………………………44
　——，TDCへの影響………………………127
　——，至適…………………………………131
　——，腎造影CT……………………………194
　——，造影剤容量と………………………131
　——，腸間膜静脈系の3D-CTA……………220
　——，動脈系の3D-CTA……………………216
　——，門脈の3D-CTA………………………219
　——の選択…………………………………158
造影剤比較一覧，非イオン性…………………239
造影剤副作用に関する裁判事例…………………25
造影剤容量
　——，TDCへの影響………………………126
　——，至適…………………………………129
　——と造影剤濃度…………………………131
造影剤量，TDCと………………………………44
造影濃度，フィルム撮影から見た………………87
早期皮髄相，腎造影CT………………………198
総投与ヨード量…………………………………125
即時性副作用………………………………………19
疎水性，X線造影剤の…………………………11

た

体格，患者の………………………………………79
体重，TDCと被検者側因子……………………40
体重，造影剤使用量………………………………67
体重比可変造影剤注入速度の妥当性…………142
体重比造影剤容量とMDCT……………………137
体重比造影剤量…………………………………129
大腸CTの撮影パラメータ……………………234
大動脈，生食後押し効果………………………175
大動脈造影ピーク時間，膵CT………………191
大動脈濃度ピーク時間…………138, 141, 142
大動脈濃度ピーク値……………………148, 159
ダイマー，水溶性造影剤の浸透圧………………8
多相性注入…………………………………………53
単相性注入…………………………………53, 54
胆道系造影剤の排泄……………………………16

蛋白結合率，造影剤と……………………16

ち

遅延相の撮像タイミング ………………178
遅発性副作用……………………………19
注意義務の基準，医療従事者が負う………27
注射針の種類 …………………………117
中枢神経，造影剤の生体影響……………12
注入圧 ……………………………………118
注入開始時間……………………………50
注入時間…………………………………50
　　── と立ち上がり時間 ……………100
注入針……………………………………52
注入部位…………………………………52
注入ヨード量 ……………………………122
腸間膜静脈系の 3D-CTA ………………220

て

低灌流分布相 ……………………………119
低濃度造影剤 ……………………………158
ディレイタイム ……………………………102

と

動脈系の 3D-CTA ………………………216
動脈相 ……………………………………119
　　── 3D-CTA……………………………226
　　──，腎造影 CT ………………………196

に

2 段注入法，3D-CTA 撮影における………223
尿路血管造影剤の異所性排泄……………16

ね

粘稠度，X 線造影剤の……………………10
年齢，影響因子…………………………163
年齢，造影剤使用量………………………69

の

脳血管 3D-CTA，ディレイタイムの設定　102

は

肺，造影剤の生体影響……………………13
排泄相，腎造影 CT ………………………203
拍出量，TDC と被検者側因子 ……………38
半値幅 CT 値……………………………51

ひ

非イオン性，X 線造影剤の ………………6
非イオン性，水溶性造影剤の浸透圧 ………7
非イオン性造影剤 …………………………5
非イオン性造影剤比較一覧 ………………239
非イオン性ダイマー ………………………5
非イオン性モノマー ………………………5
ビームハードニング効果…………………80
被検者側因子，TDC と …………………37
ビジパーク ………………………………6
皮髄相，腎造影 CT ………………………198
ビリスコピン ………………………………4

ふ

フィルム撮影から見た造影濃度……………87
副作用，造影剤の…………………………17
副作用，即時性…………………………19
副作用，遅発性…………………………19
副作用対策………………………………23
腹部領域の 3D-CTA ……………………216
フラッシュ，生理食塩水による …………174
プロトコール，肝多時相造影 CT ………182

へ

平衡相 ……………………………………119
平衡相 CT 値……………………………51
ヘキサブリックス …………………………4

ほ

ボリウムレンダリング ……………………226

ま

マルチスライス CT 用プロトコール ………89

み

民事医療訴訟……………………………………25
民事責任…………………………………………27

も

モノマー，水溶性造影剤の浸透圧 …………8
問診義務，造影剤使用に当たっての………30

も

門脈，生食後押し効果 ……………………177
門脈の 3D-CTA …………………………219
門脈濃度ピーク時間 ……………………138, 141

よ

ヨード含有量，X 線造影剤の ………………6
ヨード造影剤 ……………………………………1
ヨード量，時間比 ……………………………124
ヨード量，総投与 ……………………………125
翼状針，使ってはいけない ………………117

り

流圧 ……………………………………………118
留置針 …………………………………………117
臨床的 A-H 時間 ……………………………154